# クスリごはん 食薬スープ

監修 大久保愛
国際中医師　漢方薬剤師

絵 ねこまき
（にゃんとまた旅）

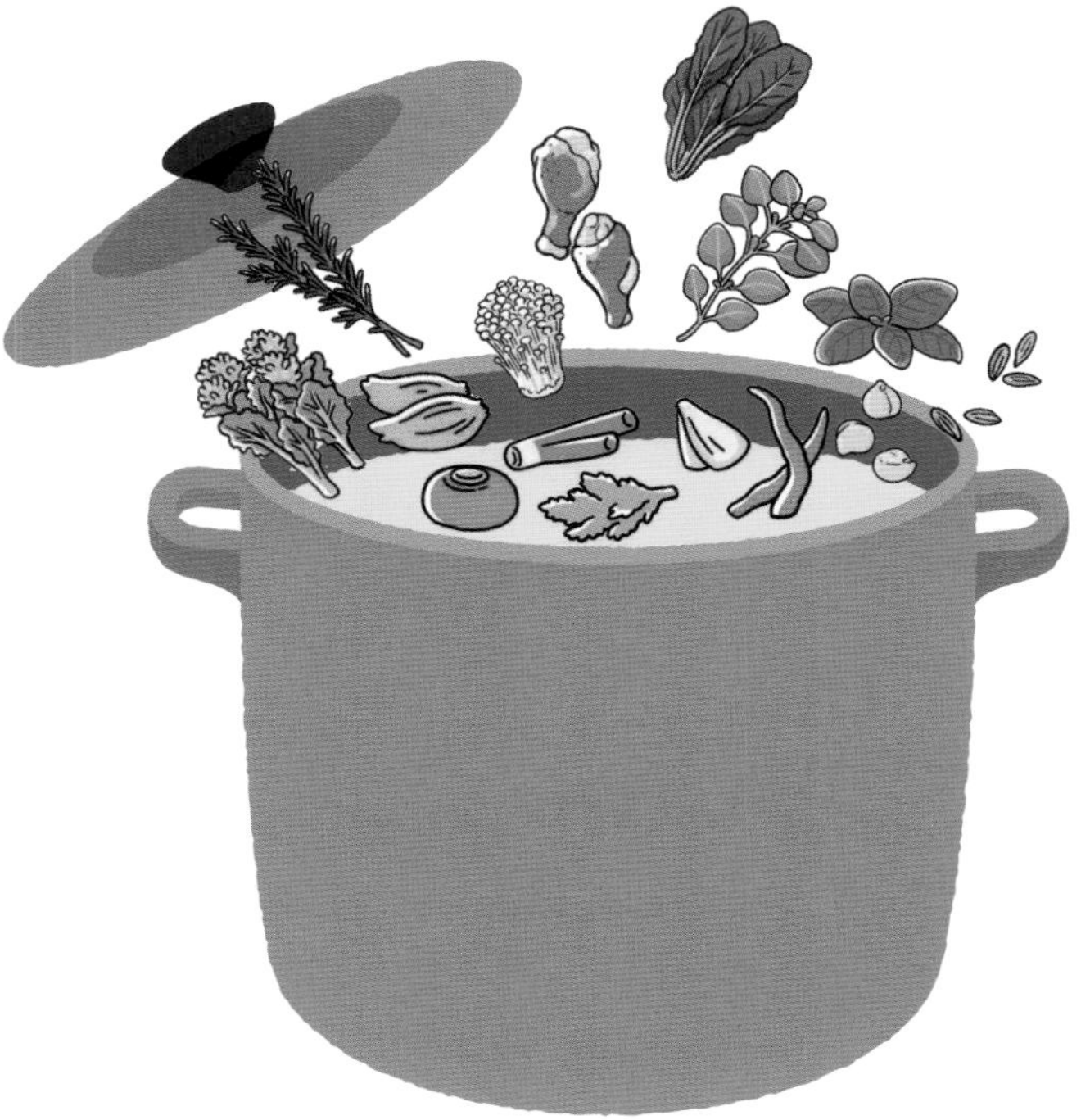

リベラル社

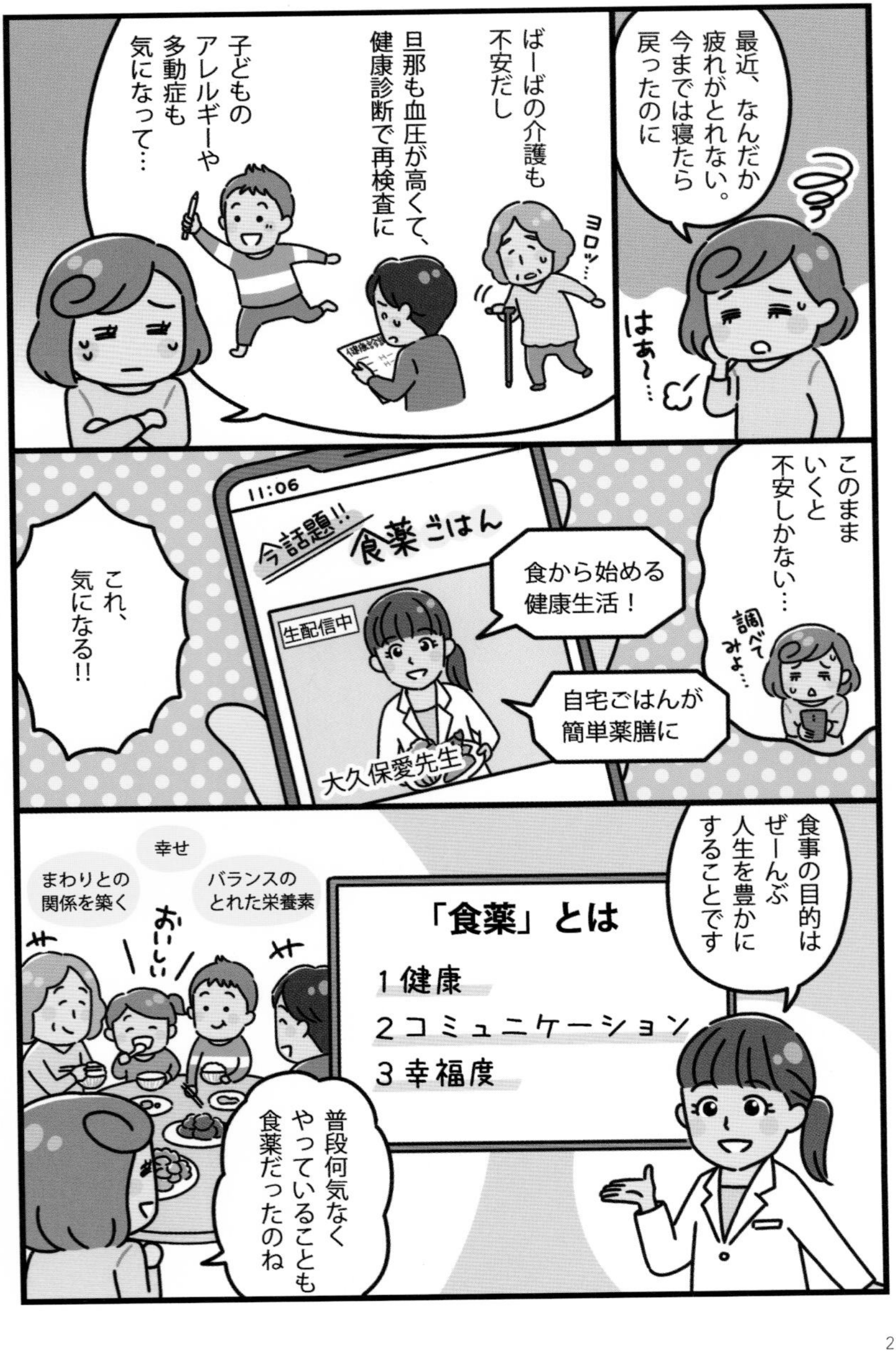
最近、なんだか疲れがとれない。今までは寝たら戻ったのに
はぁ～…
ばーばの介護も不安だし
旦那も血圧が高くて、健康診断で再検査に
子どものアレルギーや多動症も気になって…
ヨロッ…
このままいくと不安しかない…
調べてみよ…
11:06
今話題!! 食薬ごはん
食から始める健康生活！
自宅ごはんが簡単薬膳に
生配信中
大久保愛先生
これ、気になる!!
食事の目的はぜーんぶ人生を豊かにすることです
「食薬」とは
1 健康
2 コミュニケーション
3 幸福度
幸せ
まわりとの関係を築く
バランスのとれた栄養素
おいしい
普段何気なくやっていることも食薬だったのね

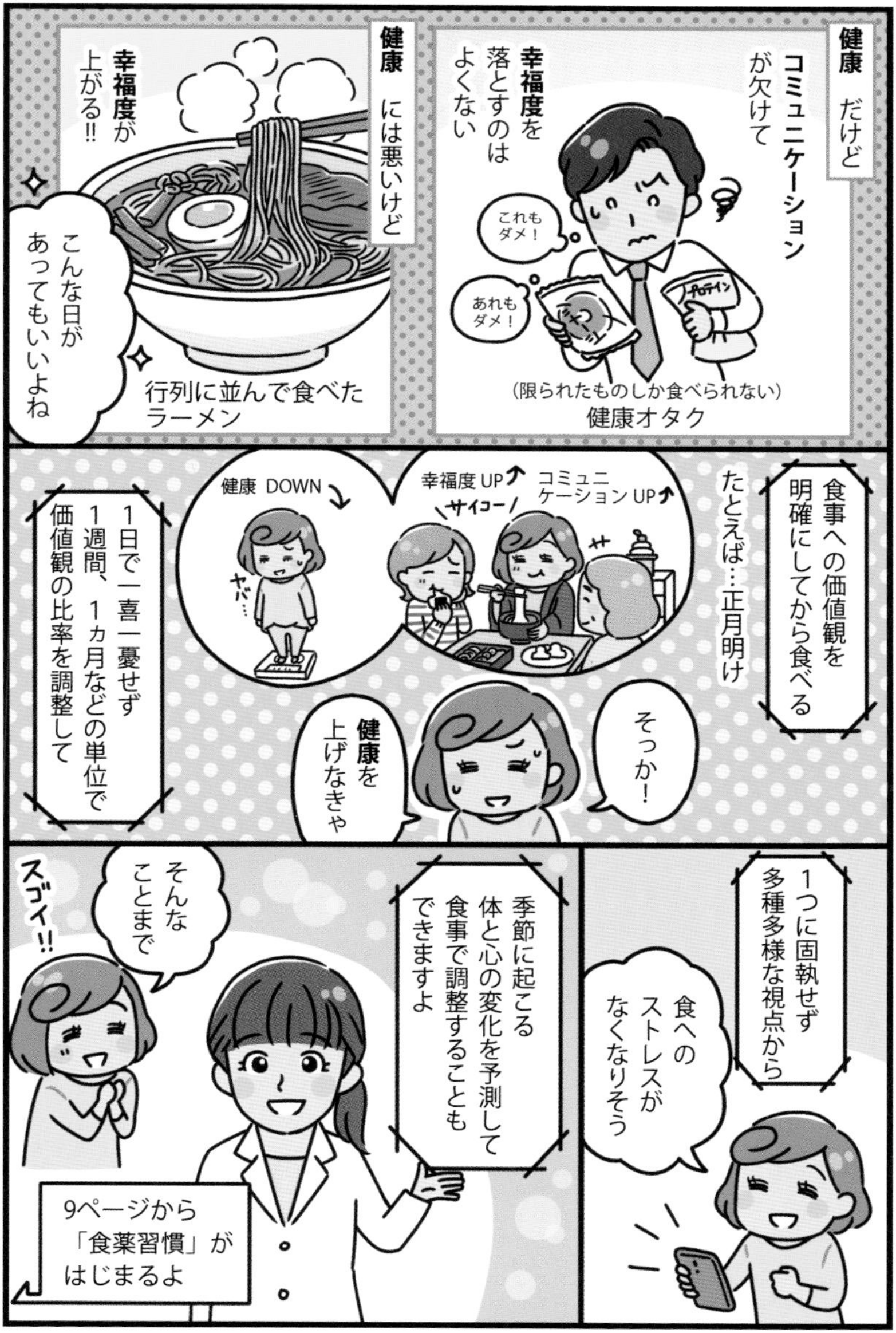
健康 だけど
コミュニケーション が欠けて
幸福度を 落とすのは よくない
これも ダメ！
あれも ダメ！
プロテイン
（限られたものしか食べられない）
健康オタク
健康 には悪いけど
幸福度が 上がる!!
こんな日が あってもいいよね
行列に並んで食べた ラーメン
食事への価値観を明確にしてから食べる
たとえば…正月明け
幸福度 UP
コミュニケーション UP
サイコー
健康 DOWN
ヤバ…
そっか！
健康を 上げなきゃ
1日で一喜一憂せず 1週間、1ヵ月などの単位で 価値観の比率を調整して
1つに固執せず 多種多様な視点から
食への ストレスが なくなりそう
季節に起こる 体と心の変化を予測して 食事で調整することも できますよ
そんな ことまで
スゴイ!!
9ページから「食薬習慣」がはじまるよ

もくじ

## 第2章　夏の食薬

## 第３章　秋の食薬



## 第４章　冬の食薬

● 本書で紹介している食品は、それぞれ健康維持・病気予防に役立つ栄養成分を持っていますが、薬品ではありません。症状がひどい場合は、必ず医師や病院に相談してください。

● 本書のレシピは、体質に合っている場合は有効に働きますが、特定の食材ばかりを過剰に摂取しても、疾病が治癒したり、より健康が増進したりするものではありません。食材はバランス良く摂りましょう。

# 登場人物紹介

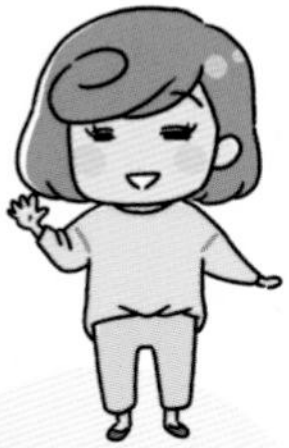

**ヨーコ（35歳）**

息子たちを溺愛するママ。甘やかしてきたツケか、わんぱくぶりに手を焼く。最近は疲れがとれない日が多く、肌荒れや不眠に悩むように。

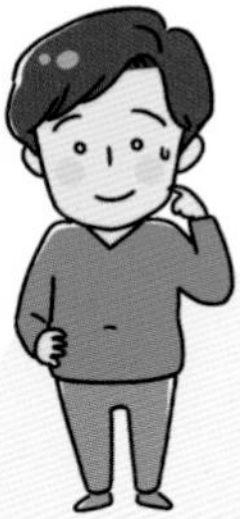

**ナオキ（38歳）**

家族が一番のやさしい育メンパパ。筋トレが趣味。仕事の付き合いで会食や飲み会が増え、肝臓の調子が悪いのが悩み。高血圧も高めに。

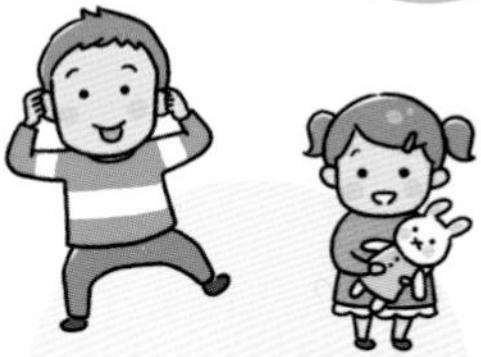

**（長男）翔太 7才・（長女）ゆいな 3才**

パパ大好きなわんぱく少年・翔太。アトピー性皮膚炎が良くなってきたものの、アレルギーがある。妹のゆいなは、こども園に通いはじめて熱をよく出す。

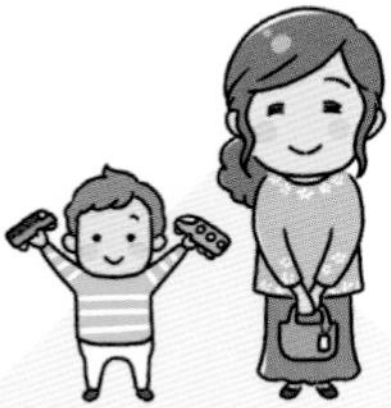

**アサちゃん（30歳）**

ヨーコのママ友。ゆいなと息子のユウタくんは同じこども園に通う友達。

**大久保愛先生**

薬剤師、国際中医師、国際中医師美容師。漢方・薬膳を始め医療と美容の専門家。漢方カウンセラーとして年間2000人以上の女性の悩みに応えてきた実績をもとに、様々な開発にも携わる。

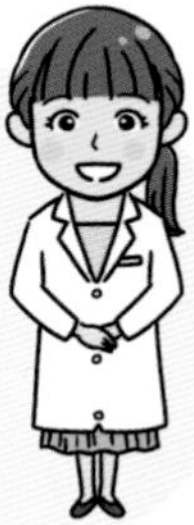

**ケロミ一家**

健康オタクなヨーコの親戚。

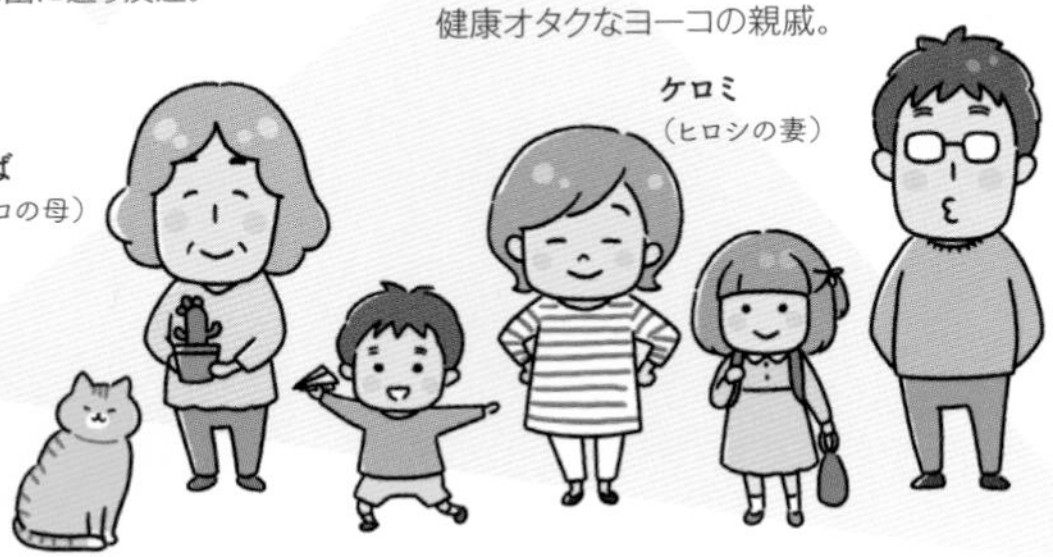

**ばーば**
（ヨーコの母）

**ケロミ**
（ヒロシの妻）

**ヒロシ**
（ヨーコの兄）

**にゃんこ先生**
（つまみ食いが得意な猫）

**ダイちゃん**
（プーリンの弟）

**プーリン**
（ケロミの娘。翔太と同い年）

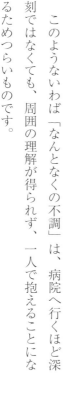

# 「食薬」とは何か？

## なんとなくの不調

みなさんはお元気ですか。そう質問した時に、「元気です」とお答えいただければよいのですが、この本を手にとっていただいているということは、頭痛や肩こり、目の疲れ、耳鳴りなど、何かしら不調を抱えているのではないでしょうか。また、気温の変化の激しい時期に風邪をひく、曇りや雨の日は頭がいたくなる、寒いときには腰痛になるといった、気候や季節の変わり目に体の不調を訴える方もいます。

　このようないわば「なんとなくの不調」は、病院へ行くほど深刻ではなくても、周囲の理解が得られず、一人で抱えることになるためつらいものです。

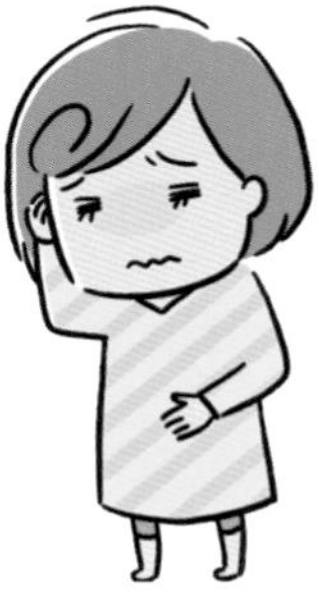

## 「食薬」で元気になる！

では、「なんとなくの不調」は、どうすれば改善するのでしょうか。体の芯から元気になるには、体調を整えることに役立つ食材を選んで食べること、そして、逆効果なものは食べないことが大切です。これを、「食薬《しょくやく》」と呼び、「体にいいこと」と意識せずとも、自然と習慣にしてほしいものです。食薬は、薬ではなく、食べ物なので、すぐに効くものではありませんが、積み重ねるうちに体が元気になっていくからです。

## 「食薬」の考え方

人は自然とともに生き、自然の影響を受ける。これは、「漢方」の考え方で、「食薬」の柱の理論となっています。体のエラーしている機能を検討し、根本原因から見直す「分子栄養学」など最先端の予防医療を融合して、具体的に栄養素を特定し、その栄養素を含む食材を旬なものから選びます。

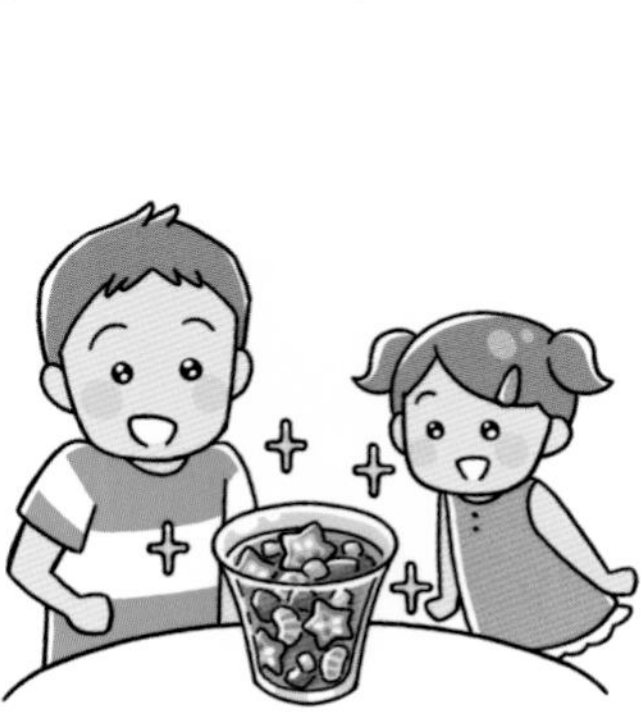

　また、わたしたち人間は、およそ１００兆個という数の細菌と共存していて、その多くは腸の中に存在します。これら細菌の状態は、人の心と体に影響をあたえます。いかに、腸内の細菌たちがすごしやすい状態をつくれるかどうかは、わたしたちの食事内容にかかっています。そこで、腸内の細菌を良い状態に保つ「腸活」の考え方も、「食薬」の基礎となります。つまり、食薬には、季節や自然などのマクロな視点の「漢方」を柱として、腸内の細菌を良好に保つミクロな視点としての「腸活」、そして、それをつなぐ「分子栄養学」という考え方の上に成り立っています。

## なぜ、スープ？

「食薬」では、体に良いものを食べるのはもちろん、漢方薬の原点ともいえる体を温めるスープやお茶のかたちで体が冷えないように心がけることで健康効果をあげています。

　わたしたちは、冷たい食事をとったり、自律神経が乱れたり、代謝が悪かったり、血流が悪いときに体が冷えます。体が冷える

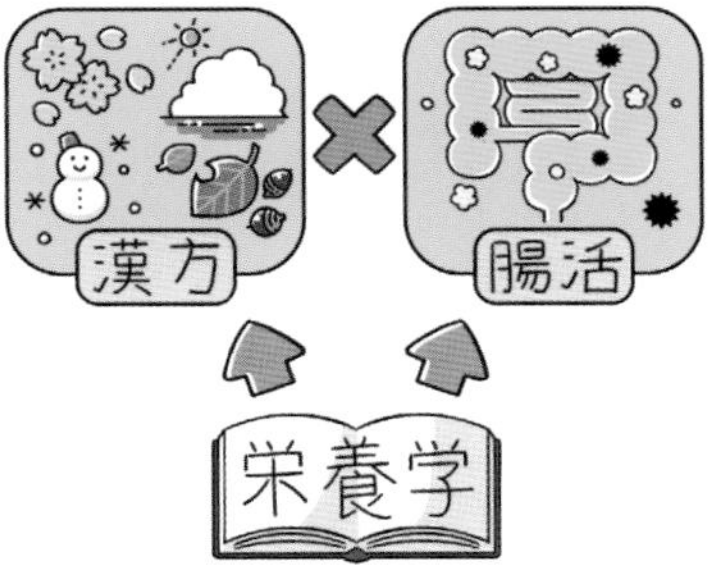

と免疫が低下したり、消化不良、胃痛、便秘、生理痛、腰痛、尿もれなどの不調を感じやすくなります。

そして、問題なのが、消化への影響です。栄養の吸収力が下がる、免疫力低下、慢性的な炎症の原因となる腸内環境の乱れによる肌荒れ、心を整える神経伝達物質セロトニンの分泌低下などによって、心と体に不調が起こります。

たとえば、

・朝は食欲と元気がない
・下半身や手先、足先が冷えやすい
・湯船につからず、シャワーだけ
・運動する習慣がなく肩こり、腰痛がする
・冷たい飲み物を毎日飲んでいる
・便秘、下痢になりやすい。寒いときにお腹の張りを感じる

これらに心あたりのある方は、腸冷えから「なんとなくの不調」を作り出しているのかもしれません。暖かい「食薬スープ」で、体の内側から温める習慣をつくりましょう。

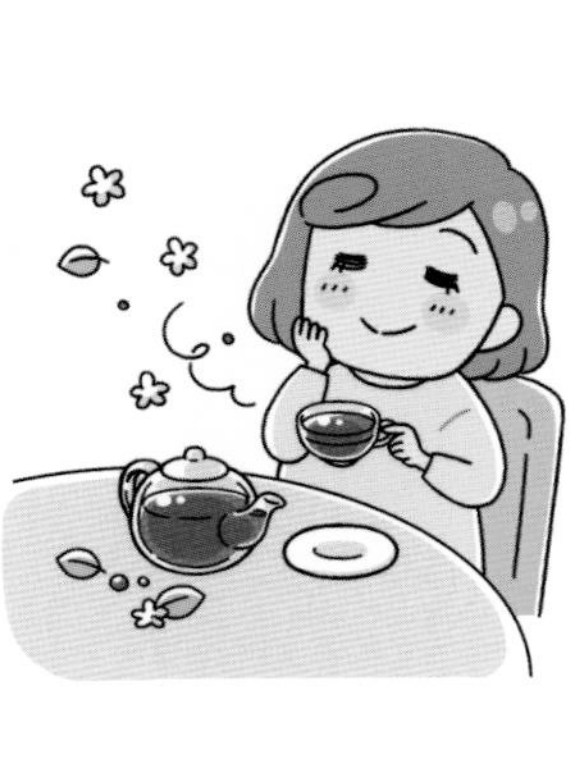

# 第1章

# 春の食薬

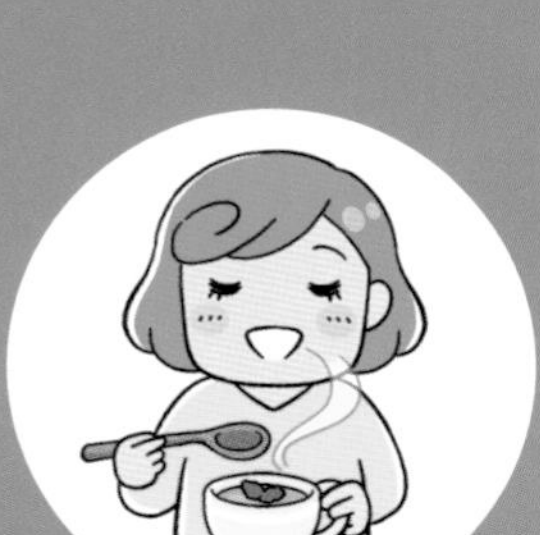

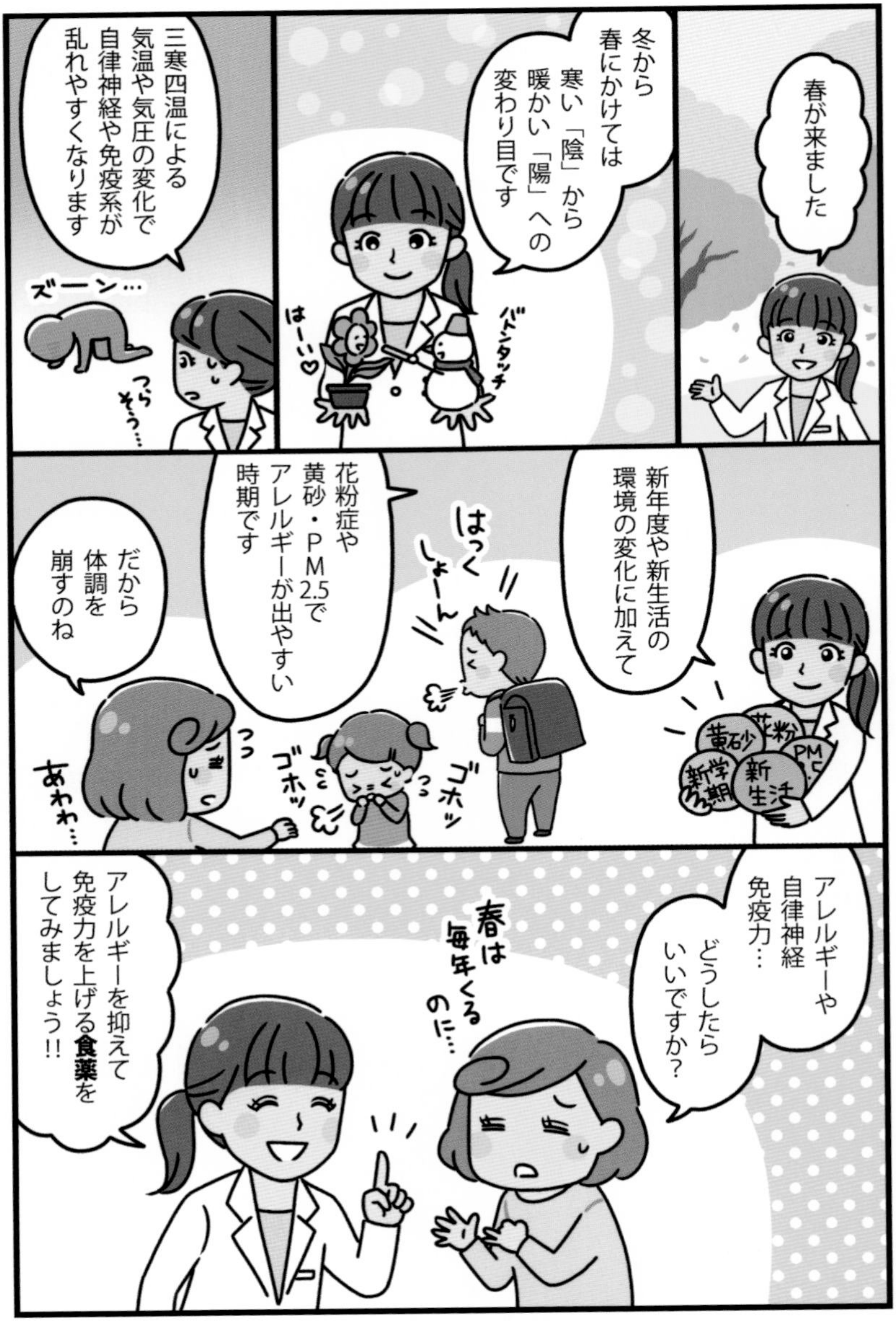
春が来ました
冬から春にかけては寒い「陰」から暖かい「陽」への変わり目です
バトンタッチ
はーい♡
三寒四温による気温や気圧の変化で自律神経や免疫系が乱れやすくなります
ズーン…
つらそう…
新年度や新生活の環境の変化に加えて
黄砂
花粉
PM
新学期
新生活
はっくしょーん
ゴホッ
ゴホッ
花粉症や黄砂・PM2.5でアレルギーが出やすい時期です
だから体調を崩すのね
あわわ…
アレルギーや自律神経免疫力…どうしたらいいですか?
春は毎年くるのに…
アレルギーを抑えて免疫力を上げる食薬をしてみましょう!!

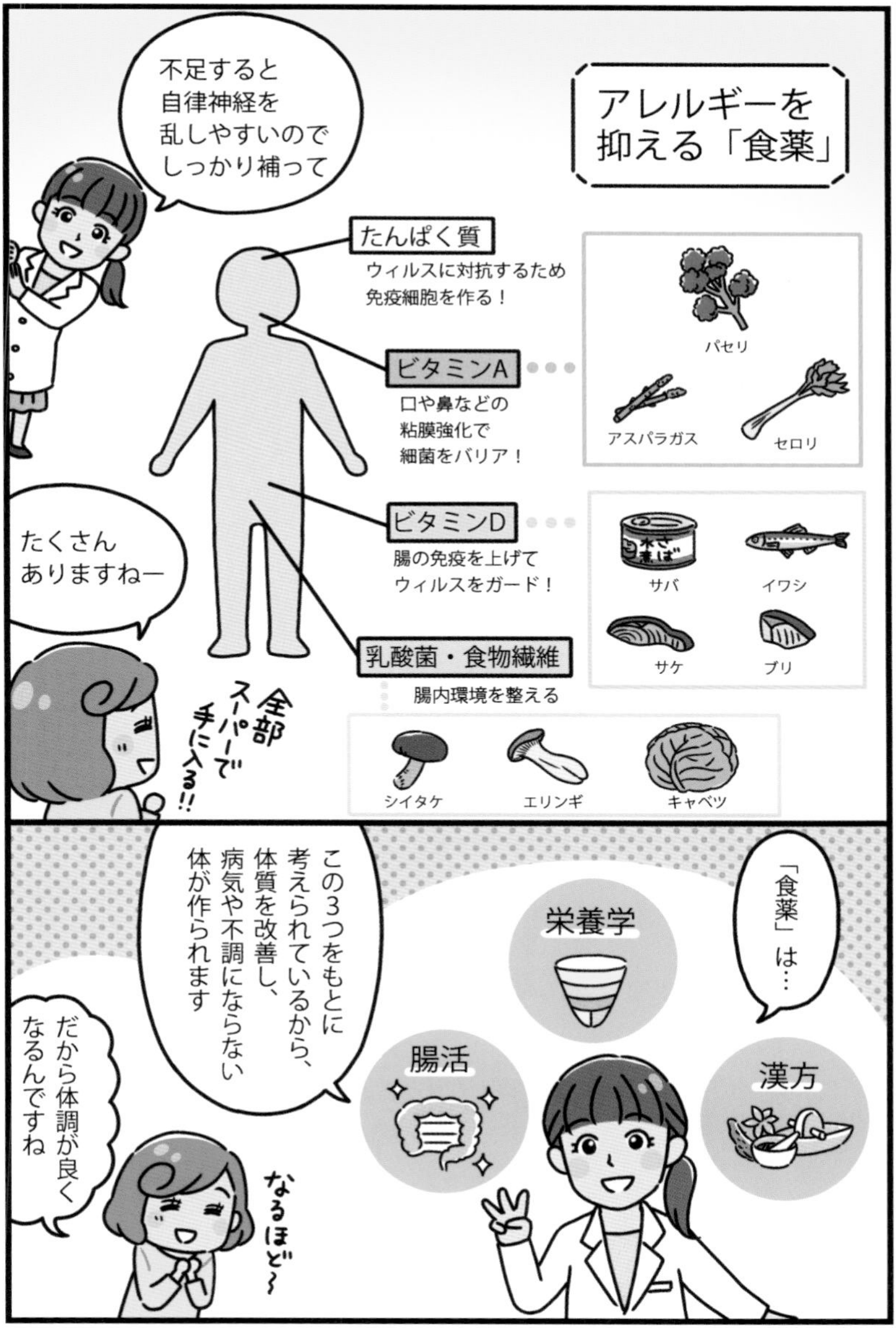
アレルギーを抑える「食薬」
不足すると自律神経を乱しやすいのでしっかり補って
たんぱく質
ウィルスに対抗するため免疫細胞を作る！
ビタミンA
口や鼻などの粘膜強化で細菌をバリア！
パセリ
アスパラガス
セロリ
ビタミンD
腸の免疫を上げてウィルスをガード！
サバ
イワシ
サケ
ブリ
乳酸菌・食物繊維
腸内環境を整える
シイタケ
エリンギ
キャベツ
たくさんありますねー
全部スーパーで手に入る!!
「食薬」は…
栄養学
漢方
腸活
この3つをもとに考えられているから、体質を改善し、病気や不調にならない体が作られます
だから体調が良くなるんですね
なるほど〜

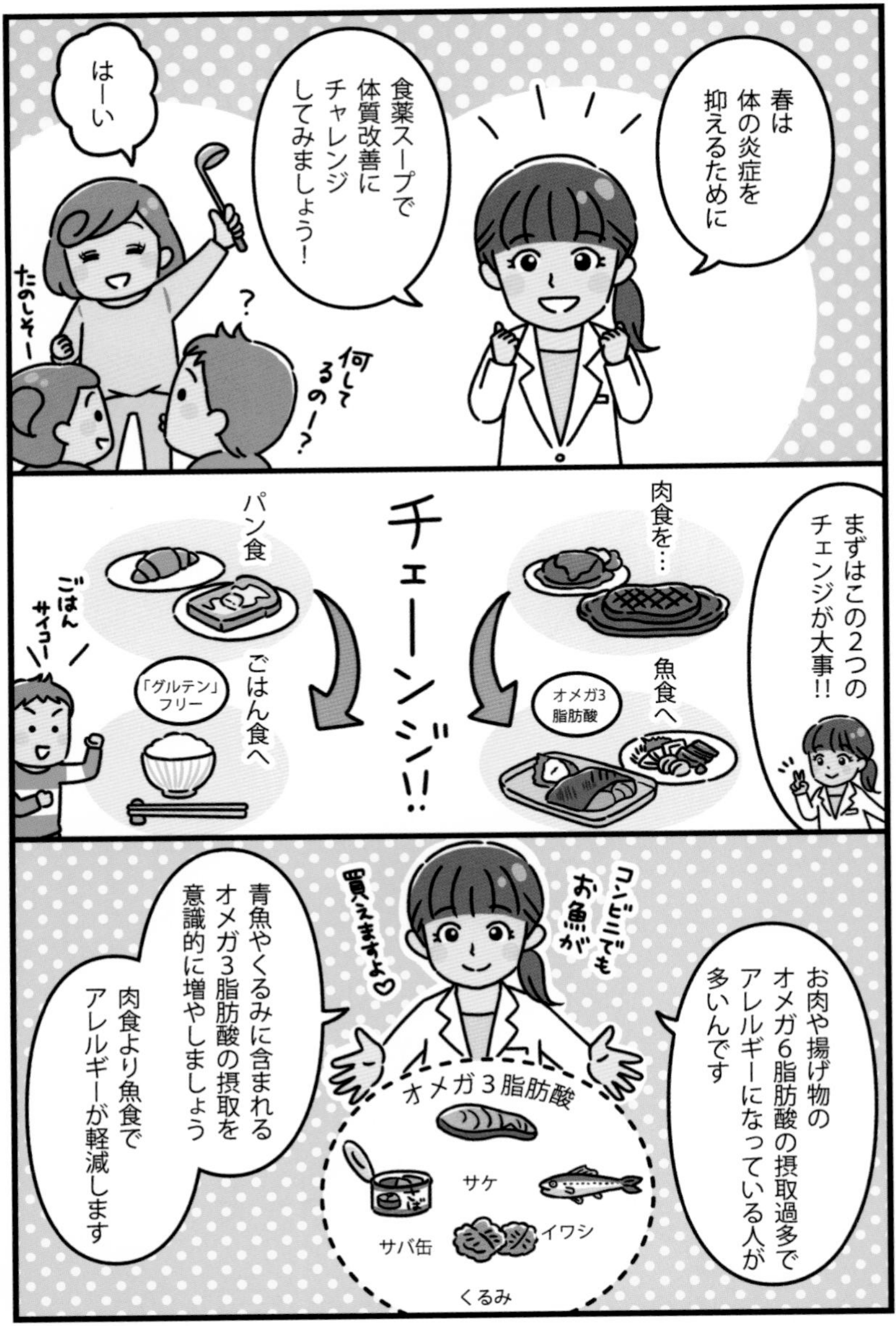
春は体の炎症を抑えるために
食薬スープで体質改善にチャレンジしてみましょう!
はーい
たのしそー
?
何してるのー?
まずはこの2つのチェンジが大事!!
肉食を…
魚食へ
オメガ3脂肪酸
チェーーンジ!!
パン食
ごはん食へ
「グルテン」フリー
ごはんサイコー
お肉や揚げ物のオメガ6脂肪酸の摂取過多でアレルギーになっている人が多いんです
コンビニでもお魚が買えますよ♡
青魚やくるみに含まれるオメガ3脂肪酸の摂取を意識的に増やしましょう
肉食より魚食でアレルギーが軽減します
オメガ３脂肪酸
サケ
イワシ
サバ缶
くるみ

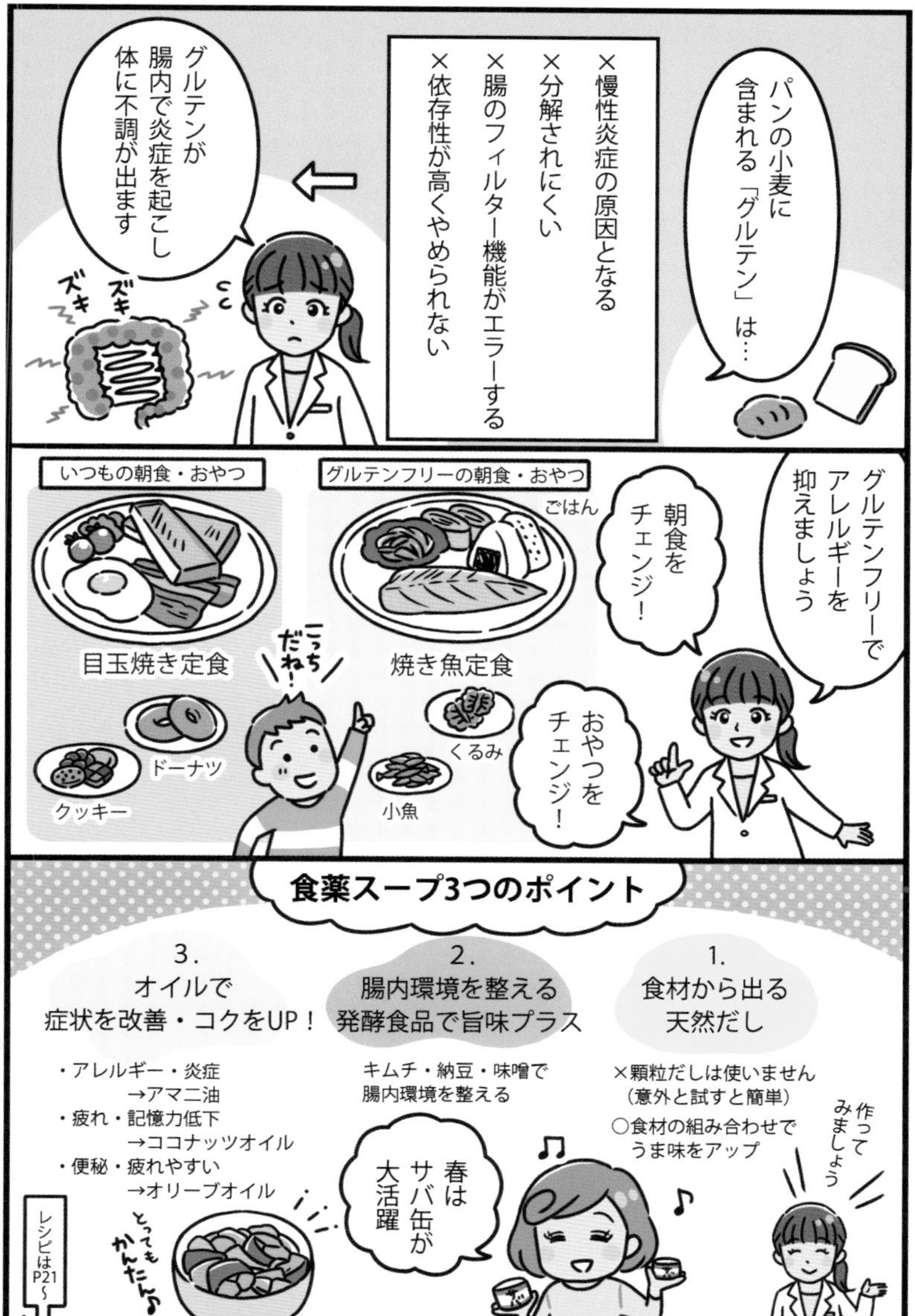
パンの小麦に含まれる「グルテン」は…
×慢性炎症の原因となる
×分解されにくい
×腸のフィルター機能がエラーする
×依存性が高くやめられない
グルテンが腸内で炎症を起こし体に不調が出ます
ズキ
ズキ
グルテンフリーでアレルギーを抑えましょう
朝食をチェンジ！
グルテンフリーの朝食・おやつ
ごはん
焼き魚定食
いつもの朝食・おやつ
目玉焼き定食
おやつをチェンジ！
くるみ
小魚
こっちだね！
ドーナツ
クッキー
食薬スープ3つのポイント
1.
食材から出る
天然だし
×顆粒だしは使いません
(意外と試すと簡単)
○食材の組み合わせで
うま味をアップ
2.
腸内環境を整える
発酵食品で旨味プラス
キムチ・納豆・味噌で
腸内環境を整える
3.
オイルで
症状を改善・コクをUP！
・アレルギー・炎症
→アマニ油
・疲れ・記憶力低下
→ココナッツオイル
・便秘・疲れやすい
→オリーブオイル
作ってみましょう
春はサバ缶が大活躍
とってもかんたん♪
レシピはP21～

# 3・4月のメンタルとフィジカル

## 心 季節の変わり目は、心も疲れ気味 無理せず、自分のペースを大切に

漢方において、3月は「陰」から「陽」へ移行する大きな変わり目。そのため、心の変動も大きく、ささいなことにイライラしたり、心が落ち着かずソワソワしたり、ということが起こりやすくなります。そして4月になると、環境や人間関係の変化が重なり、精神的なストレスが加わることも多いでしょう。

この時期に心の疲れを感じるのは自然なこと。一時的な風邪のようなものと考え、たっぷり睡眠をとったり、季節の食材を食べたりと、のんびり過ごすことを心がけてください。

## 体 乱れがちな自律神経を整え、不快なアレルギー症状に打ち勝つ

この時期つらいのは、花粉症に代表されるアレルギー症状。体の免疫力を高めることを意識しましょう。季節の変わり目は、免疫バランスを調整する自律神経が乱れやすく、免疫力も低下しがち。神経伝達物質を構築するたんぱく質やビタミンB、鉄が豊富な食材をとりましょう。

不調を感じる時は深呼吸がおすすめ。副交感神経が優位になり、自律神経が整えられます。

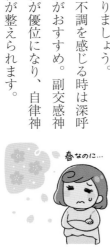

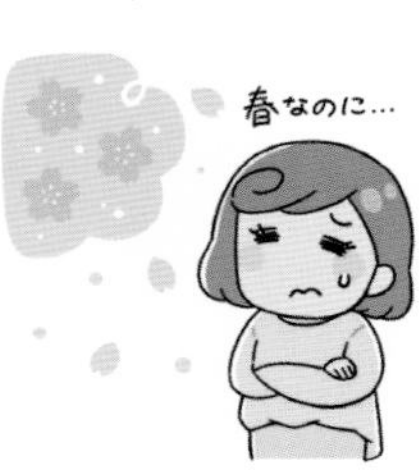

## 3・4月を快適に過ごすヒント

免疫力を高めるには、リラックスし、副交感神経を適度に優位にさせることが大切です。生活習慣を見直してみましょう。

### リラックスする時間をつくる

アロマをたく、お花をいける、散歩するなど、何かの目標を目指すのではなく、行動そのものを楽しむことで副交感神経が適度に優位になります。

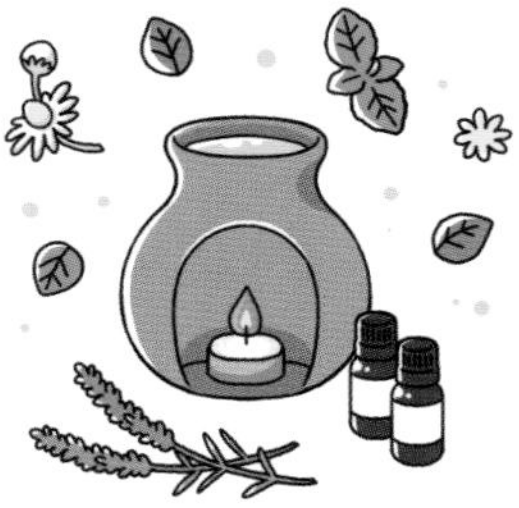

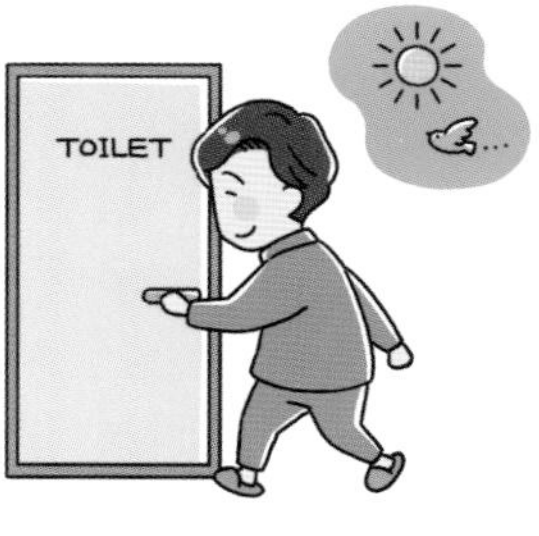


### 便の色をチェックする

腸の周辺には免疫細胞があるため、腸内環境を整えることも免疫力アップのカギとなります。トイレに行ったら便の色をチェックする習慣をつけましょう。

黄色味をおびた茶色の便は善玉菌が多く、こげ茶から黒っぽい便は悪玉菌が増えている状態です。

### 集中できないときは耳を回す

日中、眠くなったり、集中力が続かないと感じた時は、両耳をつかんで、前後にぐるぐる回しましょう。耳にはたくさんのツボがあり、自然にそれらを刺激することができます。

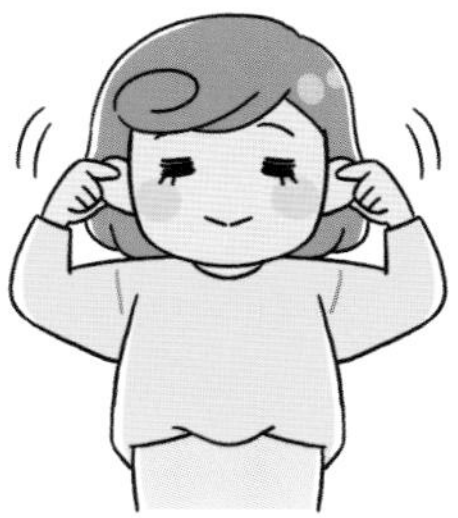

# 春のイライラ

## 「肝」を強化する食材で春のイライラを和らげる

3月の変わりやすい気候は、心をざわつかせます。他人のちょっとした言動が引っかかり、不機嫌になってしまうこともあるでしょう。

そんな心の疲れを和らげるには、「肝《かん》」を強くする食材をとるのがおすすめ。魚介類や海藻類など、ミネラルやタウリンを含む食材を組み合わせると、心の栄養になります。

### あさり

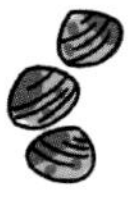

貝類に含まれるタウリンやオルニチンなどのアミノ酸は、肝臓機能を強化・改善し、イライラへの耐性をつけます。鉄や亜鉛などのミネラルも豊富。

### 鶏肉

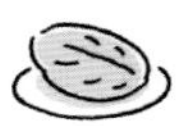

イミダゾールペプチドが脳の疲労を軽くします。ローズマリーなどのハーブと組み合わせると、さらに心の安定をうながします。

### 発酵食品

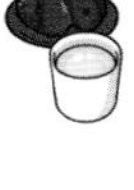

みそやキムチ、納豆、ヨーグルトなどの発酵食品は「第二の脳」といわれる腸の状態を整え、メンタルの不調を改善します。食物繊維と一緒にとると◎。

### 牛肉

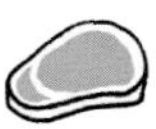

牛肉に含まれるヘム鉄は、「血」を補い、イライラを落ち着かせる働きがあります。ビタミンCを多く含むピーマンなどと一緒に食べると吸収率アップに。

recipe　イライラを和らげて心の栄養をつける

20分

# 豆乳クラムチャウダー

**材　料**（2人分）　シーフードミックス（あさり入り）…150g　玉ねぎ…1/2個　じゃがいも…1個　にんじん…1/2本　オリーブ油…小さじ1　水…200ml　無調整豆乳…200ml　塩…少々　パセリ…適量

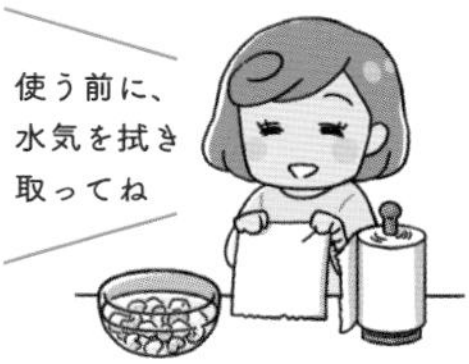


**作り方**

1 玉ねぎ、にんじん、じゃがいもは小さめの角切りにします。
2 鍋に油を引き、1を炒めます。
3 玉ねぎが透き通ったら水を加え、一煮立ちしたら、解凍したシーフードミックスを加えます。再び煮立たせたら、豆乳を加えて沸騰する直前で火を止め、塩で味を調えます。
4 器に盛り付け、パセリを散らします。

シーフードミックスは3%の塩水（水200mlに対して塩6g）に30分～1時間ほどつけて解凍すると、身が縮みにくい。

recipe　季節に応じてアレンジ可能な基本のスープ

40分

# 基本の食薬スープ

**材　料**（2人分）　手羽元…5～6本　しょうが…2片　干ししいたけ…3個　昆布…約5㎝　水…1ℓ　酢…大さじ1　塩…適宜

**作り方**

1 すべての具材を鍋に入れ、中弱火で30分以上煮込みます。できれば1～2時間煮込むと栄養素がしっかり抽出されます。その後、塩で味を調え完成。

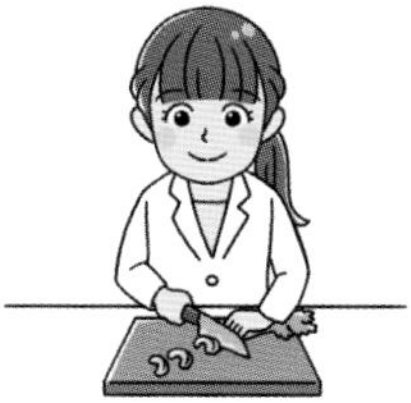

セロリを加えるとイライラ予防に。

# 攻撃的になる

## 「攻撃メンタル」の改善は鉄分不足の解消が鍵

環境や人間関係の変化が多いこの時期は、「肝」が弱り、神経過敏になり攻撃的になりがちです。慢性的な鉄分不足もメンタルの不調に影響していることが多いので、鉄分の摂取も意識しましょう。

心の不調は不眠や食欲不振を招き、体の不調へとつながるもの。早めのケアが大切です。

### ひき肉

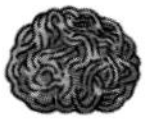

肉類はどれも鉄分豊富ですが、ひき肉は野菜と混ぜ合わせて調理しやすいのが特徴。ビタミンCを含む野菜と一緒にとると、鉄分の吸収効率アップに。

### 鮭

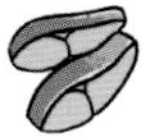

ヘム鉄を含み、「肝」を強化して、心を穏やかにします。色素成分のアスタキサンチンは細胞へのダメージを軽減し、寒暖差疲労による不調を軽減します。

### ブロッコリー

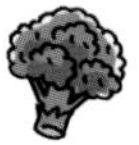

豊富なビタミンCが鉄分の吸収をサポートし、心の不調を改善します。栄養豊富な茎も捨てずに活用を。細かく刻んでひき肉と混ぜると食べやすいです。

### 香味野菜

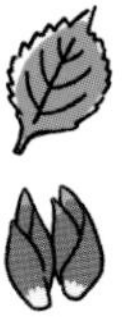

シソやミョウガなど香味野菜には抗酸化作用や解毒を促す働きがあり、ストレスのダメージケアに。パクチーは不安や緊張を和らげる効果が期待できます。

recipe　鉄分を補って心を穏やかに

## 10分　小松菜と鶏ひき肉のごまみそ汁

**材　料**（2人分）
小松菜…1束　鶏ひき肉…100g　水…400ml
みそ…大さじ2　白すりごま…大さじ1

**作り方**
1 小松菜は3cm長さに切ります。
2 鍋に1と鶏ひき肉、水を入れて中弱火にかけます。
3 5分ほど煮たらみそを溶き入れ火を止めます。
4 器に盛り、白すりごまをかけます。

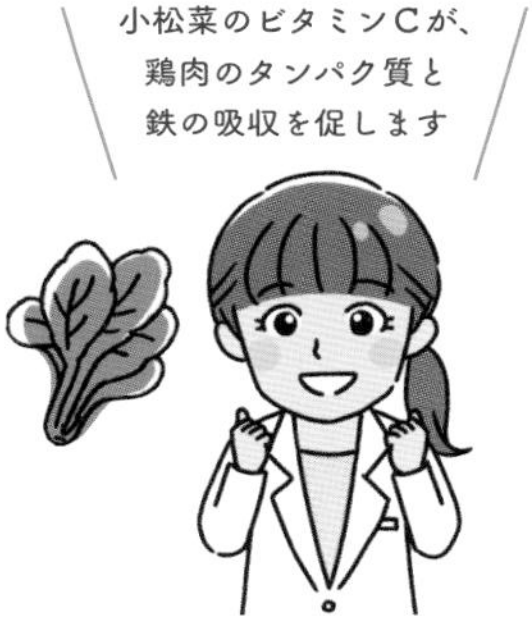
小松菜のビタミンCが、
鶏肉のタンパク質と
鉄の吸収を促します

recipe　朝食にもぴったり。クリーミーなスープで心がほぐれる

## 5分　鮭の即席豆乳スープ

**材　料**（2人分）
鮭のほぐし身（塩鮭をほぐしたもの）…15g
焼きのり（ちぎる）…15cm四方を1枚　無調整豆乳…200ml
しょうゆ、みりん…各小さじ2　すりごま…大さじ1
オリーブ油や亜麻仁油などお好みのオイル…適量

**作り方**
1 器にオイル以外の材料を入れ、ラップをかけて電子レンジで1分30秒加熱し、仕上げにオイルを回しかけます。

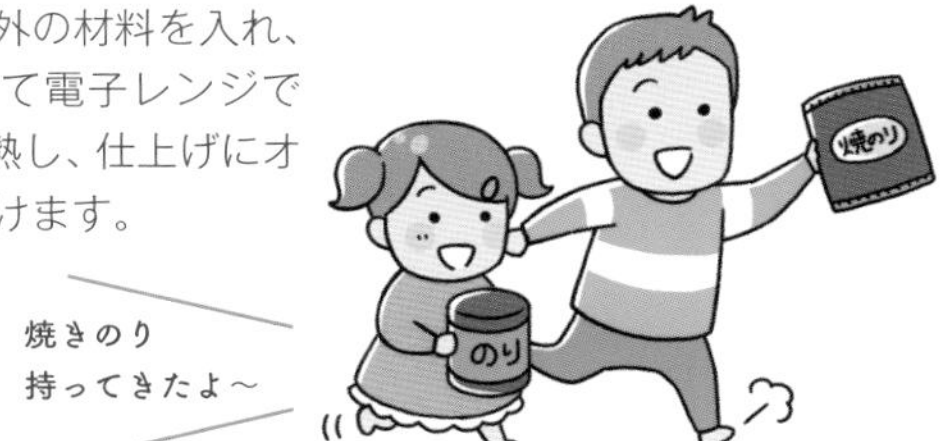
焼きのり
持ってきたよ～
焼のり
のり

# 五月病予備軍

## 毒素の排出を促し、五月病を防ぐ

4月になると気温や湿度が快適な日が続くものの、新年度のバタバタした雰囲気の中で削る時間といえば食事・睡眠・運動の時間です。この健康の根源となる習慣がおろそかになると、心身ともに疲弊し、「五月病」を招きかねません。

鉄分の補給を中心に、肝臓や腸の毒素の排泄をうながしましょう。

### アブラナ科の野菜

小松菜や水菜などアブラナ科の野菜に含まれるイソチオシアネートは毒素を排泄し、気のめぐりを改善します。加熱しすぎると栄養が逃げるので注意。

### 豚肉

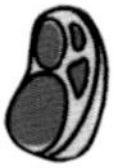

鉄とタンパク質とビタミンB群が「血」の不足を補い、心のバテを解消します。腸に負担をかけないよう脂の少ない部位（ヒレやロース、モモなど）を選んで。

### ねぎ類

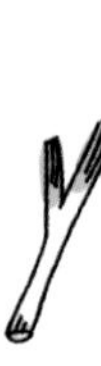

ねぎ類に含まれる硫化アリルは、ビタミン$B_1$の吸収をサポートし、疲労回復に。デトックス作用もあるので、疲れや不摂生を感じたら積極的にとりましょう。

### 五香粉《ごこうふん》

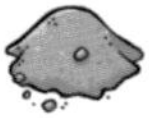

スパイスには緊張や不安を和らげ、リラックスをうながす働きがあります。八角、花椒《かしょう》などがブレンドされた五香粉は、手軽に料理に活用できます。

recipe　豚肉で心と体に栄養補給

## 5分　食薬スープのレタス豚しゃぶ

**材　料**（2人分）
基本の食薬スープ（→P21）…400ml
レタス…1/2個
豚薄切り肉…180g

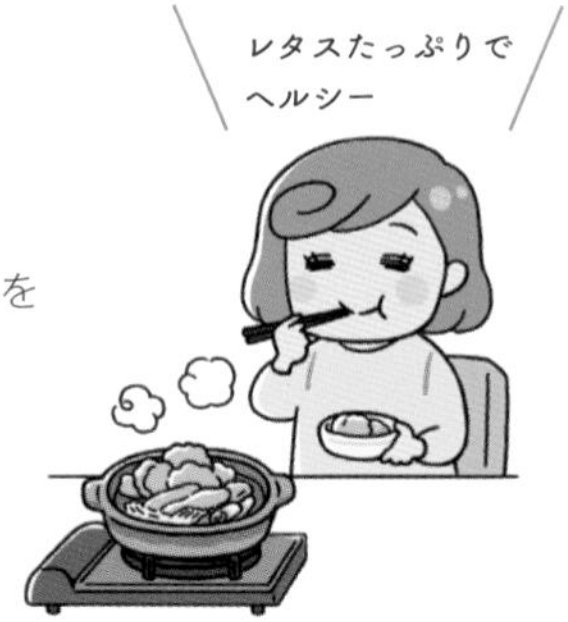
レタスたっぷりで
ヘルシー

**作り方**
1 レタスは一口大にちぎります。
2 温めた食薬スープにレタスと豚肉をくぐらせて火を通します。

recipe　デトックス食材の水菜でめぐりを改善

## 5分　水菜と豆腐のすまし汁

**材　料**（2人分）
水菜…1/4袋　　絹豆腐…1/2丁　　水…400ml
万能しょうゆ…適量

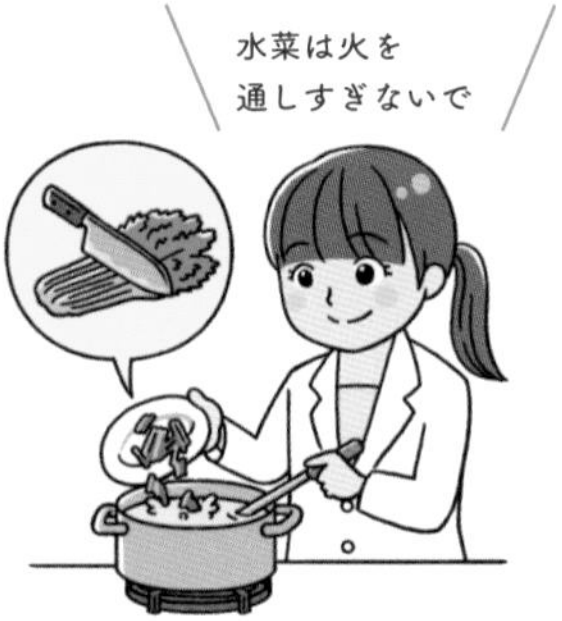
水菜は火を
通しすぎないで

**作り方**
1 水菜は根元を切り落とし、3cm長さに切ります。
2 水と万能しょうゆを鍋に入れて中弱火にかけ、煮たったら豆腐をスプーンですくい入れて一煮立ちさせます。
3 1を入れてさっと混ぜたら器に盛ります。

**<万能しょうゆ>**
**材　料**：昆布…10cm／かつお節…２つまみ／しょうゆ、みりん…各150ml
**作り方**：清潔な容器にすべての材料を入れ、フタをして一晩おく。

# 寒暖差アレルギー

## 寒暖差アレルギーは自律神経の乱れが原因

1日の寒暖差が7℃以上ある日に鼻づまりや頭痛、肌のかゆみなどを感じるときは「寒暖差アレルギー」の可能性があります。自律神経の乱れが原因で起こる症状ですが、不規則な生活やストレスが影響していることも。

自律神経を整える食材をとるとともに、生活習慣を見直しましょう。

### パセリ

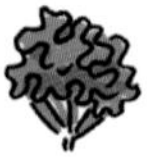

抗酸化ビタミンや鉄、カルシウムなど様々な栄養素が含まれ、自律神経を整えます。粘膜を強化するβカロテンも豊富。香り成分には口臭予防や腸内環境を整える効果も。

### セロリ

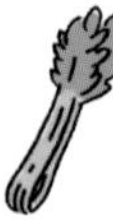

独特の香り成分には鎮静作用があり、イライラを鎮め自律神経のバランスを整えます。食物繊維も多く含まれるため腸内環境を整えて免疫力アップに。

### レバー

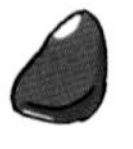

栄養の宝庫といわれ、体への吸収率も高い食材。神経伝達物質の合成に関わるたんぱく質や鉄、ビタミンB群が豊富で、自律神経のバランスを整えます。

### 砂肝

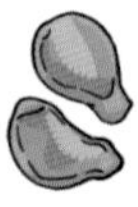

ビタミンB群、亜鉛、マグネシウムなどのミネラルを含み、これらは神経伝達物質の材料となり自律神経を整えます。よく噛んで食べて消化の負担を軽減。

recipe　自律神経を整えて、不快な症状を改善

## 砂肝とセロリのスープ

15分

**材　料**（2人分）　砂肝…150g　しょうが…2片　セロリ…1/2本　水…400ml　酒…少々　塩こしょう、しょうゆ…適宜

**作り方**

1 砂肝は薄くスライスして、さっと湯通しします。しょうがは千切りに、セロリは一口大に切ります。

2 鍋に1と水、酒を入れて10分ほど煮込みます。最後に塩こしょうで味を調えます。

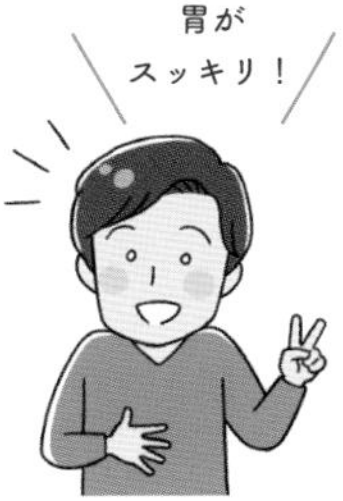
胃が
スッキリ！

仕上げに八角を加えると、胃腸の働き改善に。
味にも深みがでます。

recipe　栄養たっぷりのレバーとパセリで免疫力アップに

## レバーとパセリのトマトスープ

15分

**材　料**（2人分）　レバー（豚・鶏など）…200g　にんにく…1片　セロリ…1/2本　玉ねぎ…1/2個　パセリ…2～3枝　オリーブ油…適量　トマトジュース…400ml　酒…少々　塩・こしょう…適宜

**作り方**

1 レバーは一口大に切り、ボウルにためた水を替えながらもみ洗いし、水気を拭き取ります。玉ねぎ・セロリは食べやすい大きさに、にんにく・パセリはみじん切りにします。

2 鍋に油を引き、にんにく→玉ねぎ・セロリ→レバーの順に加えながら炒めます。

3 2に酒、トマトジュースを入れ10分ほど煮込み、塩・こしょうで味を調えます。最後にパセリを加えて器に盛ります。

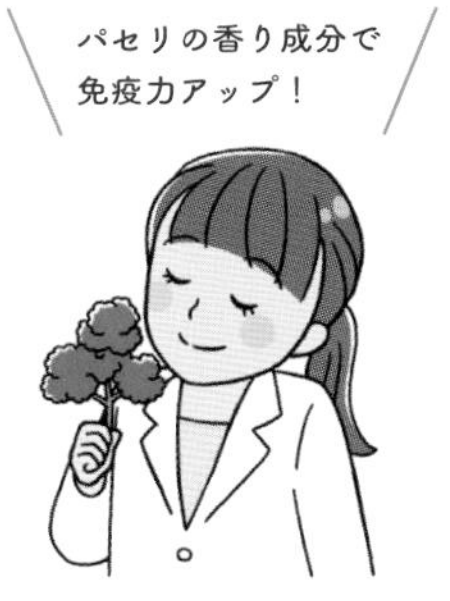
パセリの香り成分で
免疫力アップ！

# 花粉症

## 辛い花粉症は免疫力を高めて改善

花粉症に代表されるアレルギー症状が起こるのは、免疫の過剰反応が原因。花粉やほこりなど、本来は体に無害なものまで異物とみなして攻撃している状態です。

抗酸化・抗炎症作用の高い食材や腸内環境を整える食材が花粉症の緩和につながります。グルテンフリー生活も合わせるとさらに効果的。

### 粒マスタード

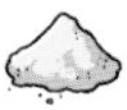

マスタードの主原料はアブラナ科カラシ菜の種子。香り成分イソチオシアネートに抗酸化や抗炎症、殺菌作用があり、かゆみや赤みの改善に効果的です。

### えのき

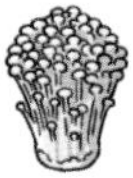

免疫細胞を活性化し、免疫力を高めるβグルカンが豊富。睡眠の質をよくするＧＡＢＡも含まれ、夕食に食べると快眠を促し体のリズムを整え免疫向上にも。

### バナナ

白血球を増やし、免疫力を高める作用があります。また、水溶性と不溶性両方の食物繊維をバランスよく含み、腸内環境を改善してバリア機能アップに。

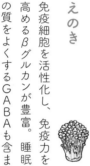

### いちご

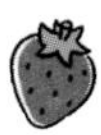

いちごに含まれるアントシアニンやエラグ酸、ビタミンＣは、抗酸化作用や整腸作用があり、免疫力アップに。自律神経の乱れの原因となる便秘や貧血を防ぐ働きも。

recipe　玉ねぎの旨味がたっぷり。粒マスタードで免疫機能改善に

## 15分　粒マスタードオニオンスープ

**材 料**（2人分）
玉ねぎ…1個　水…400ml
[A]＝万能しょうゆ（→P25）…大さじ2、粒マスタード…小さじ1、塩…適量
お好みのオイル（えごま油・亜麻仁油など）…適量

**作り方**
[1] 玉ねぎは薄切りにし、皮は洗ってお茶用パックに入れます。
[2] [1]と水を鍋に入れ、中弱火にかけます。
[3] 10分ほど煮たら、玉ねぎの皮を取り出し、[A]で味を調えます。器に盛り、オイルを回しかけます。

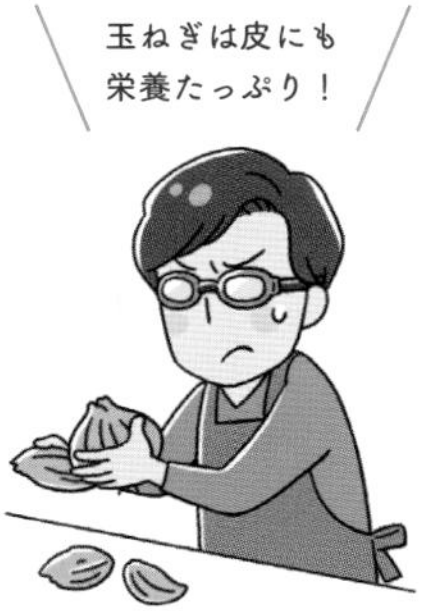
玉ねぎは皮にも
栄養たっぷり！

recipe　鶏肉が粘膜のバリア機能アップ。花粉症対策にぴったり!

## 15分　レタスとえのきのしょうがスープ

**材 料**（2人分）
えのき…1/2袋　鶏胸肉（皮なし）…150g　レタス…3〜4枚
しょうが…2片　水…400ml　万能しょうゆ（→P25）…大さじ2

**作り方**
[1] えのきは3cm長さに、鶏胸肉は一口大に切ります。しょうがは千切りにします。
[2] 鍋に水と[1]、万能しょうゆを入れて中弱火で10分ほど煮たら、レタスをちぎって加えます。

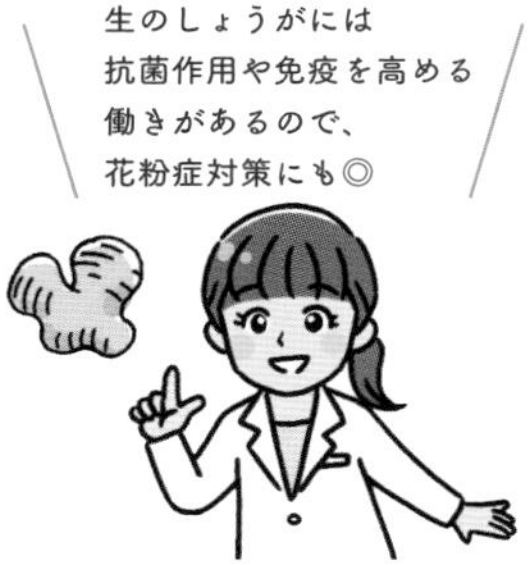
生のしょうがには
抗菌作用や免疫を高める
働きがあるので、
花粉症対策にも◎

# 眼精疲労

## 春に多い眼精疲労
## 目を守る食材で対策を

情報量が急激に増える春。目をいつも以上に酷使しがちなうえに、休憩時までスマホをさわり、さらに目を使ってしまう…。そんな春の眼精疲労対策には、活性酸素から目を守るファイトケミカルを含む食材をとるのがおすすめ。また、1時間に1度はパソコンから目を離して、目の負担を軽減させましょう。

### ホタテ

貝類に含まれるタウリンは眼精疲労や視力の低下を防ぎます。また、視神経などの末梢神経の修復をサポートするビタミン$B_{12}$も多く含んでいます。

### にんじん

豊富に含まれるβ－カロテンには目の粘膜を強化し、視力を維持する働きがあります。油と一緒にとると吸収率アップ。栄養豊富な皮も捨てずに調理を。

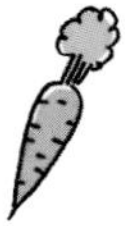

### えび

抗酸化作用の高いアスタキサンチンは目の疲労を緩和します。また、旨味成分のグリシンは睡眠の質を高め、修復を促します。夕食にとるのが効果的。

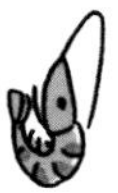

### セロリ

独特の香り成分であるアピインやセネリンには目の充血を鎮静させる作用があります。葉の部分には網膜を保護する作用のあるβ－カロテンが豊富。

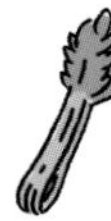

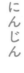

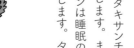

recipe　2種の赤い色素が眼精疲労を和らげる

## 15分　にんじんとえびのトマトスープ

**材　料**（2人分）　えび…100g　にんじん…1/2本　玉ねぎ…1/2個　にんにく…1片　トマトジュース…400ml　みそ…少々　オリーブ油…適宜

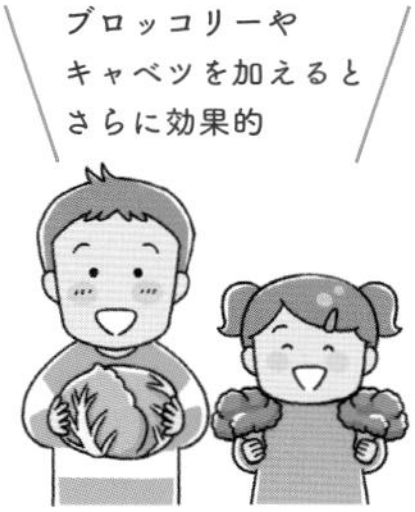
ブロッコリーや
キャベツを加えると
さらに効果的

**作り方**

1. 玉ねぎは薄切り、にんじんは千切り、にんにくはみじん切りにします。
2. 鍋に油を熱し、にんにくを炒めます。香りが立ったら玉ねぎ、にんじん、えびを加えて炒めます。
3. 2にトマトジュースを入れ中弱火で10分ほど煮たら、みそを溶き入れます。

recipe　野菜のエキスがたっぷり！ 疲れた体に優しいスープ

## 30分　春野菜のポトフ

**材　料**（4人分）　ベジブロス…800ml　新玉ねぎ…1個　新じゃがいも…3個　にんじん…1本　セロリ…1本　塩・こしょう…適宜　粒マスタード…適量

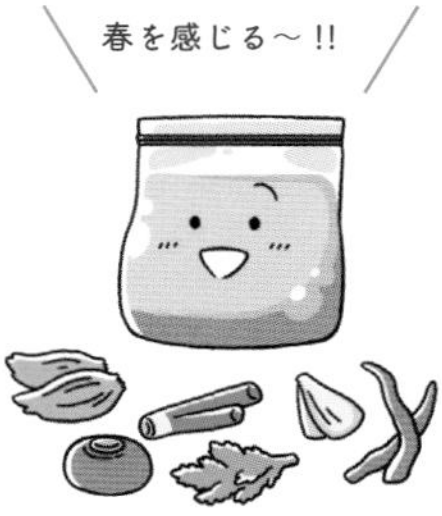
春を感じる～!!

**作り方**

1. 玉ねぎは芯をつけたままくし切りに、じゃがいもは半分に、にんじんとセロリは食べやすい大きさに切ります。
2. 鍋にベジブロスと1を入れて柔らかくなるまで煮込みます。
3. 塩・こしょうで味を調えたら器に盛り、粒マスタードを添えます。

**＜ベジブロスの作り方＞**　両手いっぱい分のくず野菜（玉ねぎの皮、キャベツの芯、しいたけの軸などなんでもOK）を水洗いし、水1ℓ、昆布約5cm、酒大さじ1と一緒に中弱火で30分煮込み、ザルの上にキッチンペーパーを敷いてこします。お茶パックを使うと簡単。

# 春の頭痛

## ミトコンドリアを元気にして つらい頭痛を撃退

春は「肝」が弱まり、頭痛が起こりやすい時期。ビタミン$B_2$やマグネシウムをとると、頭痛を予防できます。

また、細胞内のミトコンドリアの老朽化によっても頭痛や疲労を引き起こされやすくなります。ミトコンドリアを活性化させる食材と、活性酸素を抑える食材を組み合わせるとよいでしょう。

### 菜の花

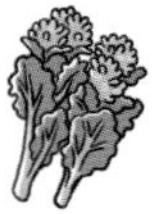

抗酸化作用の高いビタミンC、Eが豊富で、活性酸素の除去に効果的。ビタミンEには血流をよくする働きがあるため、肩こりの解消にもつながります。

### うずらの卵

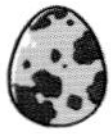

うずらの卵に含まれるビタミン$B_{12}$は、脳の神経細胞の修復に役立ち、脳の疲労を和らげます。鶏卵に比べてビタミンAが豊富で、免疫力アップの効果も。

### ルッコラ

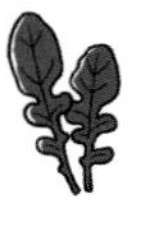

辛み成分アリルイソチオシアネートが、活性酸素による体の炎症を抑え、頭痛の改善へ。また、漢方でルッコラはストレスの緩和によいとされています。

### アーモンド

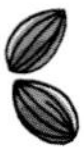

ミトコンドリアの働きに必要なビタミン$B_2$やマグネシウムを豊富に含む食材。血行を促進するビタミンEにより頭痛の予防効果も期待できます。

recipe　血流をよくして、頭痛や肩こりを和らげる

15分

## 菜の花とうずらの卵のお吸い物

**材　料**（2人分）　うずらの卵…4個　菜の花…1/4束　しいたけ…2個
A＝水…400ml、万能酒…小さじ2　万能しょうゆ（→P25）…大さじ2

**作り方**

1 しいたけは薄切りにします。菜の花は小房に分けてさっとゆでます。うずらの卵はゆでて殻をむきます。

2 Aとしいたけを鍋に入れて中弱火にかけます。

3 器にうずらの卵と菜の花を入れ、2を注ぎます。

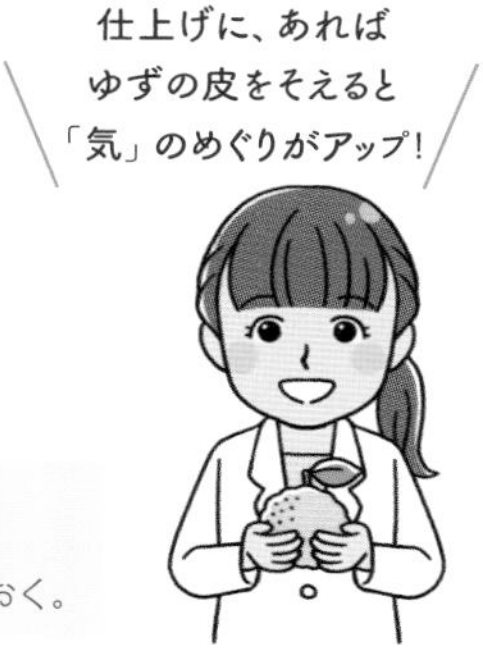
仕上げに、あれば
ゆずの皮をそえると
「気」のめぐりがアップ!

**<万能酒>**
材　料：昆布…10cm／干ししいたけ…3個／酒…200ml
作り方：清潔な容器にすべての材料を入れ、フタをして一晩おく。

recipe　アーモンドミルクを使ったスープで血流改善

15分

## ルッコラとアーモンドのポタージュ

**材　料**（2人分）　玉ねぎ…1/4個　ルッコラ…1束　マッシュルーム…100g
水…200ml　アーモンドミルク…200ml　塩…少々

**作り方**

1 玉ねぎとマッシュルームは薄切りに、ルッコラはざく切りにします。

2 鍋に1と水を入れて具材が柔らかくなるまで煮込んだらブレンダーにかけます。

3 2にアーモンドミルクを加えて一煮立ちさせ、塩で味を調えます。

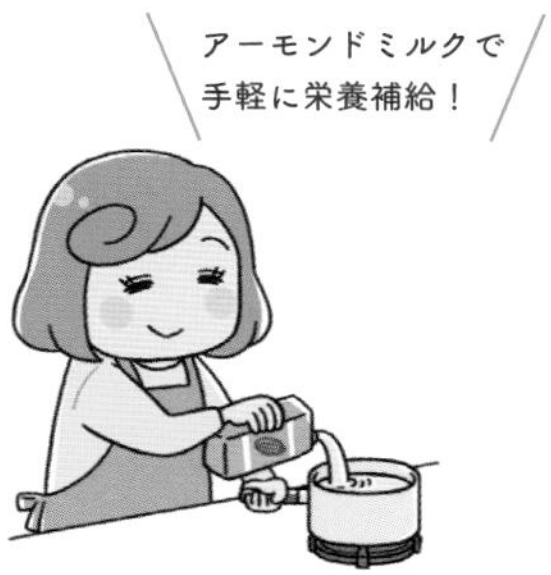
アーモンドミルクで
手軽に栄養補給!

# めまい

## 「肝」と「腎」を強化してめまいを防ぐ

ストレスや疲労がたまると、耳の三半規管が敏感になり、めまいを感じることがあります。また、気圧の変化に対応できず、自律神経が乱れ、めまいを起こすことも。

漢方ではこのような状態は「肝《かん》」と「腎《じん》」が弱っていると考えます。それらの働きをサポートする食材をとりましょう。

### 玉ねぎ

玉ねぎに含まれる硫化アリルは血のめぐりを改善し、気圧の変化に対応できる体をつくります。ビタミン$B_1$と一緒にとることで疲労回復効果も。

### たけのこ

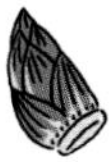

たけのこに含まれる亜鉛は「腎」の働きを助け、耳へのダメージの緩和に。自律神経の調整を行う甲状腺ホルモンの材料となるチロシンも含まれています。

### アロマの力で不調を改善

ラベンダーの香りにはリラックス効果があり、肩こり・頭痛の緩和が期待できます。血流をよくして三半規管を整える効果もあるのでアロマやハーブティーなどで取り入れてみましょう。

### たんぽぽの根

「たんぽぽコーヒー」に使われるたんぽぽの根は、利尿作用があり、内耳のリンパの腫れを和らげます。気圧の変化に影響を受けやすい人にもおすすめ。

recipe 丸ごと１個の玉ねぎで血の巡りを改善

## 60分 玉ねぎ丸ごとスープ

**材　料**（４人分）
新玉ねぎ…２個　手羽元…４本　しょうが…２片　干ししいたけ…３個　セロリ…1/2 本　水…1ℓ　昆布…約 5㎝　酢…大さじ１　塩…適宜

**作り方**
1. 玉ねぎは皮をむいて縦に十字の切り込みを入れます。セロリは食べやすい大きさに切ります。
2. すべての具材を鍋に入れ、中弱火で 30 分～１時間煮込みます。

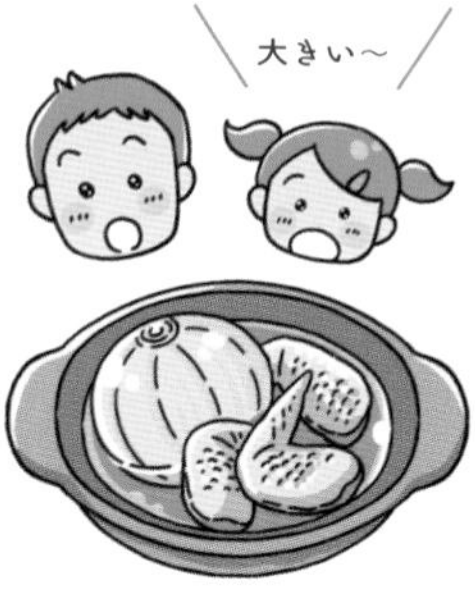




recipe 自律神経を整えて、つらいめまいを予防する

## 15分 たけのこと玉ねぎのジンジャースープ

**材　料**（2人分）
玉ねぎ…1/4 個　たけのこ（水煮）…80g　しょうが…１片　塩・こしょう…少々　かつお節…１つかみ　あれば桜えび

**作り方**
1. 玉ねぎは薄切りに、たけのこは食べやすい大きさに切ります。しょうがはみじん切りにします。
2. 鍋に1と水を入れて中弱火で 10 分ほど煮たら、塩・こしょうで味を調えます。

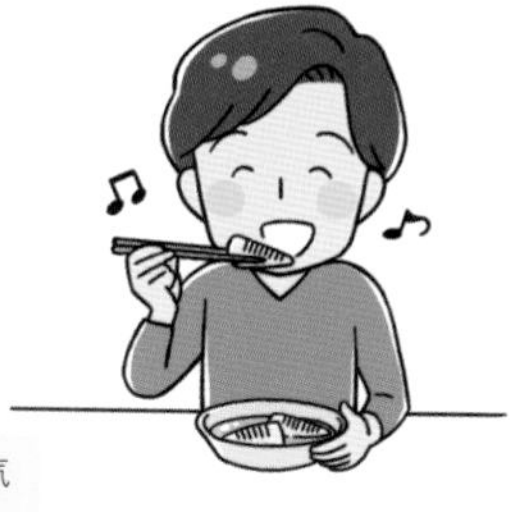

たけのこにはストレスを解消する効果も。天気や機嫌の悪い日には、たけのこに頼りましょう。

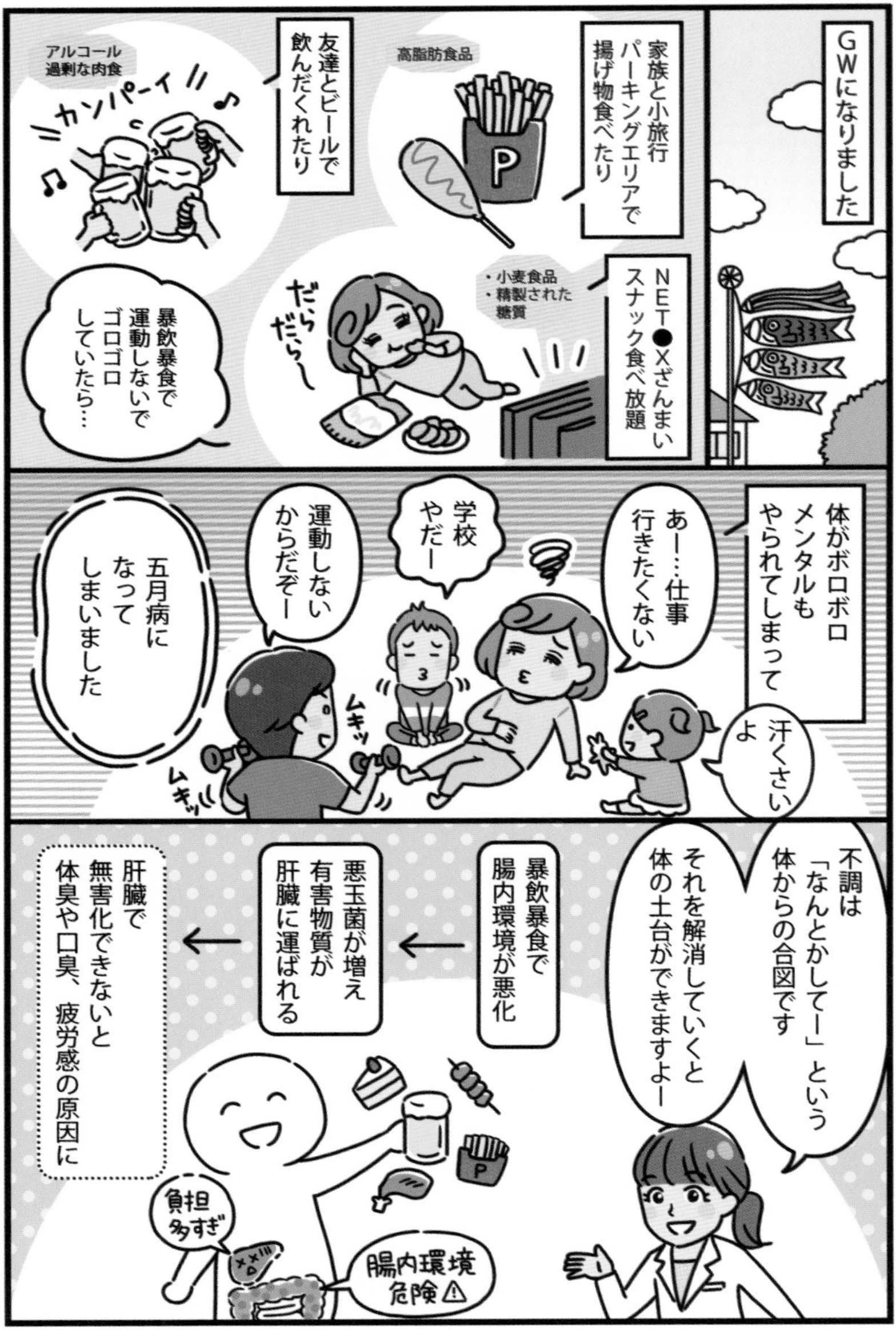
GWになりました
家族と小旅行パーキングエリアで揚げ物食べたり
高脂肪食品
P
友達とビールで飲んだくれたり
アルコール
過剰な肉食
カンパーイ
NET●Xざんまいスナック食べ放題
・小麦食品
・精製された糖質
だらだら〜
暴飲暴食で運動しないでゴロゴロしていたら…
体がボロボロメンタルもやられてしまってて
汗くさいよ
あー…仕事行きたくない
学校やだー
運動しないからだぞー
ムキッ
ムキッ
五月病になってしまいました
不調は「なんとかしてー」という体からの合図です
それを解消していくと体の土台ができますよー
暴飲暴食で腸内環境が悪化
←
悪玉菌が増え有害物質が肝臓に運ばれる
←
肝臓で無害化できないと体臭や口臭、疲労感の原因に
P
負担多すぎ
腸内環境危険⚠

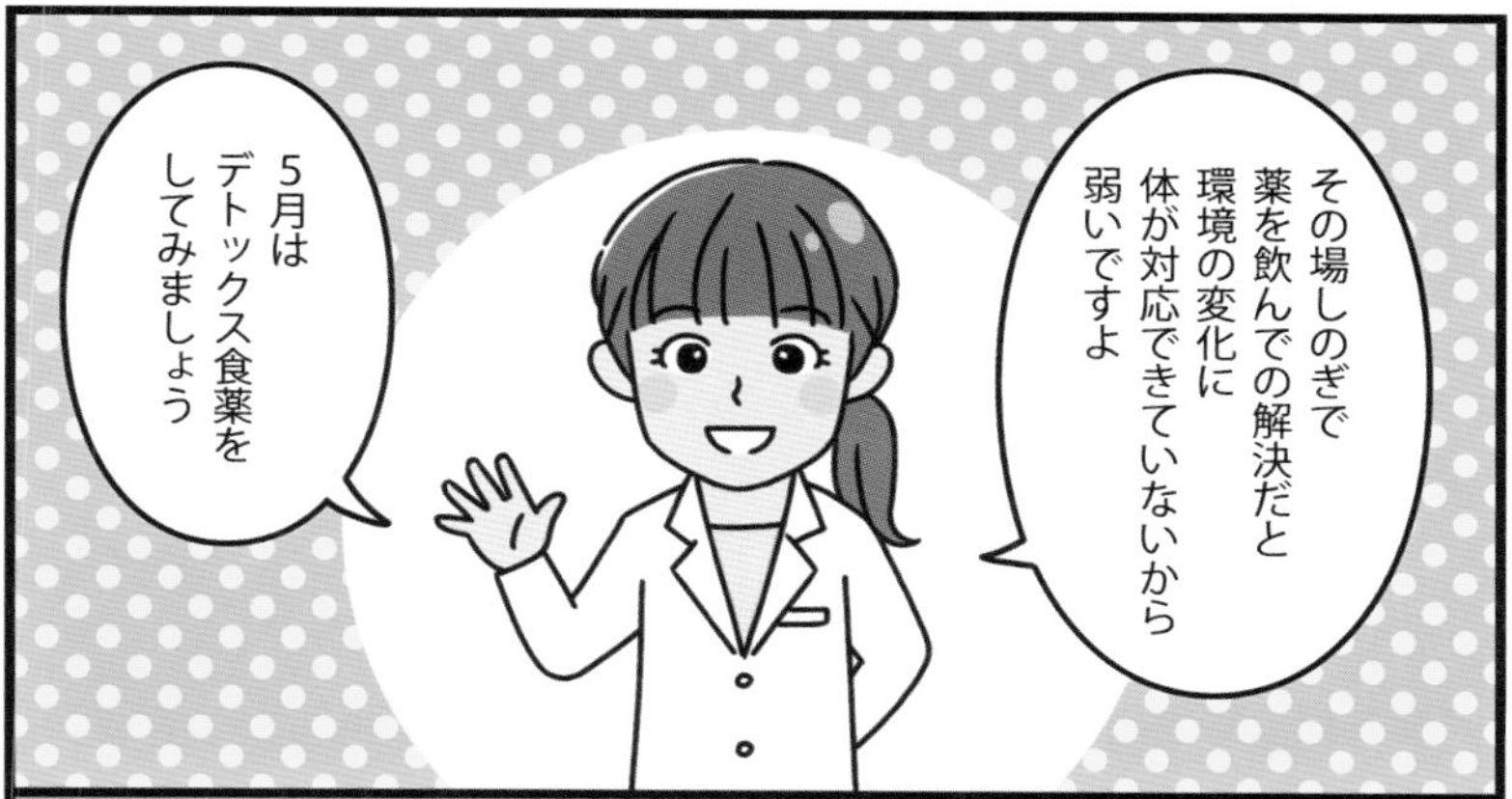
その場しのぎで薬を飲んでの解決だと環境の変化に体が対応できていないから弱いですよ
5月はデトックス食薬をしてみましょう

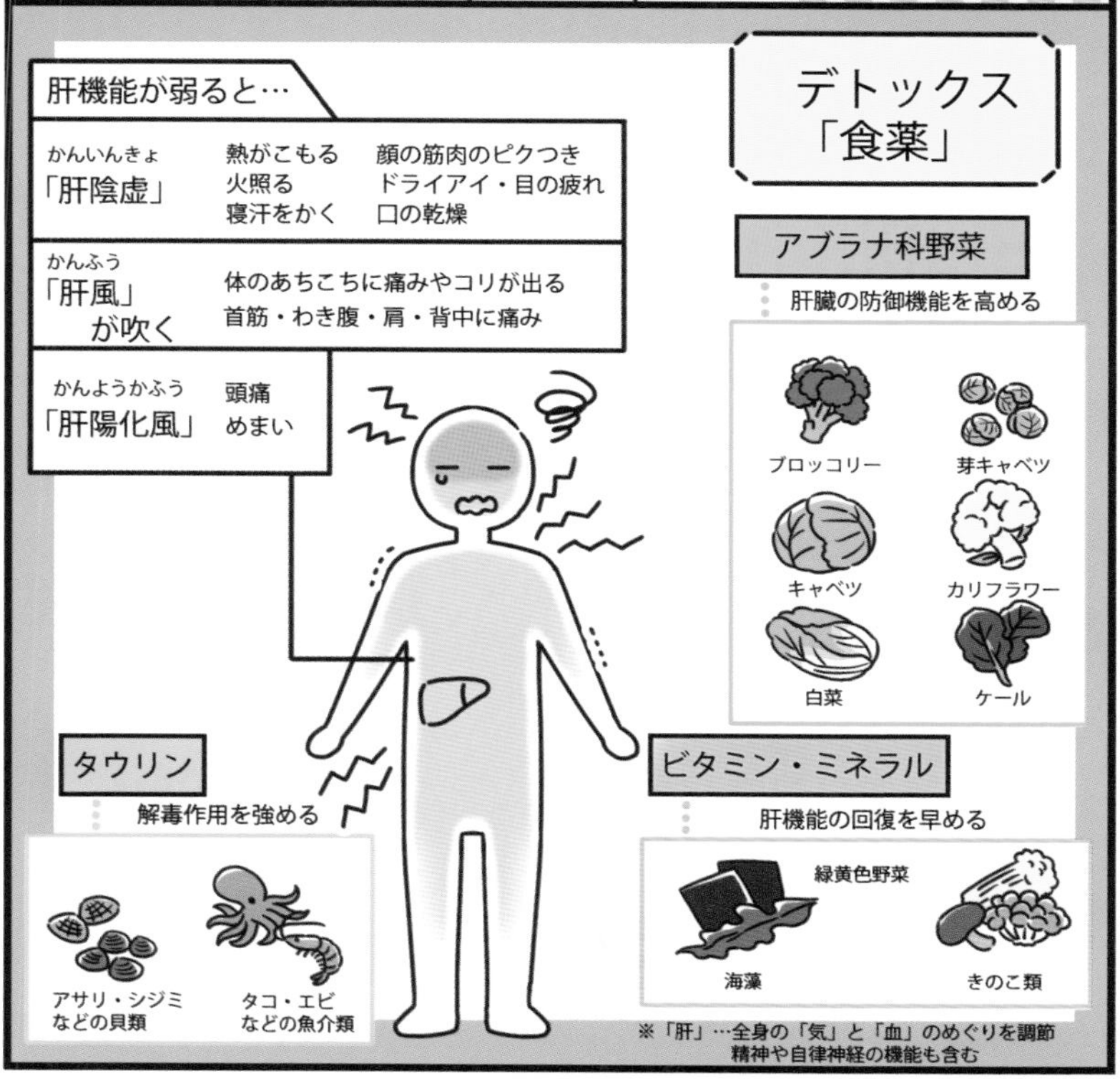
デトックス「食薬」
肝機能が弱ると…
「肝陰虚《かんいんきょ》」
熱がこもる
火照る
寝汗をかく
顔の筋肉のピクつき
ドライアイ・目の疲れ
口の乾燥
「肝風《かんふう》」が吹く
体のあちこちに痛みやコリが出る
首筋・わき腹・肩・背中に痛み
「肝陽化風《かんようかふう》」
頭痛
めまい
アブラナ科野菜
肝臓の防御機能を高める
ブロッコリー
芽キャベツ
キャベツ
カリフラワー
白菜
ケール
タウリン
解毒作用を強める
アサリ・シジミなどの貝類
タコ・エビなどの魚介類
ビタミン・ミネラル
肝機能の回復を早める
緑黄色野菜
海藻
きのこ類
※「肝」…全身の「気」と「血」のめぐりを調節
精神や自律神経の機能も含む

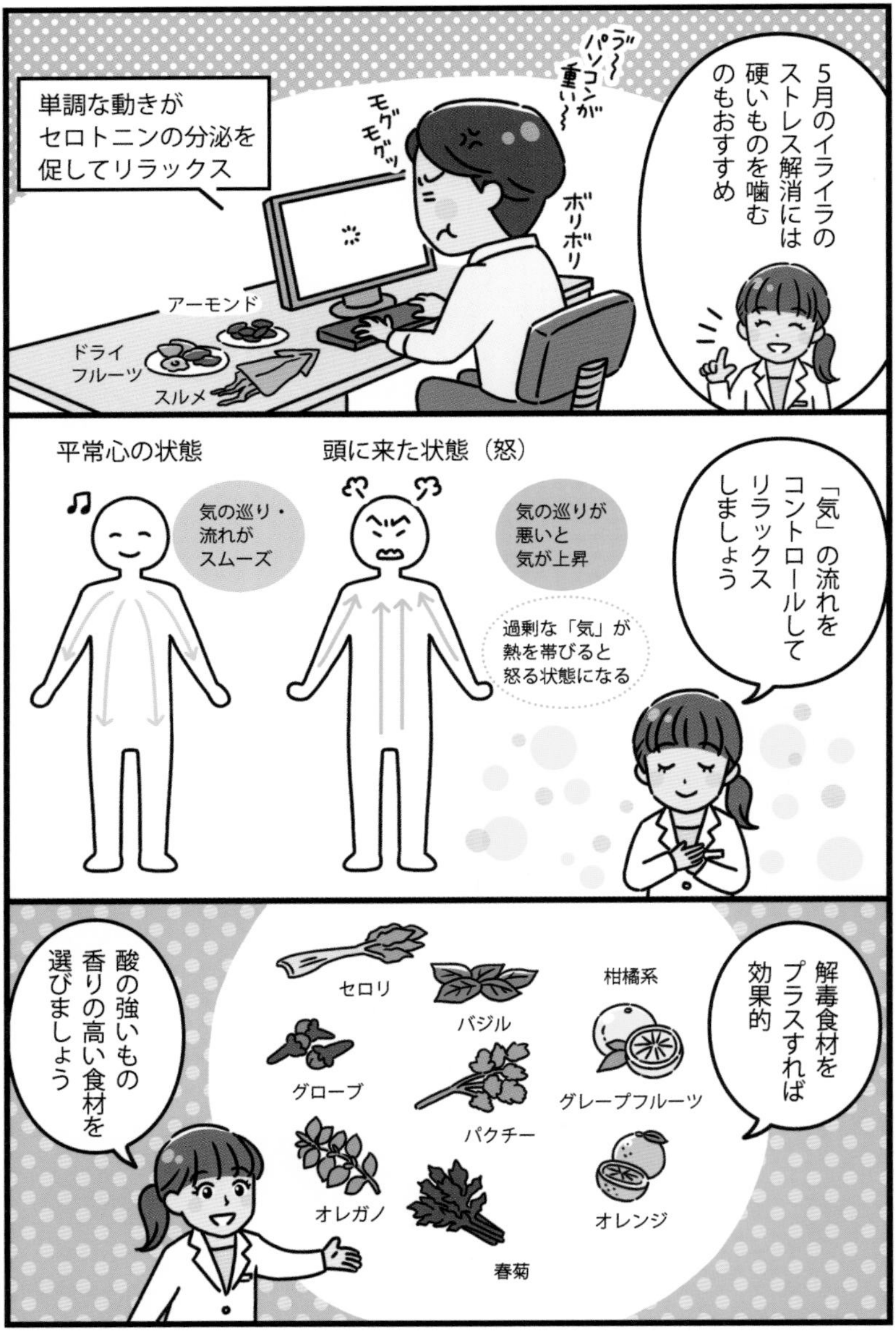
5月のイライラのストレス解消には硬いものを噛むのもおすすめ
ヴ〜パソコンが重い〜
モグモグッ
ボリボリ
単調な動きがセロトニンの分泌を促してリラックス
アーモンド
ドライフルーツ
スルメ
「気」の流れをコントロールしてリラックスしましょう
平常心の状態
気の巡り・流れがスムーズ
頭に来た状態（怒）
気の巡りが悪いと気が上昇
過剰な「気」が熱を帯びると怒る状態になる
解毒食材をプラスすれば効果的
酸の強いもの香りの高い食材を選びましょう
セロリ
バジル
柑橘系
グレープフルーツ
オレンジ
グローブ
パクチー
オレガノ
春菊

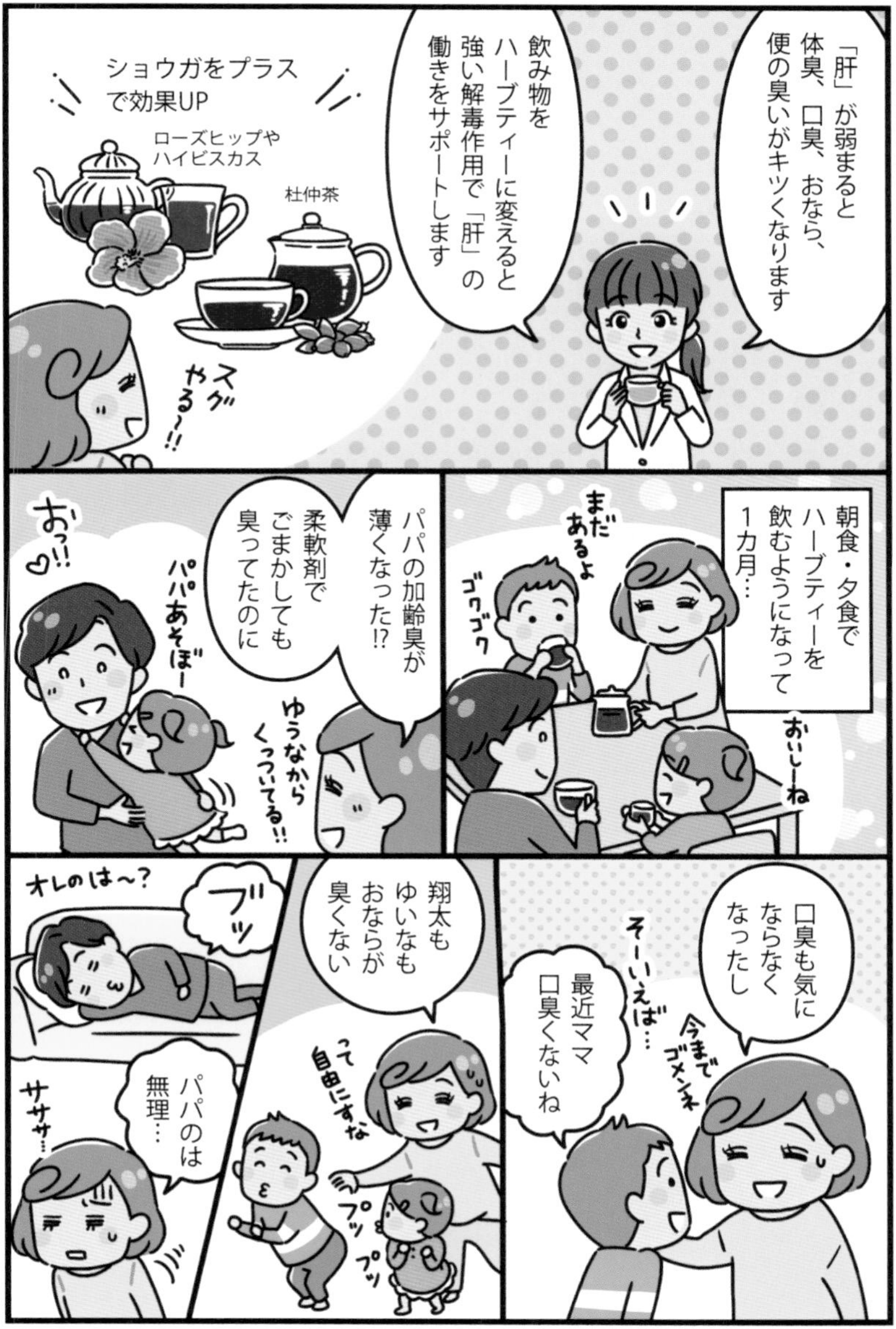
「肝」が弱まると体臭、口臭、おなら、便の臭いがキツくなります
飲み物をハーブティーに変えると強い解毒作用で「肝」の働きをサポートします
ショウガをプラスで効果UP
ローズヒップやハイビスカス
杜仲茶
スグやる〜!!
朝食・夕食でハーブティーを飲むようになって1カ月…
まだあるよ
ゴクゴク
おいしーね
パパの加齢臭が薄くなった⁉
柔軟剤でごまかしても臭ってたのに
おっ!!♡
パパあそぼー
ゆうなからくっついてる!!
口臭も気にならなくなったし
そーいえば…
最近ママ口臭くないね
今までゴメンネ
翔太もゆいなもおならが臭くない
って自由にすな
プッ
プッ
オレのは〜?
ブッ
パパのは無理…
ササ…

# 5月のメンタルとフィジカル

## 心　腸内環境を整えて5月の心のもやもやを解消

イライラややる気のなさなど、いわゆる「五月病」のような症状。その原因の一つが腸に生えたカビです。食生活が乱れると常在菌のカンジダ菌（カビ）が増え、腸内で炎症が起こり、心の不調を引き起こします。

カンジダ菌のエサとなる砂糖やグルテン、アルコールを控えて食物繊維を多くとり、カンジダ菌がすみにくい腸内環境をつくりましょう。

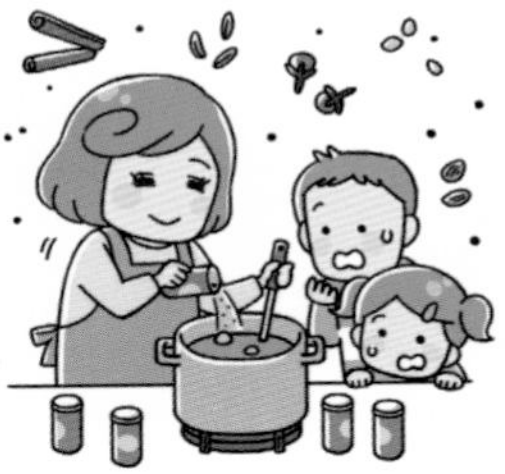

## 体　食習慣の見直しで上半身の痛みを和らげる

5月は漢方で体の中に「肝風《かんふう》」が吹くと考えられ、肩や背中などに痛みやコリなど頭部周辺の不調が増えるとされています。疲労や寝不足が蓄積していると「肝風」を制御できず、頭痛やめまいに悩まされることも。また、体内で有害物質が増えると肝臓に負担がかかり、背中にコリを感じやすくなります。

便が異常に臭いときには、ジャンクフードの摂りすぎで体に負担がかかっているため。「肝」のサポートに役立つミネラルや解毒効果のある食材をとるようにしましょう。

## 5月を快適に過ごすヒント

新年度の忙しさや緊張が落ち着いたものの、心や体には疲れが残っていることも。気になる症状の原因の多くは生活習慣に潜んでいます。

### 乱れた食習慣を見直す

脂っこいもの、砂糖、アルコールや過剰な肉食は腸内に悪玉菌を増やし、体内にアンモニアなどの有害物質を発生させます。和食を中心に、食物繊維をとるような単品ではなく、定食スタイルの食習慣を心がけて。

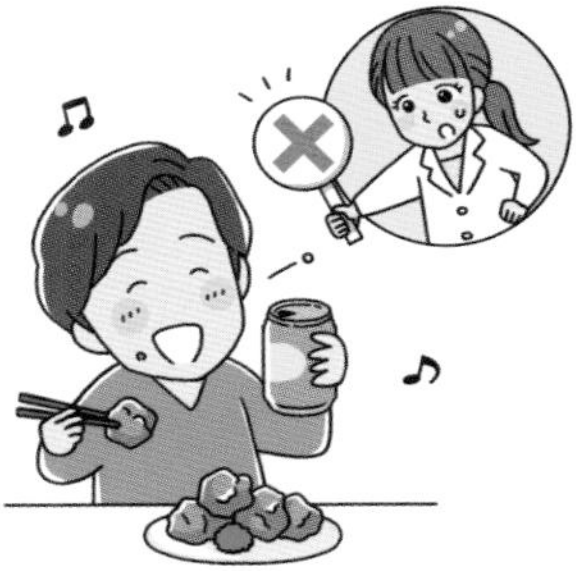

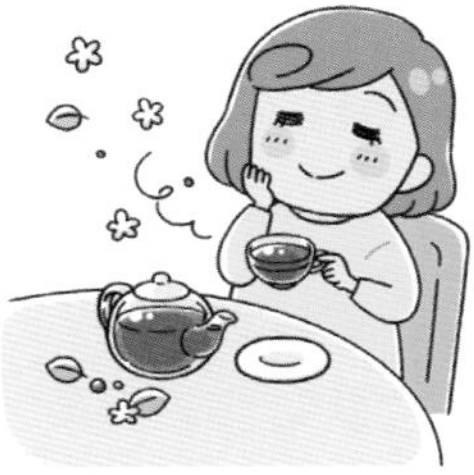

### ハーブティーで、におい対策を

「肝」の働きをサポートするローズヒップやハイビスカス、杜《と》仲茶《ちゅうちゃ》などのハーブティーを飲むと口臭、体臭予防に。解毒作用の強いしょうがをプラスするとさらに効果的。

### 「風池」のツボを押す

首の後ろ、髪の生え際のややへこんでいる部分は「風池《ふうち》」のツボといい、「肝風」による頭痛やめまい、眼精疲労を和らげます。両手の親指で10秒ほど押しましょう。

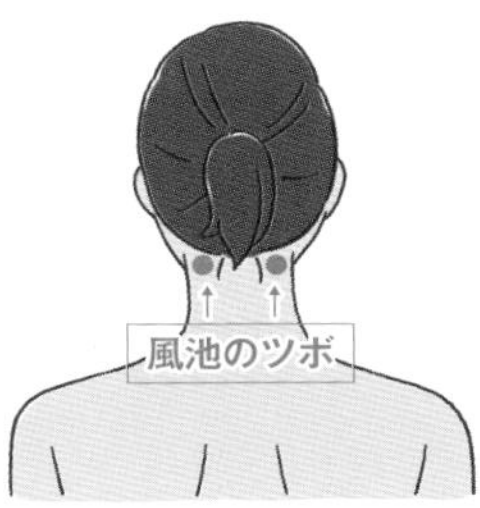


イタ気持ちいい強さで押すのがポイント

# 不満を感じやすい

## 胃腸を整える食事で健康な心を取り戻す

5月に入ると、イライラや、心が悶々とする「湿熱《しつねつ》」からの悩みが出やすくなります。このような状態を、食べ過ぎ、飲み過ぎ、夜更しで解消しようとすると、腸内のカンジダ菌などの悪玉菌が増殖し、「湿熱」を増やす悪循環に。

朝に空腹を感じるよう夕食を見直し、胃腸から機嫌をとるようにしてみましょう。

### 切り干し大根

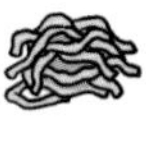

食物繊維が多く、消化器系の働きをよくし、便秘改善に。また、亜鉛などのミネラルが豊富で体の調子を整えます。もどした水は旨味と栄養が一緒に食べるようにしましょう。

### キャベツ

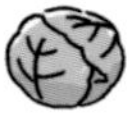

アブラナ科の野菜には「湿熱」を改善する働きがあり、ストレスによる活性酸素を除去してくれます。特にキャベツは胃腸の粘膜の修復を促すビタミンUが豊富。

### 昆布

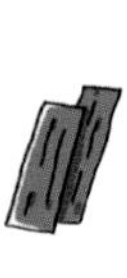

昆布に含まれるアルギン酸やフコイダンなどの食物繊維が傷ついた胃腸の粘膜を保護します。塩昆布を利用すれば、簡単に食事に取り入れられます。

### しょうが

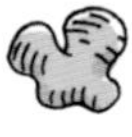

しょうがやにんにく、わさびなどの薬味は体を「湿熱」から守ってくれる食材。抗菌作用があり、腸内の炎症を抑えるため、心の安定にもつながります。

recipe　優しい味わいで胃腸を整え、心のモヤモヤを改善

## 10分　キャベツと干しえびの豆乳スープ

**材　料**（2人分）
キャベツ…1/5個　しめじ…1/2パック　干しえび…2つまみ
水…200ml　無調整豆乳…200ml　みそ…大さじ1と1/2
塩…少々

**作り方**

1 キャベツはざく切りにし、しめじは小房に分けます。
2 鍋に1と水、干しえびを入れて中弱火で5分ほど煮ます。
3 2に豆乳を加えて一煮立ちさせ、みそを溶き入れ、塩で味を整えます。

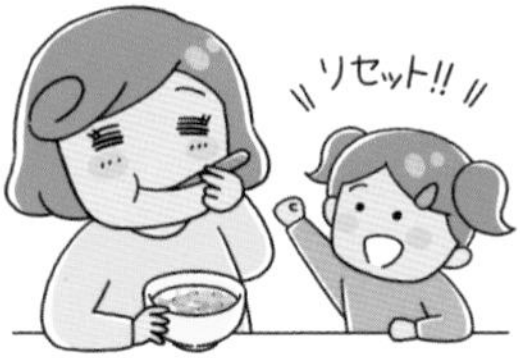


夜に食べると老廃物を排出して、体をスッキリさせます。

recipe　旨味たっぷりの乾物で、すぐに作れる！

## 3分　とろろ昆布と切り干し大根の即席みそ汁

**材　料**（1人分）
切り干し大根…5g　とろろ昆布…2つかみ　みそ…小さじ1
熱湯…200ml　万能ねぎ…適量
お好みのオイル（えごま油、亜麻仁油など）…適量

**作り方**

1 切り干し大根はさっと水洗いして、水気を切ります。万能ねぎは小口切りにします。
2 切り干し大根ととろろ昆布、みそを器に入れ、熱湯を注いでみそをときます。万能ねぎを散らし、オイルを回しかけます。

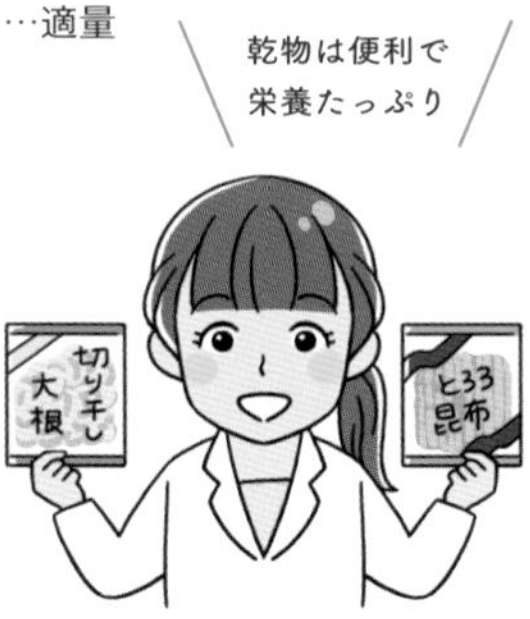

# 体のコリ

## 血行促進食材で体のコリを解消

「肝」に負担がかかりやすい春は「気血《きけつ》」のめぐりが悪くなり、肩や首のコリを感じやすい時期。血行促進効果のある食材でめぐりを改善させましょう。

また、コリを感じるときは、解毒の循環も停滞しているため、デトックス効果のある食材を取り入れるのもおすすめです。

### アボカド

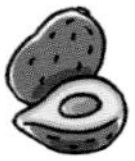

アボカドの食物繊維は腸内環境を整え、強力な抗酸化作用のあるグルタチオンが肝臓を守ります。高カロリーなので1日半分を目安に食べましょう。

### レモン

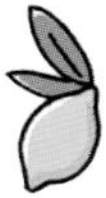

香り成分リモネンが「気」のめぐりを整えるほか、消化器系の働きや血流を促します。また、クエン酸が疲労の原因となる乳酸の生成を抑えるので、体のコリ改善に効果的。

### しょうが

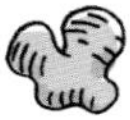

生のしょうがに含まれる「ジンゲロール」は加熱すると「ショウガオール」という成分に変化し、体を芯から温めます。血流がアップし、肩こりの改善に。

### キムチ

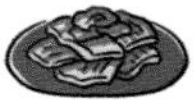

唐辛子の辛み成分「カプサイシン」は滞った血流をよくし、体のコリをほぐします。朝食にキムチをとると、体内時計がリセットされ自律神経を整えます。

recipe　ミキサーなしで簡単。そのまま冷蔵庫で保存も可能

10分

## アボカドとレモンのポタージュ

**材　料**（2人分）
アボカド…1個　しょうが（すりおろし）…2片分　豆乳…400ml
みそ…大さじ1と1/2　レモン汁…小さじ2　亜麻仁油…適量

**作り方**
1 アボカドは皮をむいて、種を取り除きます。
2 ジッパー付き袋に、亜麻仁油以外のすべての材料を入れてなじませます。器に盛り、亜麻仁油を回しかけます。

冷製でも温めても大丈夫。器によそい、ブラックペッパーや亜麻仁油をたらすとさらに効果的。

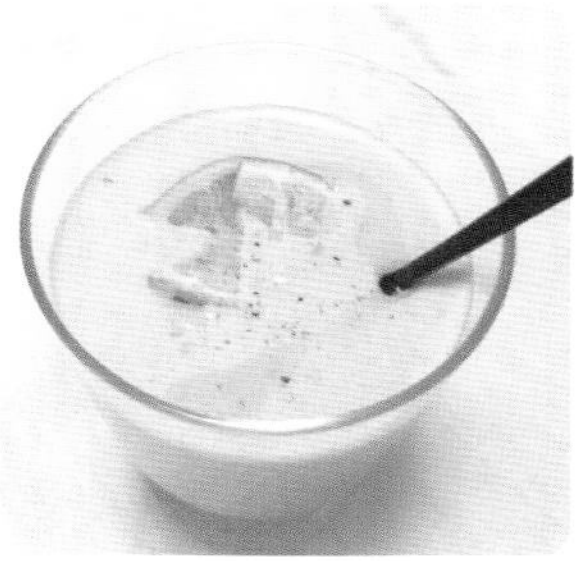

recipe　デトックス効果のあるアボカドで、体をスッキリ！

10分

## アボカドとツナのみそ汁

**材　料**（2人分）
アボカド…1個　ツナ…1/2缶　水…400ml
みそ…大さじ1と1/2　こしょう…少々

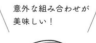

**作り方**
1 アボカドは皮をむいて、種を取り除いたら一口大の角切りにします。ツナは油を切ります。
2 鍋に1と水を入れて煮込んだら、みそを溶き入れます。器に盛り付けたら、こしょうを振ります。

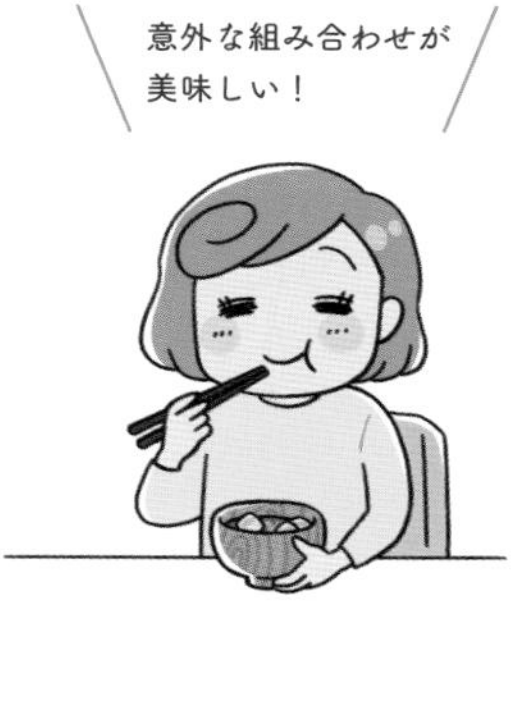

# 春の肌あれ

## 気になる肌トラブルは内側から解消を

腸内環境の悪化などが長期化することで「湿熱《しつねつ》」（→Ｐ42）がたまった状態になると、老廃物や毒素が体に滞り炎症を起こします。その結果ニキビや湿疹、かゆみといった症状が現れやすくなります。

肝臓と胃腸の働きを助けるためにファイトケミカルを含む食材をとり、デトックスを促しましょう。

### 香味野菜

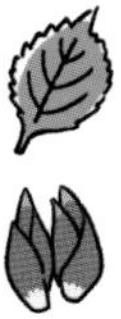

香り成分には炎症を抑える働きや、抗酸化作用のあるファイトケミカルが含まれています。赤みや湿疹などの肌トラブルがあるときにおすすめ。

### 鮭

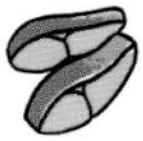

「湿熱」を取り除く食材。タンパク質、鉄、亜鉛、ビタミンB群などがターンオーバーを促し、健康肌を取り戻します。炎症を抑えるEPAやDHAも。

### グレープフルーツ

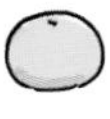

グレープフルーツに含まれるイノシトールは、肝機能を高める、肝臓に脂肪がたまるのを防ぐ効果があります。1個で1日分のビタミンCがとれます。食欲抑制や脂肪燃焼にも。

### りんご

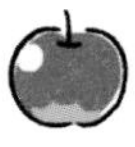

りんごに含まれるペクチンやポリフェノールは腸内環境を整えてくれます。ペクチンは皮に多く含まれ、加熱すると増えるという特徴があります。

recipe　腸内環境を調えて、内側からきれいな肌をつくる

## 20分　りんごとじゃがいものポタージュ

**材　料**（2人分）
りんご…1/2個　　玉ねぎ…1/4個　　じゃがいも…1個
オリーブ油…適量　　水…200ml　　無調整豆乳…200ml
塩…少々　　シナモンパウダー…少々

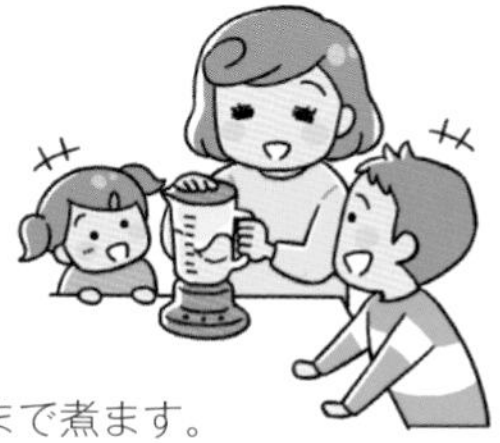

**作り方**
1. 玉ねぎは薄切りに、じゃがいもは皮をむかず小さめに切ります。りんごは皮ごと2cm角くらいに切ります。
2. 鍋に油を熱し、玉ねぎを炒めます。玉ねぎがしんなりしたら、じゃがいも、りんご、水を加えて柔らかくなるまで煮ます。
3. 火を止めてミキサーかブレンダーでなめらかにしたら、豆乳を加えて一煮立ちさせ、塩で味を調えます。器に盛り付けてシナモンパウダーをふりかけます。

recipe　ファイトケミカルが肌トラブルを改善

## 10分　セロリと玉ねぎのスープ

**材　料**（2人分）
玉ねぎ…1/2個　　セロリ…1/2本　　水…400ml
万能しょうゆ（→P25）…大さじ2　　こしょう…少々　　オイル…適量

**作り方**
1. セロリの葉はざく切り、軸は斜め薄切りにします。玉ねぎは薄切りにし、皮はお茶パックに入れます。
2. 鍋に水と玉ねぎの皮、玉ねぎ、セロリの軸を入れて中弱火で10分ほど煮ます。
3. 玉ねぎの皮を取り出してセロリの葉を入れ、万能しょうゆとこしょうで味を調え器に盛り、お好みの油をかけます。

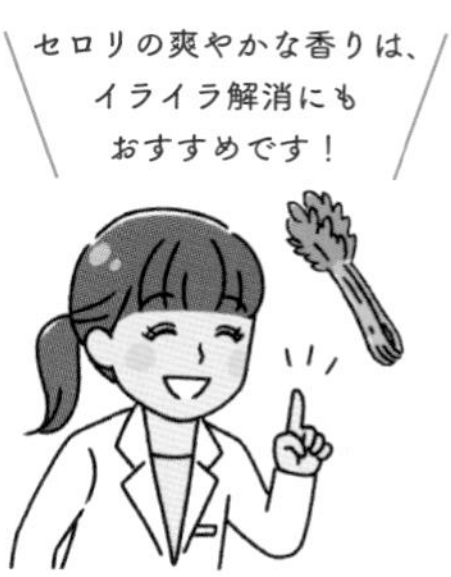
セロリの爽やかな香りは、
イライラ解消にも
おすすめです！

# 肝臓の不調

## ストレスや不摂生が肝臓に負担をかける

ストレスからくる暴飲暴食や、睡眠不足、運動不足などの習慣は、肝臓に負担をかけてしまいます。肝臓のある体の右側の背中やわき腹に違和感を感じることもあります。

胆汁酸《たんじゅうさん》が腸と肝臓を循環しているため、肝臓への負担を軽減するためには、腸内環境を整えることが大切。一つずつ改善していきましょう。

### バジル

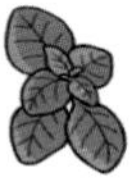

古代ギリシャでが「王様の薬草」と呼ばれるほど様々な薬効がある食材。香り成分には、抗菌作用や鎮静作用のあるファイトケミカルが含まれます。

### ホタテ

ミネラル豊富で、鉄、ビタミンB12、葉酸を含むホタテは「肝《かん》」の強化に役立つ食材。貝類に含まれるタウリンは肝機能の改善効果が期待できます。

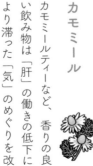

## ストレスでガスが増える

ストレスが溜まると無意識のうちに唾液を飲み込みがちです。それにより、お腹が張り、ガスやゲップが増えることも。「気」のめぐりを改善する食材を取り入れてストレスを緩和させましょう。

### カモミール

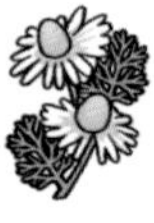

カモミールティーなど、香りの良い飲み物は「肝」の働きの低下により滞った「気」のめぐりを改善。過食につながるイライラや憂鬱感を和らげます。

recipe　ミネラル豊富なホタテで肝臓をいたわる

## 10分　たっぷりパセリとホタテのスープ

**材　料**（2人分）　にんにく…1片　刺身用ホタテ…4個　オリーブ油…適量
パセリ…3～4枝
A＝水…400ml、万能しょうゆ（→P25）…大さじ2

**作り方**

1. にんにくとパセリはみじん切りにします。
2. 鍋に油を熱し、にんにくを炒めます。香りが立ったら、ホタテとAを入れ、一煮立ちしたらパセリを加えます。

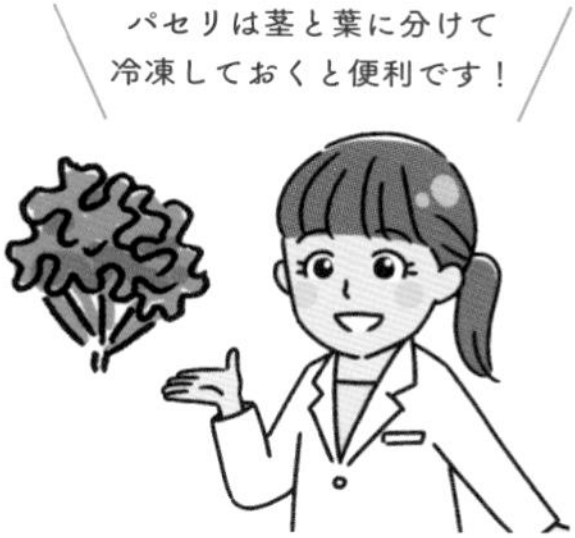
パセリは茎と葉に分けて
冷凍しておくと便利です！

recipe　バジルの香りでイライラを和らげる

## 10分　ホタテとトマトのイタリアンスープ

**材　料**（2人分）　ホタテ…4個　バジル…3～4枝　トマトジュース…200ml
水…200ml　塩・こしょう…少々　にんにく…1片（みじん切り）

**作り方**

1. 鍋にトマトジュースと水とホタテ、バジルを入れて一煮立ちさせます。
2. 1に塩・こしょうで味を調えます。

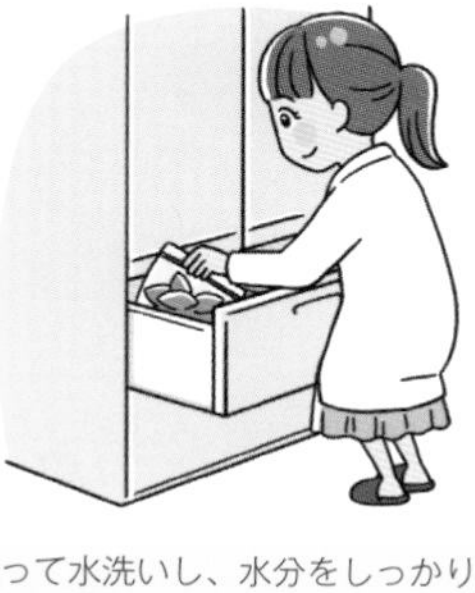

バジルは冷凍保存も可能。葉だけを摘み取って水洗いし、水分をしっかり拭き取ったら保存袋に入れて冷凍庫へ。凍ったまま調理しましょう。

# 歯ぎしり

## 歯ぎしりや食いしばりは血流を悪化させる

鬱々とした気分を抱えやすいこの時期。ストレスや血糖コントロールの不調により歯ぎしりや食いしばりをすることも。血流やリンパのめぐりが悪くなり、肩こりや頭痛を引き起こします。精神の不安定は「気」のめぐりが停滞している状態。香りがよく、血糖値の急上昇を抑える食材を取り入れ、心と体のリラックスを。

### ミント

ファイトケミカルの一種であるメントールが「気」のめぐりの改善に。筋肉の緊張を和らげ、血管を拡張させる作用もあるため、肩や首のコリの解消にも。

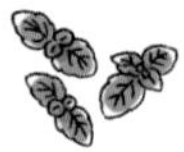

### オレンジ

香り成分のリモネンはリラックス作用があり、「気」のめぐりをよくします。また、白いスジの部分には血糖値の急上昇を抑えたり血流改善効果のあるヘスペリジンが含まれます。

### 歯を離すことを意識して

激しい歯ぎしりや食いしばりは、１００kgの力がかかることもあります。ひどくなると歯が割れたり、顎関節症を招くことも。食いしばりに気づいたら上下の歯を離すことを意識しましょう。

### クローブ

独特の香りが気のめぐりを改善したり、抗菌作用や鎮痛作用があり、歯の痛みや歯肉炎の改善効果にも期待。火鍋に入れたり、肉料理や焼きりんごの香り付けに使ったりするのがおすすめ。

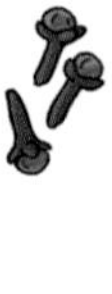

recipe さわやかな香りが「気」のめぐりを改善

## 20分 ペパーミントのポタージュ

**材　料**（2人分）
玉ねぎ…1/4個　じゃがいも…1個　ペパーミント（葉）…10g
水…200ml　無調整豆乳…200ml　オリーブオイル…適量
塩・こしょう・みそ…少々

**作り方**
1. 玉ねぎは薄切りに、じゃがいもは小さめに切ります。
2. 鍋に油を熱し、玉ねぎを炒めます。玉ねぎがしんなりしたら、じゃがいも、水を加えて柔らかくなるまで煮ます。
3. 火を止めて、ミントを入れてミキサーかブレンダーでなめらかにしたら、豆乳を加えて一煮立ちさせ、塩・こしょうで味を調えます。

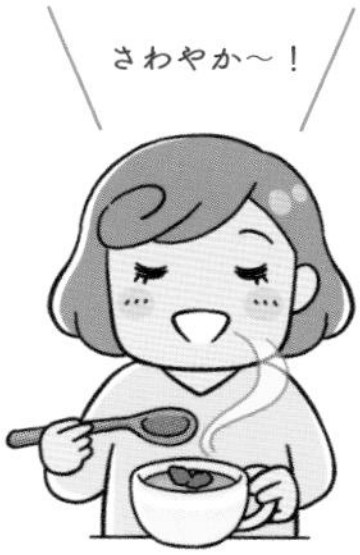
さわやか〜！

recipe さわやかな冷製スープでリラックス

## 20分 オレンジとにんじんのポタージュ

**材　料**（2人分）
玉ねぎ…1/2個　にんじん…1/2本　オレンジ…1/2個
水…400ml　オリーブオイル…適量　塩・こしょう…少々
おろししょうが…1片

**作り方**
1. 玉ねぎとにんじんは薄切りします。
2. 鍋に油を熱し、玉ねぎを炒めます。玉ねぎがしんなりしたら、にんじん、オレンジ、しょうが、水を加えて柔らかくなるまで煮ます。
3. にんじんが柔らかくなったら、火を止めます。そして、ミキサーかブレンダーにかけてなめらかにし、塩・こしょうで味を調えます。

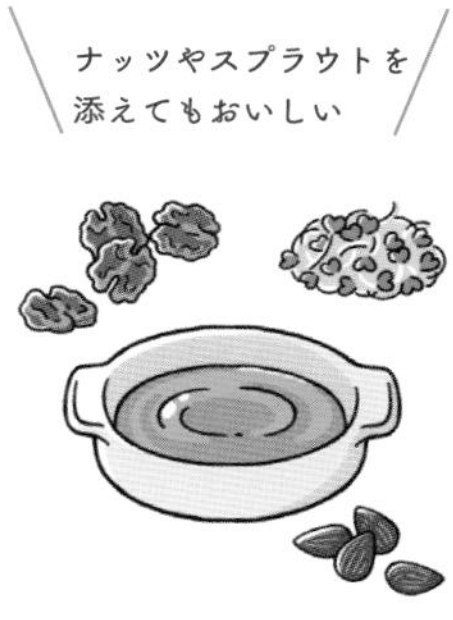
ナッツやスプラウトを
添えてもおいしい

column

# 漢方で考える「心と体の健康」

私たちの心は、いつも同じコンディションではなく、自然の変化に強く影響を受けています。湿気の多いジメジメした時期は心がふさぎがちになったり、季節の変わり目になるとなぜかソワソワしたりという経験は誰にでもあるのではないでしょうか。具体的に心に影響する自然の要素としては、

**① 漢方の「陰陽《いんよう》五《ご》行《ぎょう》」をもとにした自然の移り変わり**

**② 季節ごとの日照時間**

**③ 季節によって変わる雨・風・気圧の変化**

が挙げられます。

漢方では季節も春夏秋冬に「長《ちょう》夏《か》」（梅雨や台風、ゲリラ豪雨など高温多湿な）を加えた５つに分けています。それぞれの気候に特徴があり、心や体も変化します。

また、日光と心は密接に関係しています。例えば心を支えるセロトニンやビタミンＤは日照条件によってつくられる量が変わるため、日照時間が短くなる冬は心の不調を感じやすくなります。そして、気圧の変化は自律神経に影響し、集中力を低下させ、やる気を失わせることも。

季節の変化を意識すれば、自分の心の変化を予想したり、受け入れたりすることができるのではないでしょうか。

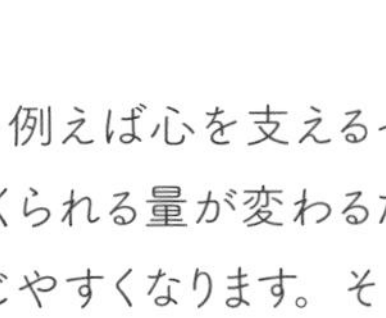

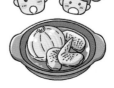

# 第2章

# 夏の食薬

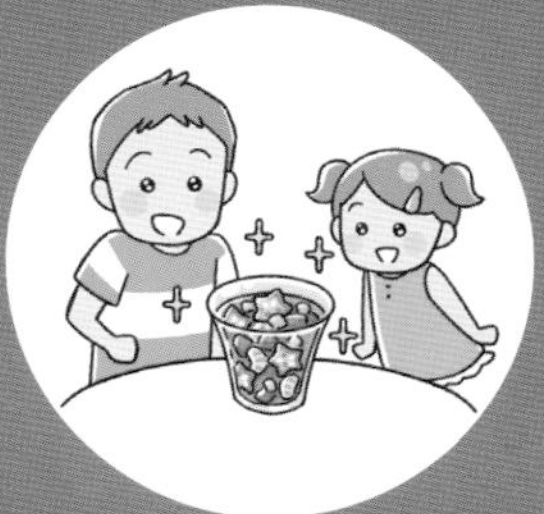

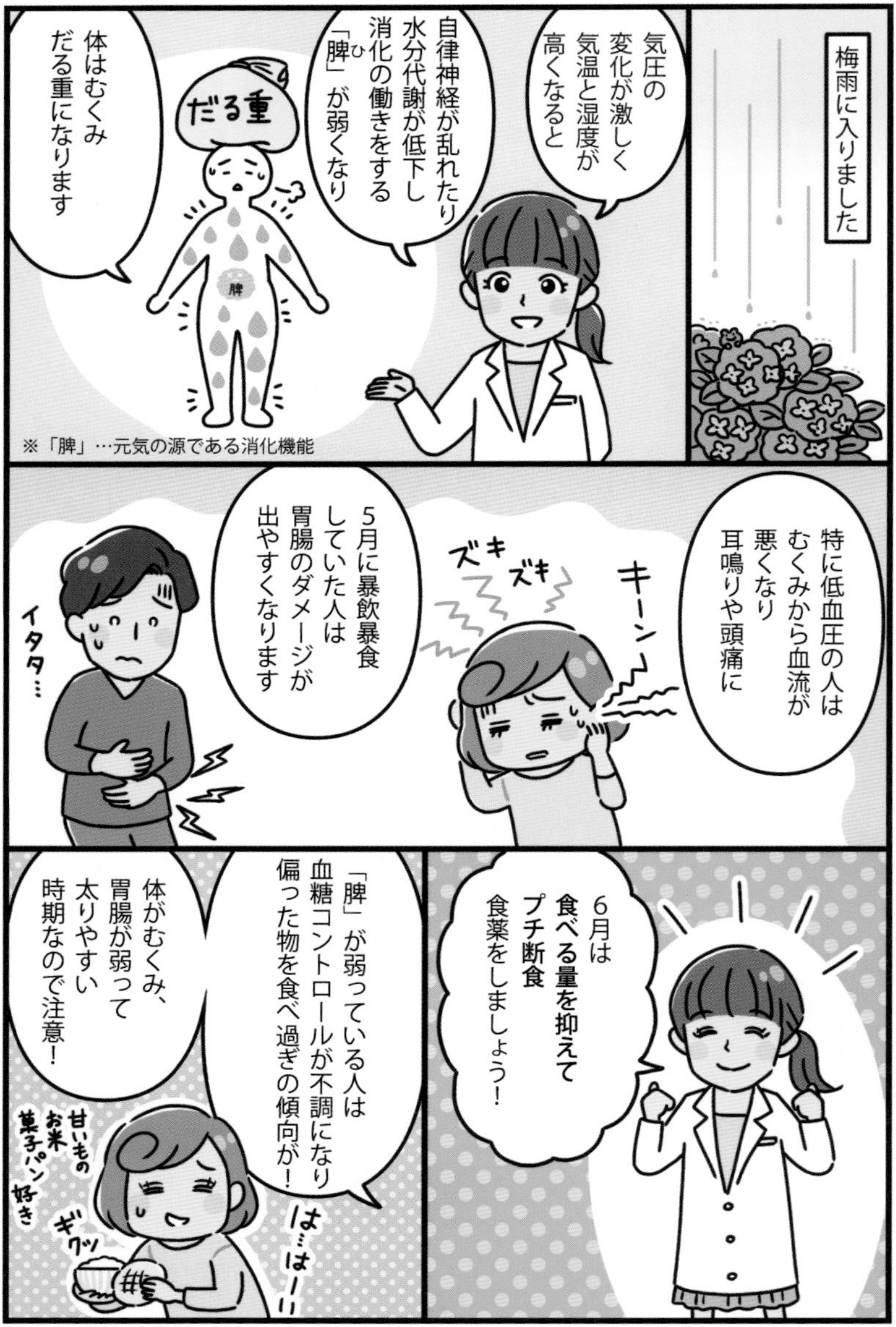

梅雨に入りました
気圧の変化が激しく気温と湿度が高くなると
自律神経が乱れたり水分代謝が低下し消化の働きをする「脾《ひ》」が弱くなり
だる重
脾
体はむくみだる重になります
※「脾」…元気の源である消化機能
特に低血圧の人はむくみから血流が悪くなり耳鳴りや頭痛に
キーン
ズキズキ
5月に暴飲暴食していた人は胃腸のダメージが出やすくなります
イタタ…
6月は食べる量を抑えてプチ断食食薬をしましょう！
「脾」が弱っている人は血糖コントロールが不調になり偏った物を食べ過ぎの傾向が！
体がむくみ、胃腸が弱って太りやすい時期なので注意！
はっ…はーー!!
ギクッ
甘いものお米菓子パン好き

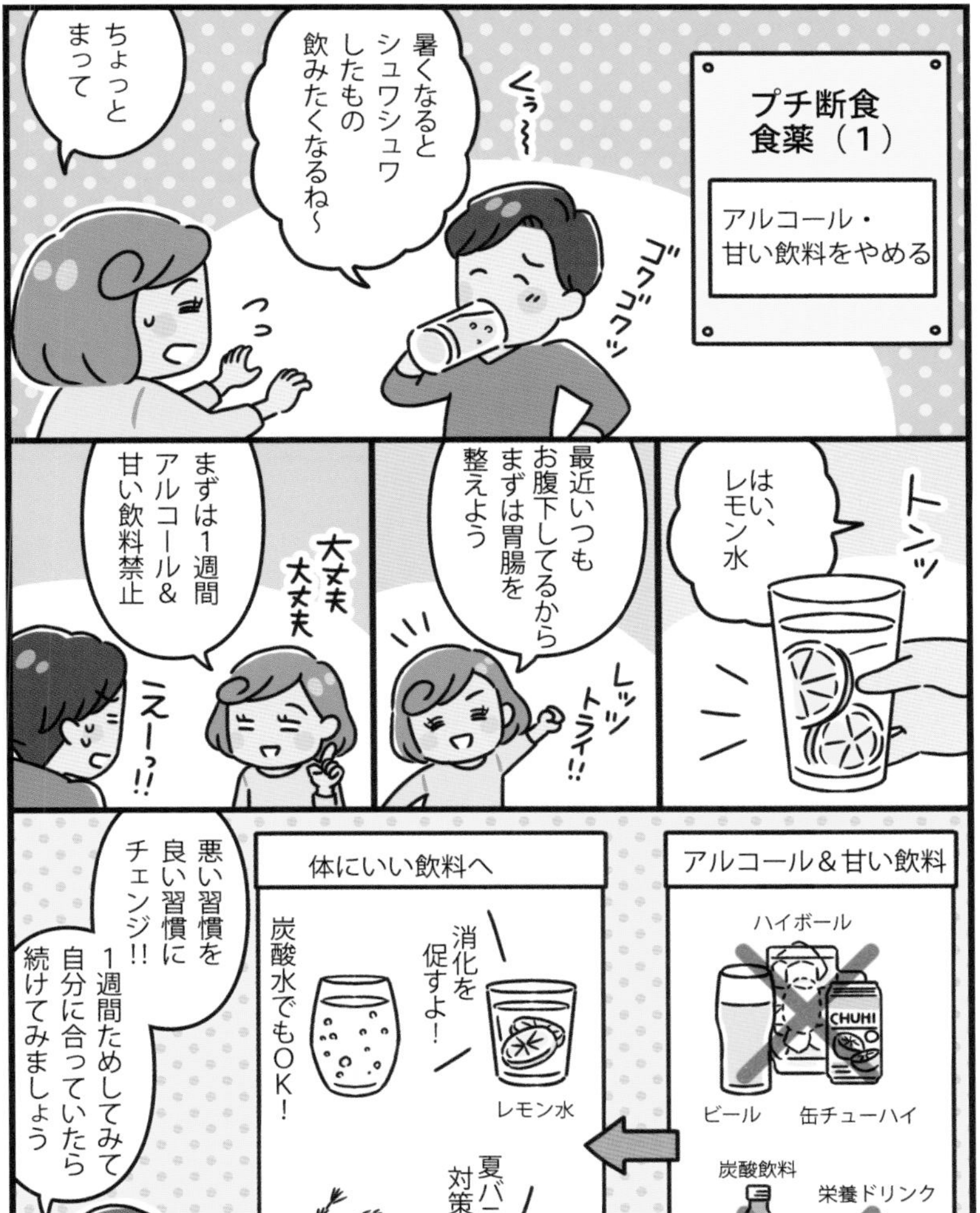
プチ断食
食薬（1）
アルコール・
甘い飲料をやめる
ゴクゴクゴクッ
くぅ～
暑くなるとシュワシュワしたもの飲みたくなるね～
っ
ちょっとまって
トンッ
はい、レモン水
最近いつもお腹下してるからまずは胃腸を整えよう
レッツトライ!!
大丈夫大丈夫
まずは1週間アルコール＆甘い飲料禁止
えーっ!!
アルコール＆甘い飲料
ハイボール
CHUHI
ビール
缶チューハイ
炭酸飲料
栄養ドリンク
FANTA
SODA
炭酸ソーダ
体にいい飲料へ
消化を促すよ！
レモン水
炭酸水でもOK！
夏バテ対策に
お湯割り梅干し
ルイボスティー
悪い習慣を良い習慣にチェンジ!!
1週間ためしてみて自分に合っていたら続けてみましょう

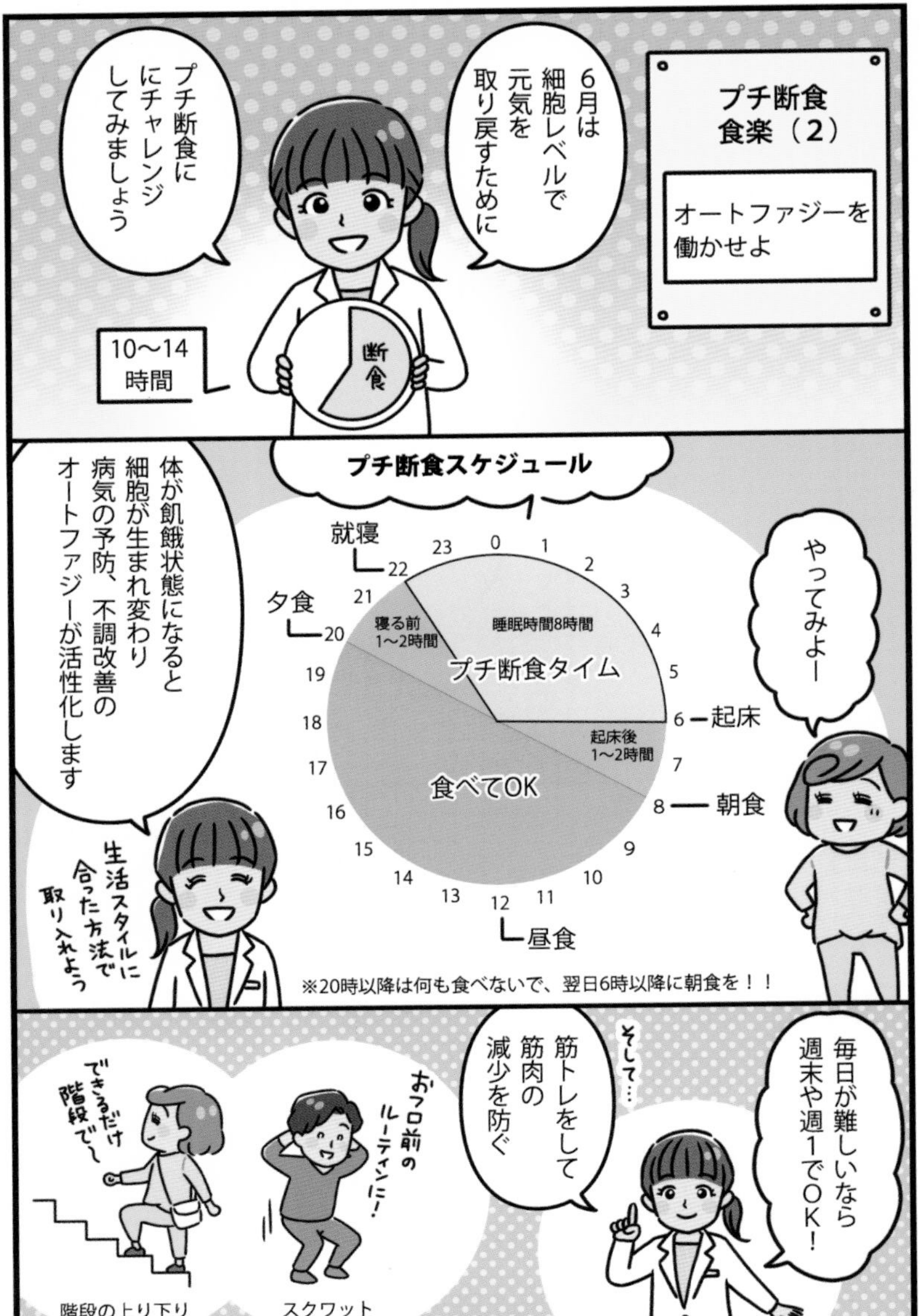
プチ断食
食楽（2）
オートファジーを働かせよ
6月は細胞レベルで元気を取り戻すために
プチ断食にチャレンジしてみましょう
断食
10〜14時間
やってみよー
プチ断食スケジュール
就寝
夕食
起床
朝食
昼食
睡眠時間8時間
寝る前1〜2時間
プチ断食タイム
起床後1〜2時間
食べてOK
体が飢餓状態になると細胞が生まれ変わり病気の予防、不調改善のオートファジーが活性化します
生活スタイルに合った方法で取り入れよう
※20時以降は何も食べないで、翌日6時以降に朝食を！！
毎日が難しいなら週末や週1でOK！
そして…
筋トレをして筋肉の減少を防ぐ
おフロ前のルーティンに！
スクワット
できるだけ階段で〜
階段の上り下り

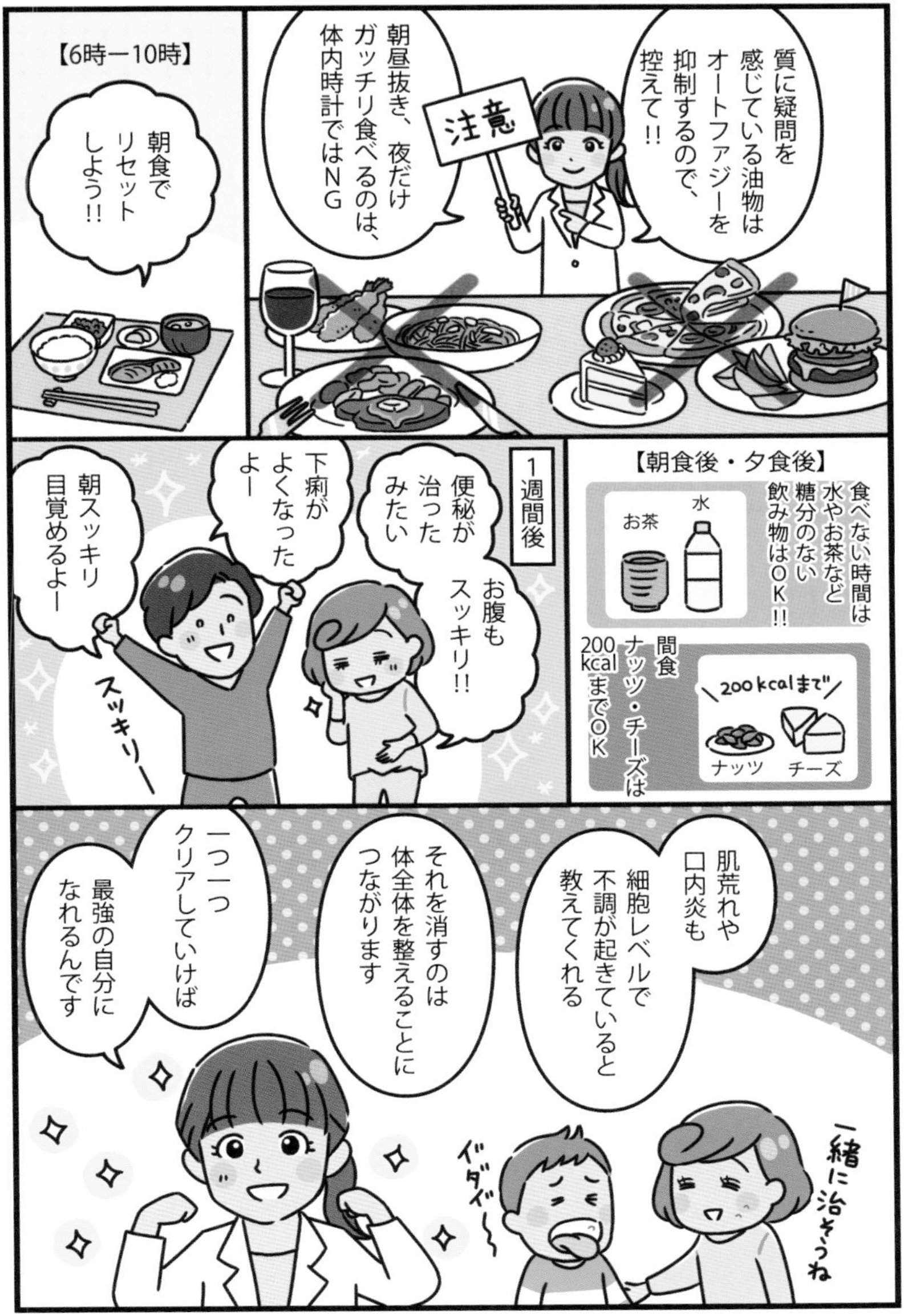
質に疑問を感じている油物はオートファジーを抑制するので、控えて!!
注意
朝昼抜き、夜だけガッチリ食べるのは、体内時計ではＮＧ
【6時ー10時】
朝食でリセットしよう!!
【朝食後・夕食後】
食べない時間は水やお茶など糖分のない飲み物はＯＫ!!
水
お茶
間食
ナッツ・チーズは200kcalまでＯＫ
200kcalまで
ナッツ
チーズ
1週間後
便秘が治ったみたい
お腹もスッキリ!!
下痢がよくなったよー
朝スッキリ目覚めるよー
スッキリー
肌荒れや口内炎も
細胞レベルで不調が起きていると教えてくれる
それを消すのは体全体を整えることにつながります
一つ一つクリアしていけば最強の自分になれるんです
一緒に治そうね
イダイ〜〜

# 6月のメンタルとフィジカル

## 心 依存性の高い食品をやめて 心も体もクリアに

気圧の変化で湿気の多い6月は、自律神経が乱れ胃腸の働きが低下しがち。たんぱく質や鉄が吸収されづらく、メンタルにも影響が。

心の不調を整えるポイントは、いつも口にしているお酒やお菓子など嗜好品を控えること。過剰摂取は食品の依存を招いたり、様々な機能にダメージを与え、心の不調を進行させます。思い切って今月だけでも挑戦が吉。心身ともにスッキリです。

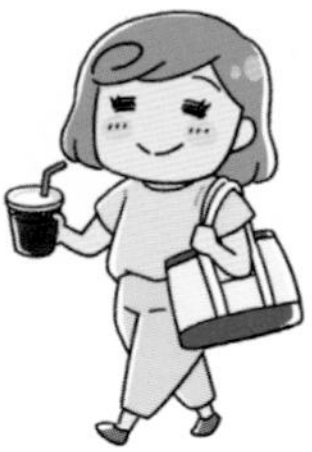

無意識レベルの行動に
意識を向けて

## 体 体が重いと感じたら 「腹7分目」の食事を意識して

じめじめとした湿度が多い時期には「痰湿《たんしつ》」とよばれる余分な水分が体にたまりやすく、体が重だるく感じることが多いもの。

「痰湿」を取り除く働きを「オートファジー」といい、空腹時に活性化するという特徴があります。細胞内の劣化したミトコンドリアや老廃物をリサイクルして新しい物へと作りかえ、細胞レベルで不調や老化を遠ざけます。この時期に体の重さを感じたら、毎回の食事で「腹7分目」を目指してみましょう。体の中の掃除ができて、疲労回復にも。

## 6月を快適に過ごすヒント

天気の悪い日が続くと家にこもりがち。しかし、運動不足はさらなる不調を招きます。とくに食後は、こまめに片付けや掃除を率先して行うことで体を動かす習慣をつけましょう。(ヨガや筋トレなど適度に体を動かすことも◎)

### 砂糖の代わりにオリゴ糖を使う

糖質をとりすぎると、余った糖と体内のたんぱく質が結びついて炎症を起こします。料理などで甘みが必要なときには、整腸効果のあるオリゴ糖を選んで。

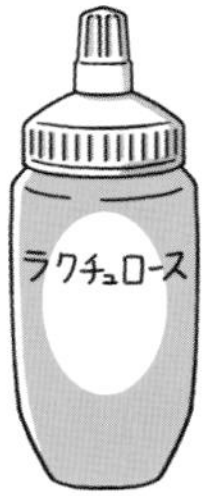


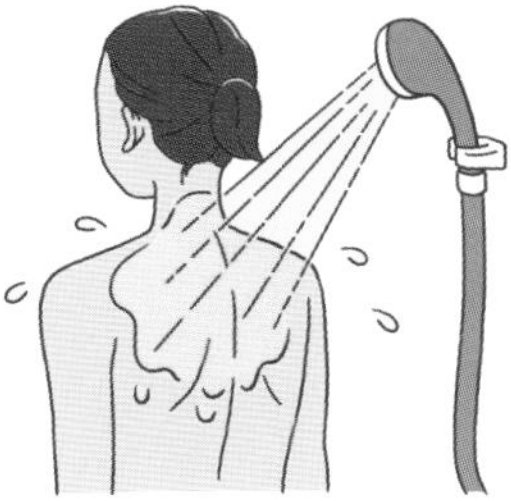

### 首の後ろを温める

首の後ろには大きな動脈が通っているため、シャワーで温めると、血流が改善し、肩こりや疲労の解消に。

### 姿勢に気をつける

普段の姿勢が悪いと、体がゆがみ、内臓が下がって下腹ポッコリに……。代謝も悪くなるため、太りやすくなってしまいます。スマホを使うときは猫背になりやすいので注意。

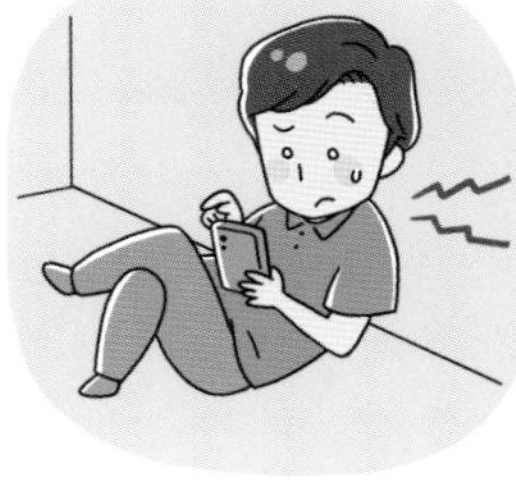

足を組むと骨盤がゆがみやすいのでNG

# 不安感・焦り

## 食生活を見直し、梅雨の不快感を解消

高い湿度と低気圧は心に不快感を与え、漠然とした不安や焦りなどのモヤモヤを感じることも多いでしょう。

漢方では湿気と気温の高い季節は「脾《ひ》」と「心《しん》」に負担がかかり、ネガティブな思考から抜け出せなく不安感や焦りを感じやすいとされています。体からの悲鳴と考え、まずは食事と睡眠の見直しを。

### 米

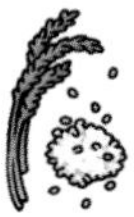

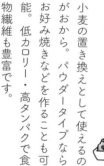

小麦は心を乱す炎症を起こしやすく、中毒性があるため食べ過ぎになりがち。主食を米にした和食中心の食生活にするだけで、不調が改善することも。

### おから

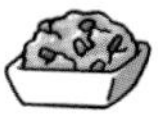

小麦の置き換えとして使えるのがおから。パウダータイプならお好み焼きなどを作ることも可能。低カロリー・高タンパクで食物繊維も豊富です。

### トマト

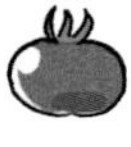

体に潤いを与え、心身ともにクールダウンしてくれます。体を冷やす作用がありますが、油と一緒に加熱調理するとリコピンの吸収率も高まり、体を冷やし過ぎず、血行促進や抗酸化にも。

### 小魚

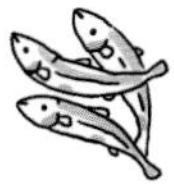

しらすやししゃもなどの小魚はEPAやDHAが豊富で心の炎症を抑える働きがあります。間食のタイミングでは、お菓子のかわりに小魚を補食にするのがおすすめ。

recipe　心の炎症を抑えれば、ジメジメした季節も穏やかに。

## 5分　じゃことトマトのスープ

**材　料**（2人分）
じゃこ…大さじ4　トマトジュース…400ml　塩…少々
ブロッコリー・スプラウト…適量　あらびき黒こしょう…適量
お好みの油…適量

**作り方**
1. じゃこ、トマトジュース、塩を鍋に入れて５分ほど加熱します。
2. 器に盛り、ブロッコリー・スプラウトをのせます。オイルを回しかけ、黒こしょうを振ります。

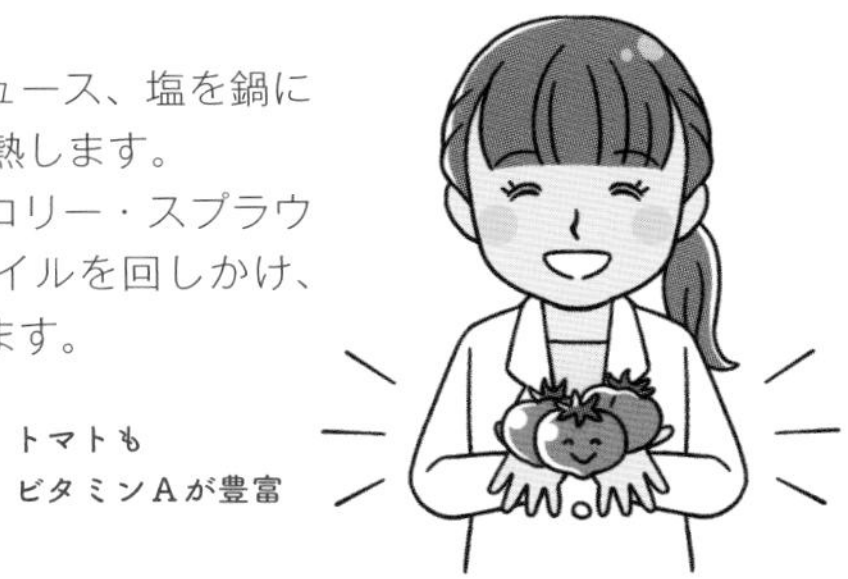
トマトも
ビタミンAが豊富



recipe　たんぱく質を補って心の栄養に

## 10分　おから入りみそ汁

**材　料**（2人分）
おから…30g　にんじん…40g　しいたけ…1枚
小ねぎ…1本　水…400ml　みそ…大さじ1と1/2

**作り方**
1. にんじんは薄めの半月切りに、しいたけは薄切りにします。小ねぎは小口切りにします。
2. 鍋ににんじん、しいたけと水を入れて煮込んだら、おからを加えて混ぜ、みそを溶き入れます。器に盛り、小ねぎを散らします。

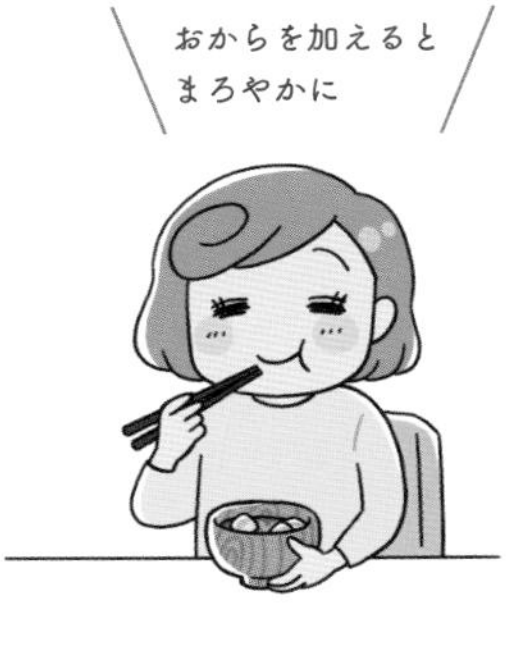
おからを加えると
まろやかに

# ニキビ・吹き出物

## 腹八分目の食事で消化機能を取り戻す

高温多湿の時期に入ると、胃腸の働きを担う「脾」が弱りやすく、食材も傷みやすくなります。そのため、手軽に食べられる加工食品や甘いものや脂っこいものを食べるタイミングが増え、皮脂分泌が過剰になって吹き出物やニキビの原因に。空腹の時間をとり、スープをとることで、胃腸から肌トラブル改善を。

### キャベツ

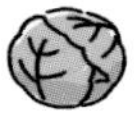

ビタミンUと食物繊維が胃腸の働きを助け、スルフォラファンが吹き出物などの炎症を抑えます。「脾」が弱い人は意識的にキャベツを食べましょう。

### たこ

肌の新陳代謝を整えるビタミンB群やビタミンE、亜鉛を多く含みます。また、タウリンが肝臓の機能を改善して老廃物の排出を促し、デトックスに。

### 長いも

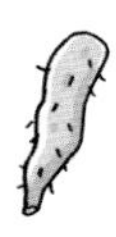

ぬめり成分が荒れた胃腸の粘膜を保護し、消化機能をサポートします。ホルモンバランスを整えるジオスゲニンも含むため、生理問題に伴う不調にも。

### ニュートリショナルイースト

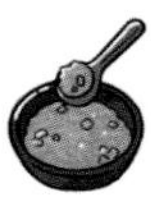

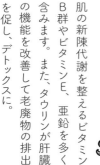

サトウキビやビートを発酵させて作ったスーパーフード。スープやサラダに振りかけます。胃腸の調子が悪くても栄養補給したいときにおすすめ。

recipe 体のめぐりを整えてスッキリ！

## 15分 たこのデトックススープ

**材　料**（2人分）
えび(殻付き)…4尾　ゆでだこ…80g　トマト…1個
キャベツ…1/8個　セロリ…1/4本　水…400ml　塩…少々

**作り方**
[1] たこは一口大に、キャベツはざく切り、セロリは薄切り、トマトは薄めのくし切りにします。
[2] 鍋に[1]とえび、水を入れて10分ほど煮込み、塩で味を調えます。

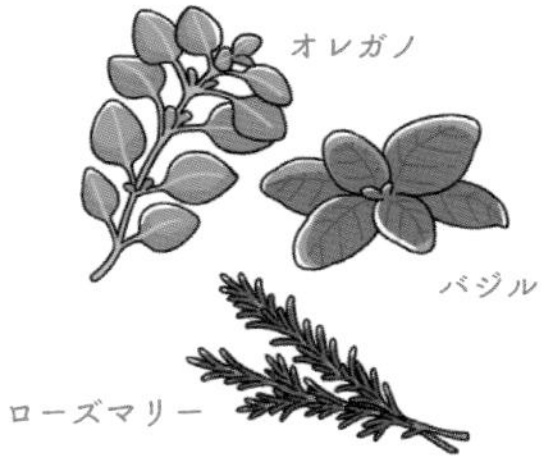
オレガノ
バジル
ローズマリー

バジル、オレガノ、ローズマリーなどのハーブを加えてもおいしい。



recipe ネバネバ成分が胃腸の粘膜を修復

## 40分 なめこと長いもの鶏スープ

**材　料**（4人分）
長いも…100g　しょうが…2片
[A]＝なめこ…1袋、手羽先…5～6本、水…800ml、
万能酒（→P33）…50ml　万能しょうゆ（→P25）…大さじ4

**作り方**
[1] 長いもは皮はむかず、ヒゲだけをとって袋に入れ、めんぼうや瓶の底などで叩きます。しょうがは千切りにします。
[2] 鍋に[1]と[A]を入れて中弱火で30分以上煮込み、仕上げに万能しょうゆで味を調えます。

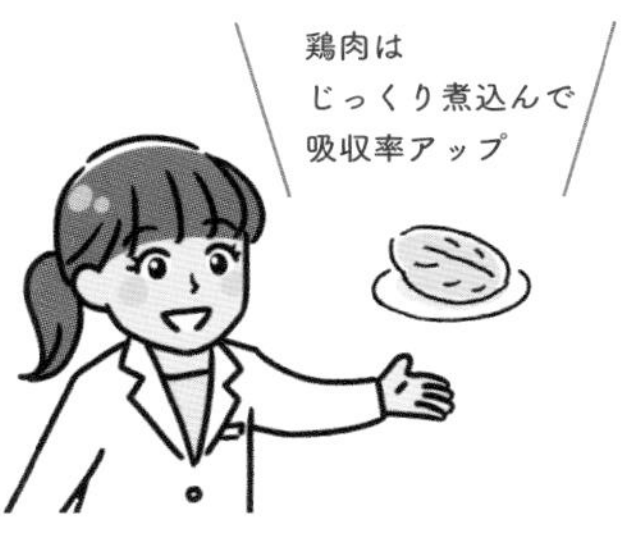
鶏肉は
じっくり煮込んで
吸収率アップ

# 体の痛み

## 姿勢の悪さがあちこちの痛みを招く

姿勢が悪いと骨盤がゆがみ、内臓が下垂しやすくなります。すると内臓周辺の筋肉や血管、リンパなどが圧迫され、血流やリンパの流れに滞りがある部分に痛みが生じることも。また、呼吸が浅くなり、「気」の不足を招きます。

自分の姿勢がどのような状態か、鏡を使って確認してみましょう。

### 大根

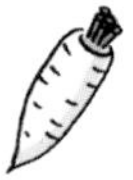

辛み成分のイソチオシアネートが「気」のめぐりの改善に。皮や皮付近も栄養豊富なので、皮ごとすりおろして色々な料理にプラスしましょう。

### 豚肉

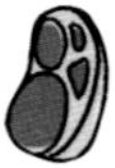

タンパク質や鉄、亜鉛、ビタミンB群など、筋肉に必要な栄養素が豊富に含まれ、内臓下垂を予防。数種類の旨味成分も含まれるのでスープにすると◎。

### とうもろこし

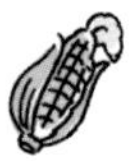

とうもろこしは実だけでなくヒゲや芯も栄養豊富。スープや炊き込みごはんの出汁に。とうもろこしのヒゲは漢方薬にも使われます。

### 枝豆

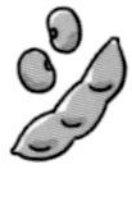

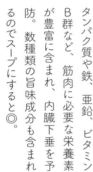

「気」を補い、体に元気を与えることに加え、老廃物である「湿《しつ》」を除去する働きがあります。栄養を逃さないようにサヤごとスープにしましょう。

recipe　大根おろしが「気」のめぐりを改善

## 枝豆のみぞれ汁

15分

**材　料**（2人分）
枝豆（さやごと）…70g　水…400ml　溶き卵…1個分
みそ…大さじ2　大根おろし(皮ごと)…100g

**作り方**

1. 鍋に枝豆と水を入れて中弱火にかけます。
2. 10分ほど煮たら、鍋を沸騰させ、溶き卵を回し入れてゆっくり混ぜます。
3. 火を止めてみそを溶き入れ、大根おろしを加えます。

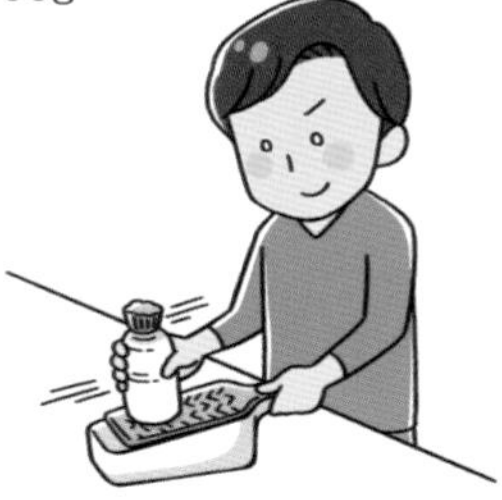

なんとなく不調を感じたら、とりあえず大根おろしとパターン化して。

recipe　野菜と豚肉の旨味で、元気を取り戻す

## とうもろこしと豚肉のスープ

15分

**材　料**（2人分）
玉ねぎ…1/2個　とうもろこし…1/2本　豚バラ薄切り肉…150g
乾燥わかめ…大さじ1　水…400ml　にんにく…2片
万能しょうゆ（→P25）…大さじ2

**作り方**

1. 玉ねぎは1cm幅のくし切りにし、皮はお茶パックに入れます。とうもろこしは芯と粒に分けます。にんにくはすりおろします。
2. すべての材料を鍋に入れて中弱火で10分ほど煮込んだら、玉ねぎの皮と、とうもろこしの芯を取り出します。

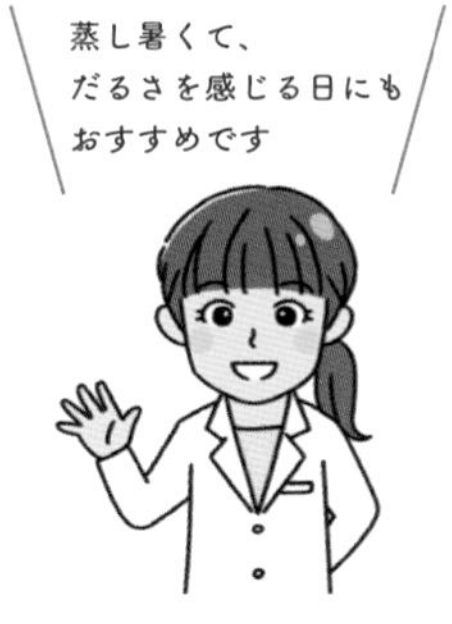
蒸し暑くて、
だるさを感じる日にも
おすすめです

# むくみ

## デトックス食材で手足のむくみを解消

梅雨の時期は自律神経が乱れ胃腸の働きが低下し、体内に水分がたまりがち。低気圧で体への圧力が下がると、水分が外側へ移動しようとして、手足などの末端にむくみが起こったり、重だるさを感じやすくなったりします。

抗酸化作用の高く繊維質な食材で、蓄積された水分や老廃物の排出を。

### サニーレタス

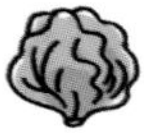

サニーレタスは普通のレタスに比べカロテンの含有量が多く、デトックス効果が期待できます。また、カリウムも豊富で、水分や塩分の排出を促します。

### きゅうり

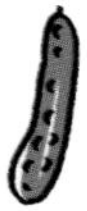

きゅうりに含まれるシトルリンは血管を拡張し、むくみを改善させます。抗酸化作用のあるカリウムやビタミンCも含まれるので皮はむかずに調理を。

### もやし

消化を助けるアミラーゼや、腸内環境を整える食物繊維が含まれます。緑豆もやしには有害物質を分解するモリブデンが含まれるので、デトックスに。

### サイリウム

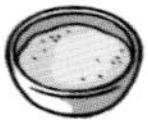

オオバコの種皮。種子の部分は漢方で車前子《しゃぜんし》と呼ばれ、むくみの改善に使われます。粉末状のものは片栗粉のように、水で溶いてとろみ付けに使えます。

recipe　水分の排出を促してむくみを改善！

## 15分　レタスともやしとおくらの塩麹スープ

**材　料**（2人分）　おくら…4本　もやし…1つかみ　サニーレタス…2～3枚
かつお節…10g　こんぶ…5cm角　溶き卵…1個分
水…400ml　塩麹…大さじ1と1/2

**作り方**

1. おくらは食べやすい大きさに切り、レタスは一口大にちぎります。こんぶは細く刻みます。
2. おくら、もやし、こんぶ、かつお節と水を鍋に入れて10分ほど煮こみ、溶き卵を回し入れます。
3. レタスをちぎって入れ、しんなりしたら塩麹で味を調えます。

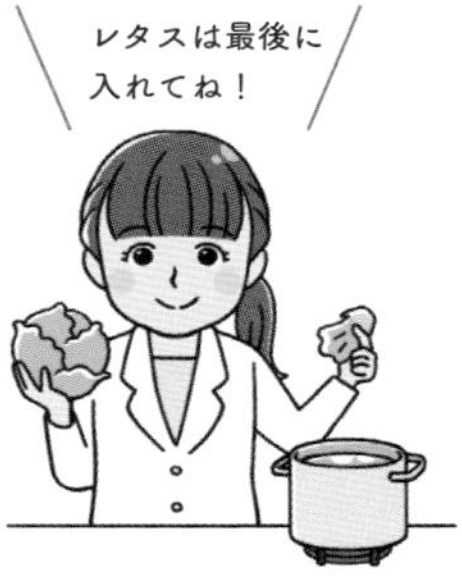
レタスは最後に
入れてね！

recipe　ミネラル豊富な豆とさばが体の電解質を整える

## 15分　きゅうりと豆のトマトスープ

**材　料**（2人分）　きゅうり…1本　玉ねぎ…1/4個　さば水煮缶…1缶
ミックスビーンズ…80g　トマトジュース…400ml　塩…少々

**作り方**

1. きゅうりと玉ねぎは小さめの角切りにします。
2. 鍋に塩以外のすべての材料を入れて煮込み、塩で味を調えます。

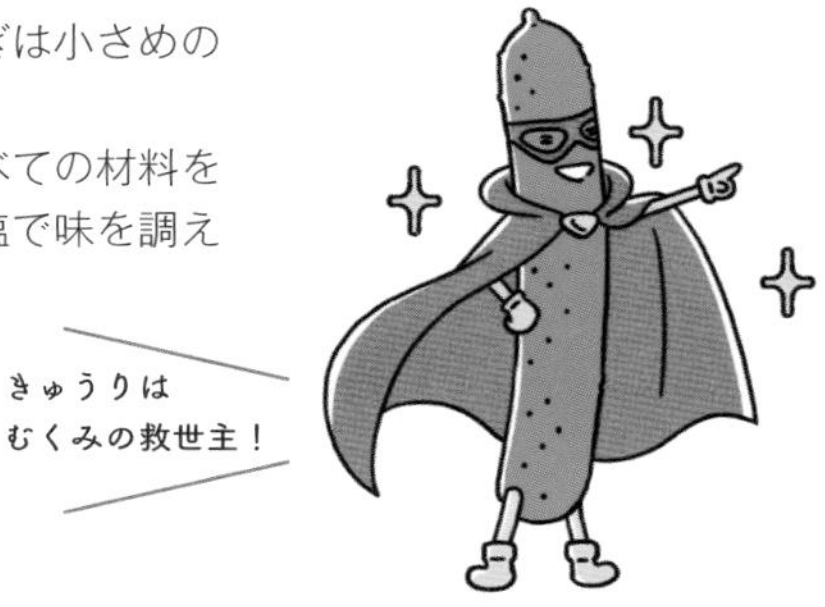
きゅうりは
むくみの救世主！

# あざ

## 毛細血管を強化し 栄養をいきわたらせる

胃腸が弱く、疲れを感じやすい人は「脾気虚《ひききょ》」のタイプです。夏はお腹をこわしたり、体力不足になったりと様々な不調に悩まされます。毛細血管が弱いため、あざができやすく、生理の出血が続く傾向も。

毛細血管を強化し、十分な栄養と酸素を届けられるようにすることが必要です。

### ささみ

「気」を補う食材。高タンパク、低脂質で、筋力をつけて代謝を上げるのに役立ちます。不足しがちなビタミンB群やミネラルを補給して疲労回復に。

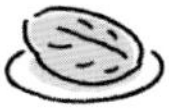

### そら豆

ビタミンB群が豊富で、毛細血管を拡げて血流を促します。薄皮には血管を丈夫にするポリフェノールが含まれるので、むかずにそのまま食べると◎。

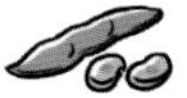

### おくら

おくらのネバネバ成分は胃粘膜を保護したり、タンパク質の分解を助けたりと、「脾」の働きを支えて体に栄養をめぐらせます。下茹でせず炒めてもＯＫ。

### シナモン

漢方の生薬としても用いられるシナモンには毛細血管の老化や劣化を予防する働きがあります。紅茶に入れたり、フルーツにかけるのがおすすめ。

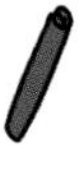

recipe　血管を強くして、体力を回復させる

## 20分　ささみとそら豆のお吸い物

**材　料**（2人分）
鶏ささみ…1枚　そら豆（むき身）…8個　しょうが…1片
とろろ昆布…2つまみ　干ししいたけ…2枚　万能酒（→P33）…小さじ2
万能しょうゆ（→P25）…大さじ2　水…400ml

**作り方**

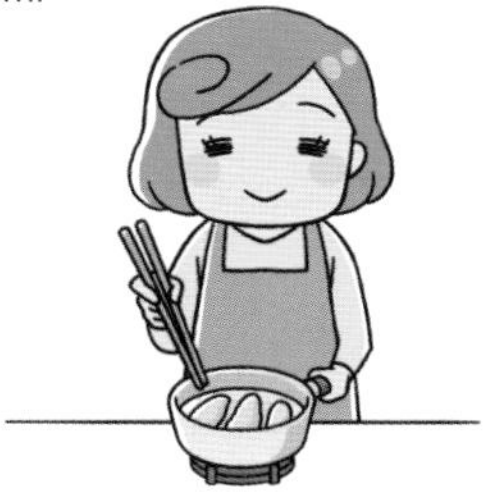

1. 干ししいたけは400mlの水で戻し、軸を落として薄切りにします。ささみは下ゆでし、ほぐします。しょうがは千切りにします。
2. 鍋に1と干ししいたけの戻し汁、そら豆、万能酒を入れて煮ます。5分ほど煮たら、器に盛り、とろろ昆布を乗せます。

ささみは適量の塩をいれた熱湯で約1分間ゆで、そのまま10分ほどむらすとふっくらします。



recipe　ネバネバ食材で「脾」をケアして体質改善へ

## 60分　おくらの食薬スープ

**材　料**（4人分）
基本の食薬スープ（→P21）　おくら…8本　長いも…100g
トマト…2個　溶き卵…2個分

**作り方**

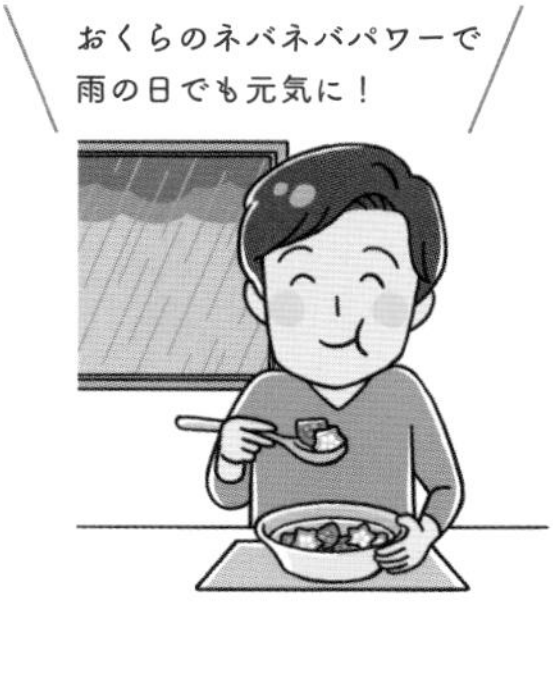
おくらのネバネバパワーで
雨の日でも元気に！

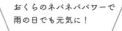

1. 長いもは皮はむかず、ヒゲだけをとって袋に入れ、めんぼうや瓶の底などで叩きます。おくらとトマトは食べやすい大きさに切ります。
2. 煮込んだ食薬スープに1を加えてさらに10分ほど煮込み、溶き卵を回し入れます。

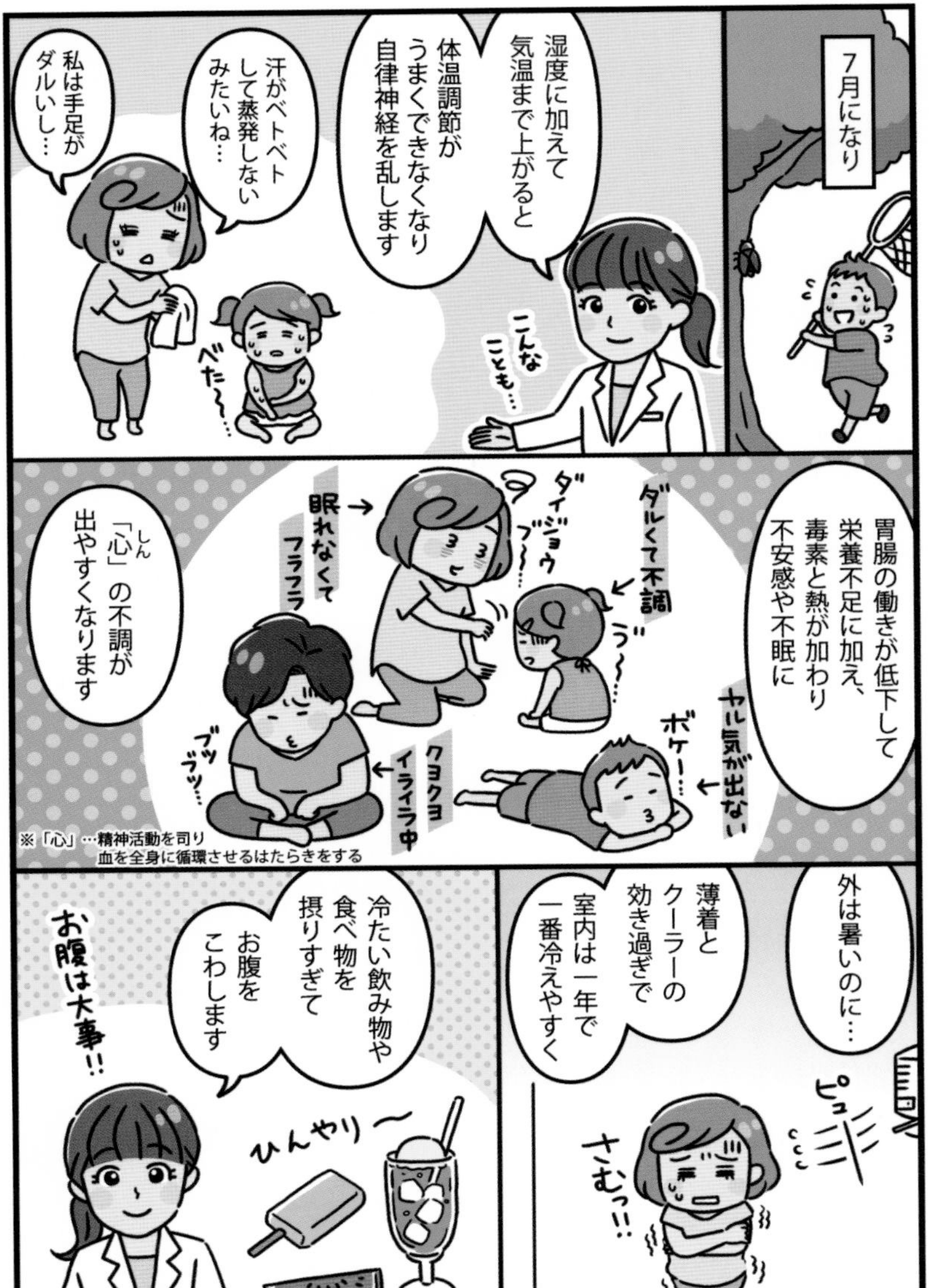

7月になり
湿度に加えて気温まで上がると
体温調節がうまくできなくなり自律神経を乱します
こんなことも…
汗がベトベトして蒸発しないみたいね…
私は手足がダルいし…
べた〜…
胃腸の働きが低下して栄養不足に加え、毒素と熱が加わり不安感や不眠に
ダルくて不調
う〜…
ダイジョウブ〜…
眠れなくてフラフラ
ヤル気が出ない
ボケー…
クヨクヨイライラ中
ブツブツ…
「心《しん》」の不調が出やすくなります
※「心」…精神活動を司り血を全身に循環させるはたらきをする
外は暑いのに…
薄着とクーラーの効き過ぎで室内は一年で一番冷えやすく
ピュ
さむっ!!
冷たい飲み物や食べ物を摂りすぎてお腹をこわします
お腹は大事!!
ひんやり〜

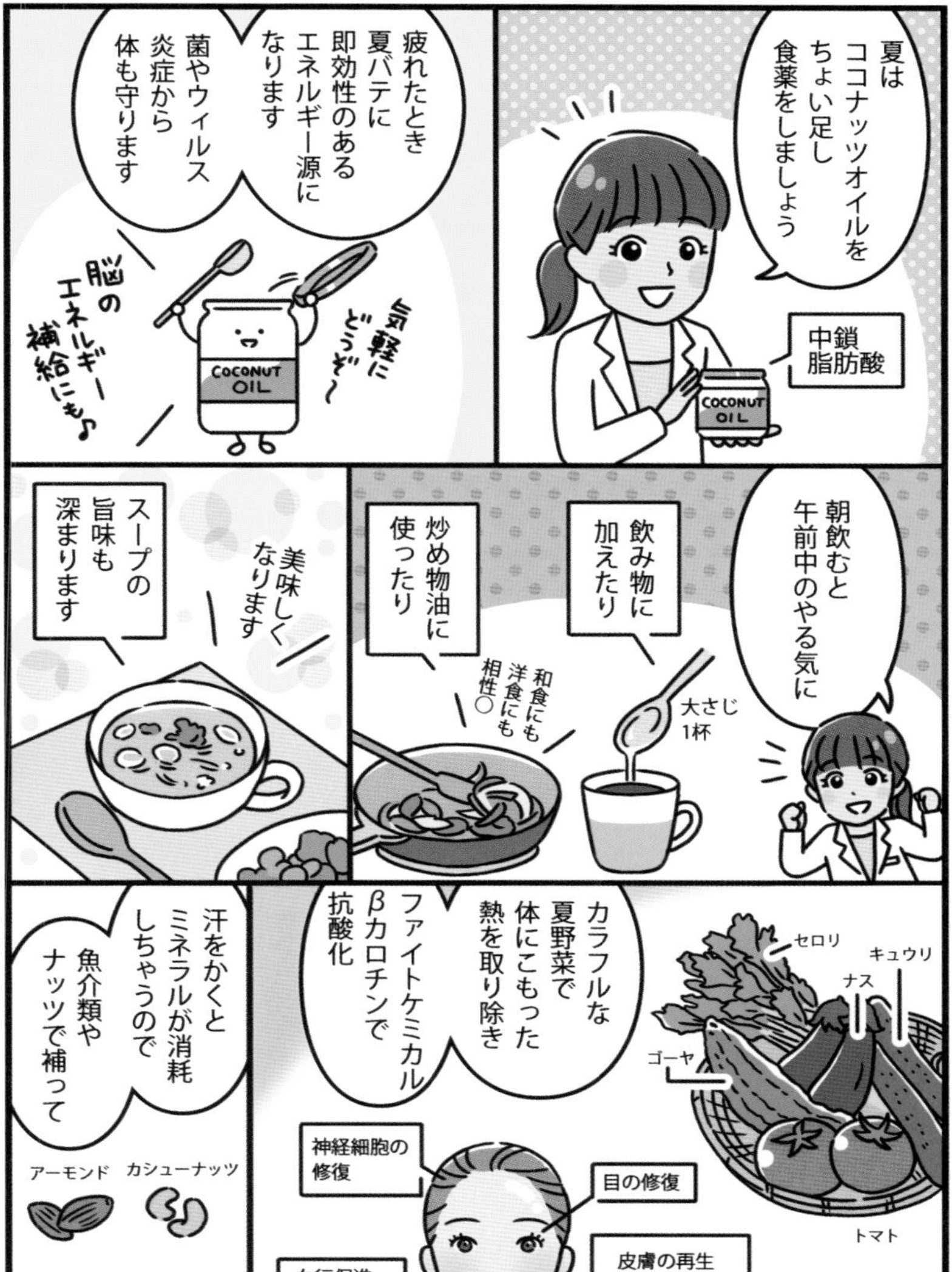
夏は
ココナッツオイルを
ちょい足し
食薬をしましょう
中鎖脂肪酸
COCONUT OIL
疲れたとき
夏バテに
即効性のある
エネルギー源に
なります
菌やウィルス
炎症から
体も守ります
気軽にどうぞ～
脳のエネルギー補給にも♪
COCONUT OIL
朝飲むと
午前中のやる気に
飲み物に
加えたり
大さじ1杯
炒め物油に
使ったり
和食にも洋食にも相性◯
美味しく
なります
スープの
旨味も
深まります
カラフルな
夏野菜で
体にこもった
熱を取り除き
ファイトケミカル
βカロテンで
抗酸化
セロリ
キュウリ
ナス
ゴーヤ
トマト
神経細胞の修復
目の修復
血行促進
サラサラ～
皮膚の再生
汗をかくと
ミネラルが消耗
しちゃうので
魚介類や
ナッツで補って
アーモンド
カシューナッツ
くるみ
マカダミアナッツ

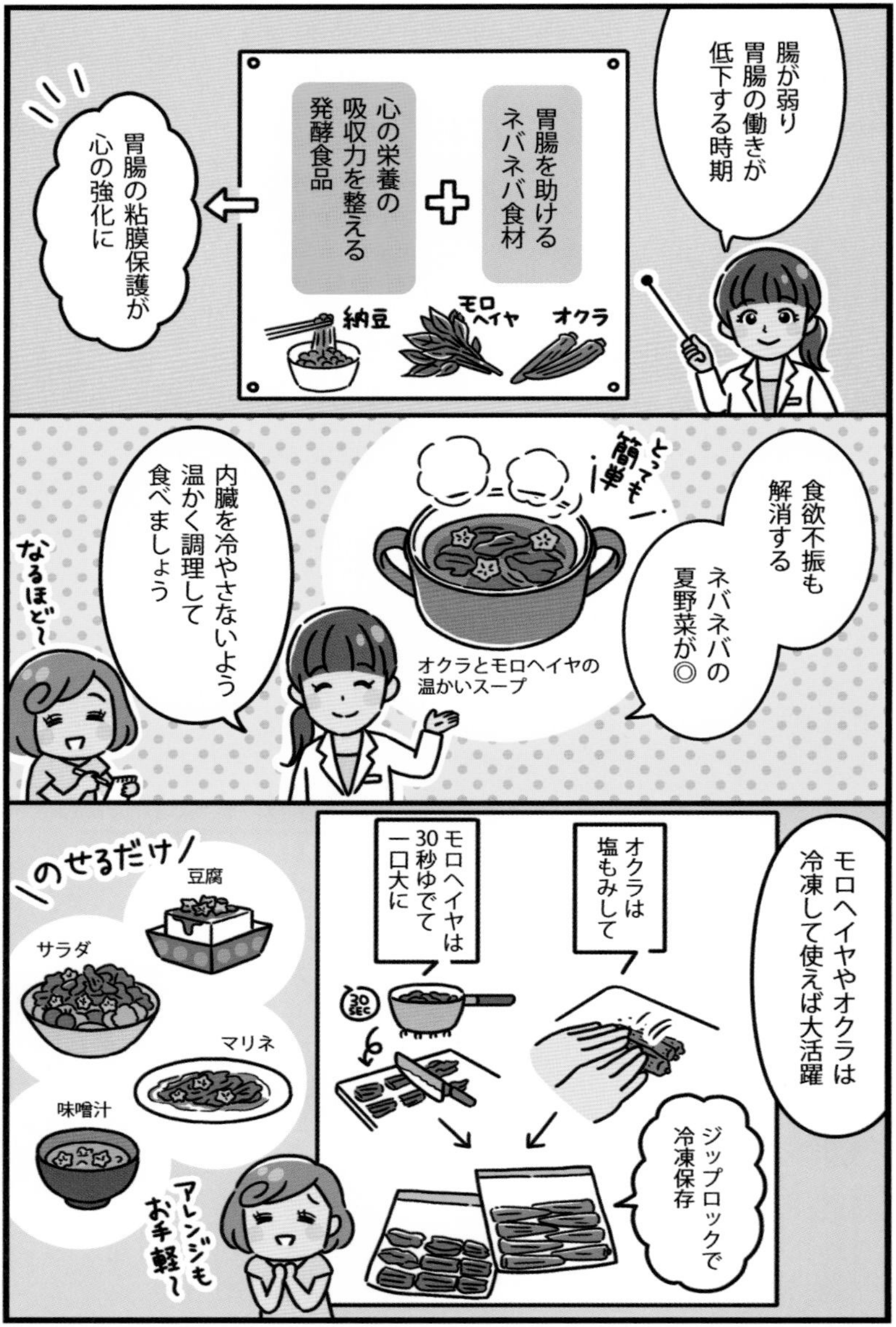

腸が弱り
胃腸の働きが
低下する時期
胃腸を助ける
ネバネバ食材
心の栄養の
吸収力を整える
発酵食品
オクラ
モロヘイヤ
納豆
胃腸の粘膜保護が
心の強化に
食欲不振も
解消する
ネバネバの
夏野菜が◎
とっても簡単
オクラとモロヘイヤの
温かいスープ
内臓を冷やさないよう
温かく調理して
食べましょう
なるほど～
モロヘイヤやオクラは
冷凍して使えば大活躍
オクラは
塩もみして
モロヘイヤは
30秒ゆでて
一口大に
30 SEC
ジップロックで
冷凍保存
のせるだけ
豆腐
サラダ
マリネ
味噌汁
アレンジも
お手軽～

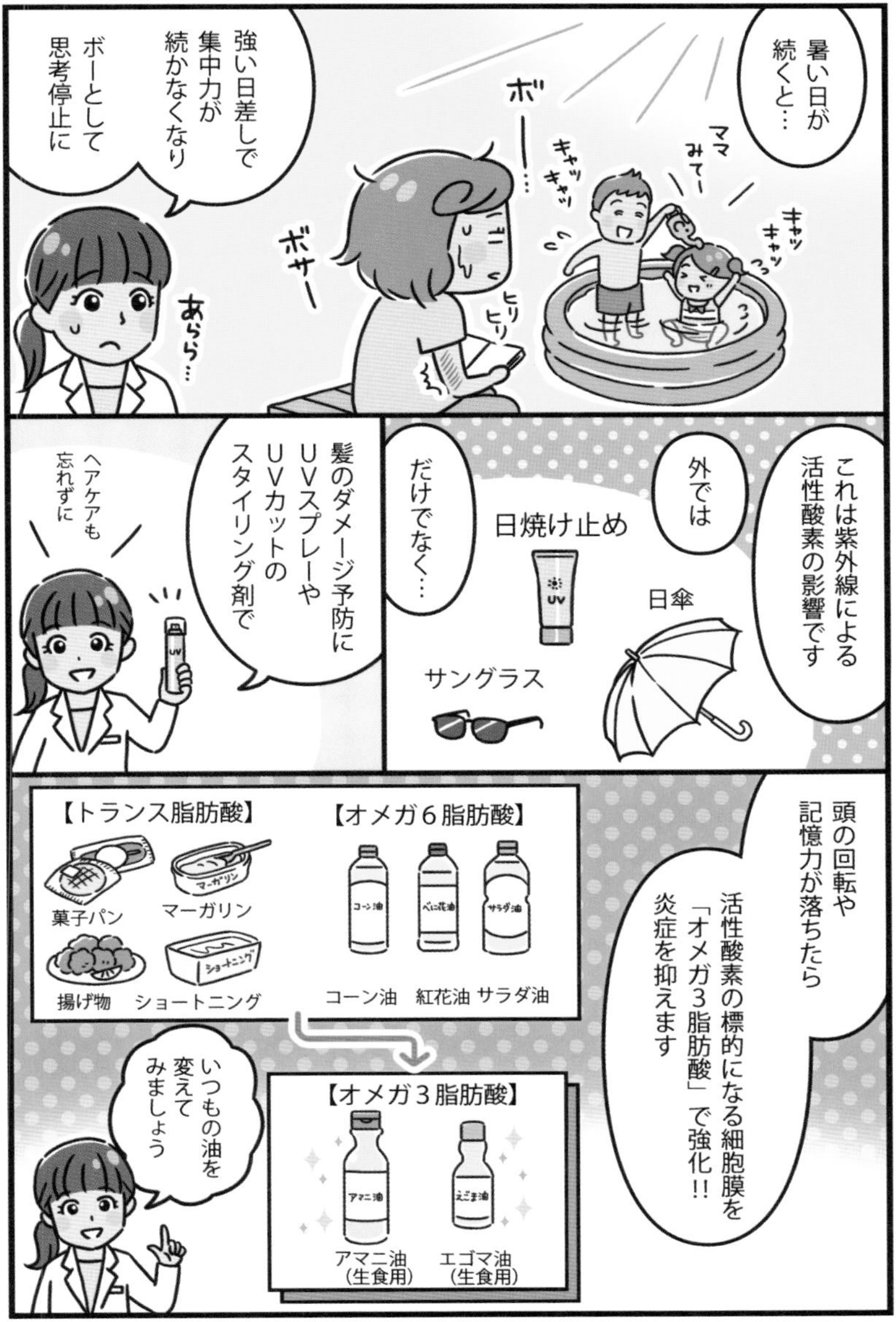
暑い日が続くと…
ママみてー
キャッキャッ
キャッキャッ
ボー…
ボサー
ヒリヒリ
強い日差しで集中力が続かなくなりボーとして思考停止に
あららら…
これは紫外線による活性酸素の影響です
外では
日焼け止め
日傘
サングラス
だけでなく…
髪のダメージ予防にUVスプレーやUVカットのスタイリング剤で
ヘアケアも忘れずに
頭の回転や記憶力が落ちたら
活性酸素の標的になる細胞膜を「オメガ3脂肪酸」で強化!!炎症を抑えます
【トランス脂肪酸】
菓子パン
マーガリン
揚げ物
ショートニング
【オメガ6脂肪酸】
コーン油
紅花油
サラダ油
【オメガ3脂肪酸】
アマニ油（生食用）
エゴマ油（生食用）
いつもの油を変えてみましょう

# 7・8月のメンタルとフィジカル

## 心 湿気や強力な紫外線が心にもダメージを与える

ジメジメした湿気に、気温の上昇。汗がうまく蒸発できないと、体に熱がこもった状態に。自律神経を乱し胃腸の働きが低下したり、ソワソワしたり、寝つきが悪くなったりという症状も。8月は強力な紫外線で活性酸素が大量発生。心身にダメージを与えます。肉やサラダ油などのオメガ6脂肪酸を控え、魚や亜麻仁油やえごま油などのオメガ3脂肪酸を取り入れ、体を守りましょう。

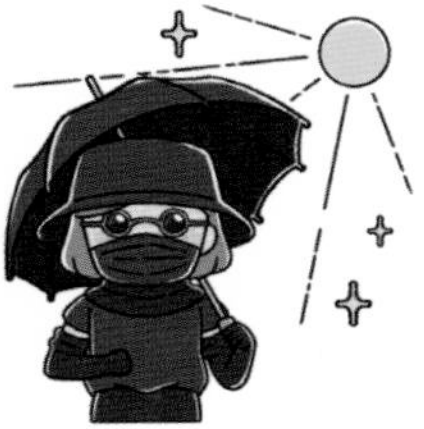

## 体 体力と免疫力を高めて夏バテ知らずな体をつくる

暑い日が続くと、冷房の効いた部屋で過ごすことが多くなり、体は冷えた状態に。またよく眠れなかったり、腰痛や食欲がなくなったりと、元気の出ない日が続くことも。

夏に栄養状態が悪くなり、体力と免疫力が低下することを「脾《ひ》気《き》虚《きょ》」といいます。このような状態は様々な感染症や強烈なだるさを感じやすくなります。

免疫力を高めて「気」の「防御」を強化するビタミンDを含むキノコや魚、抗酸化作用の高い夏野菜を意識してとりましょう。

## 7、8月を快適に過ごすヒント

夏バテに悩まされることの多い時期。旬の食材と胃腸にやさしい調理法で体の機能を正常に保つことが夏を思いっきり楽しむカギ。

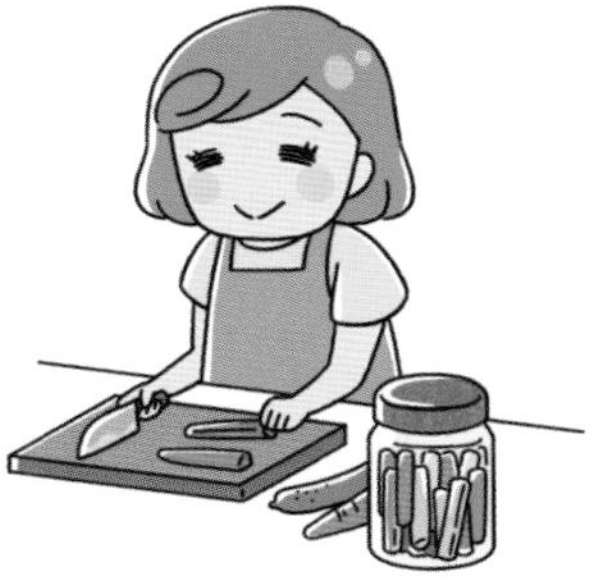

### ピクルスで野菜補給

夏はつい簡単な食事に頼りがちですが、野菜をこまめに食べられるようピクルスを作り置きするのがおすすめ。ミントやフェンネルなどのハーブも一緒に漬け込むと機能性と爽やかUP。

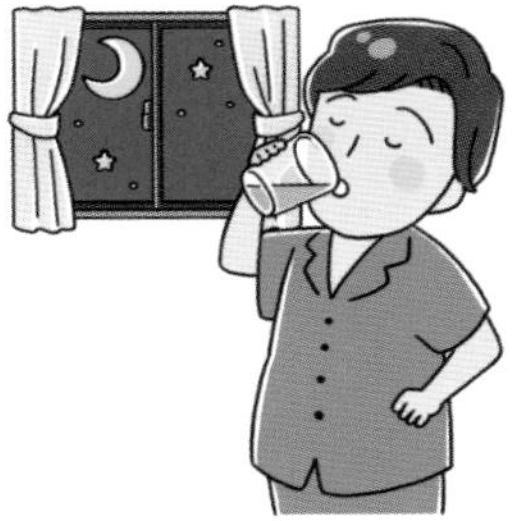

寝る前は常温の水を1杯飲み、水分不足を予防

### 冷たいものは控える

冷たい水を一気に飲むと、胃腸の働きを低下させてしまいます。どうしても冷たいものしかない場合は噛むようにゆっくり飲むとベターです。

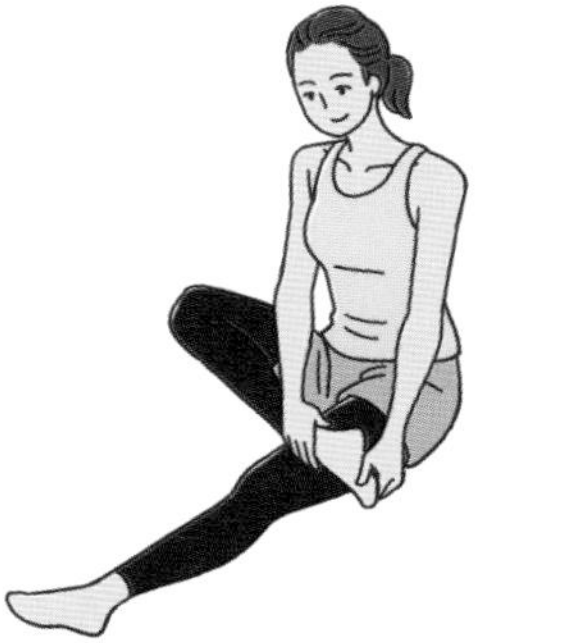

### 足首を回して冷えを予防

日中の足の冷えや、就寝時の足の暑さ対策には、足の血行を促す「足首回し」が効果的。日中、むくみを感じる時にも行いましょう。

# ダルおも

## 胃腸の働きを高めて やる気を復活

6月に続き湿度が高く、「脾」が弱りやすい時期。長期間胃腸にダメージが続くと、体がだるく感じたり、集中力がなくなって思わぬミスをしたりすることも。

これらの症状の改善には消化機能や水分代謝の低下をサポートする「脾気」を補い余分な水を抜く食材を積極的にとりましょう。

### 手羽元

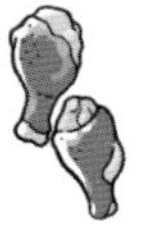

心身の疲労回復に役立つ食材。鶏肉に含まれるイミダゾールペプチドが脳細胞の抗酸化に働き、集中力を高めます。胃腸の粘膜を強化する働きも。

### はと麦

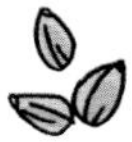

体内の余分な水分を抜き、だるさやむくみを軽くします。いつもの飲み物をはと麦茶にすると気力アップに。ココナッツオイルを加えるのもおすすめ。

### ココナッツオイルの保存法

ココナッツオイルは固形なので、一度溶かしてから製氷皿に入れ、冷蔵庫で固め直して保存しておくと、一つずつ使えて便利。シリコン製の製氷皿の方が取り出しやすくおすすめです。

### ココナッツオイル

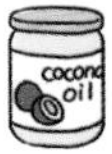

ココナッツオイルに含まれる中鎖脂肪酸はエネルギー効率がよく、だる重さを解消してやる気アップに。料理や飲み物にプラスして使いましょう。

recipe　具沢山のスープでだるさや疲労を回復

60分

## 枝豆と手羽元のクラムチャウダー

**材　料**（4人分）
手羽元…5～6本　あさり…200g　じゃがいも…2個
にんじん…1本　枝豆（さやつき）…140g　しょうが…2片
干ししいたけ…3個　昆布…約5cm　酢…大さじ1
水…1ℓ　無調整豆乳…400ml　塩…適宜

**作り方**
1. じゃがいも、にんじんは食べやすい大きさに切ります。
2. あさりと豆乳・塩以外のすべての具材と調味料、水を鍋に入れ、中弱火で30分以上煮込みます。
3. あさりと豆乳を加えて、あさりの殻が開くまで煮たら、塩で味を調えます。

疲れを感じた時は
鶏肉をとるように
意識して

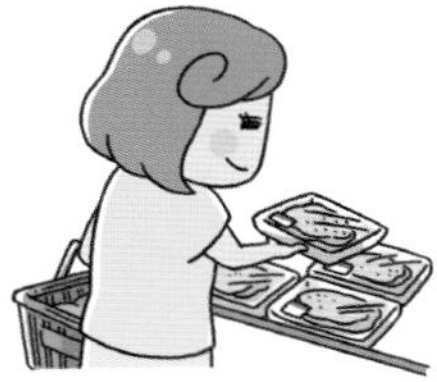

recipe　体の余分な水分をスッキリさせ、むくみもオフ

30分

## はと麦入りミネストローネ

**材　料**（2人分）
玉ねぎ…1/2個　セロリ…1/2本　にんじん…1/4本
かぼちゃ…80g　マッシュルーム…4個　はと麦…50g
トマトジュース…400mℓ　ローリエ…1枚　オリーブ油…適量
塩…適量

**作り方**
1. 玉ねぎ、セロリ、にんじん、マッシュルームは粗みじん切りに。かぼちゃは種をとって1cm角に切ります。
2. 油を熱し、玉ねぎ、セロリ、にんじん、マッシュルームを入れ炒めます。
3. 玉ねぎが透き通ったら、トマトジュース、かぼちゃ、はと麦、ローリエを加えて20分ほど煮て、塩で味を調えます。

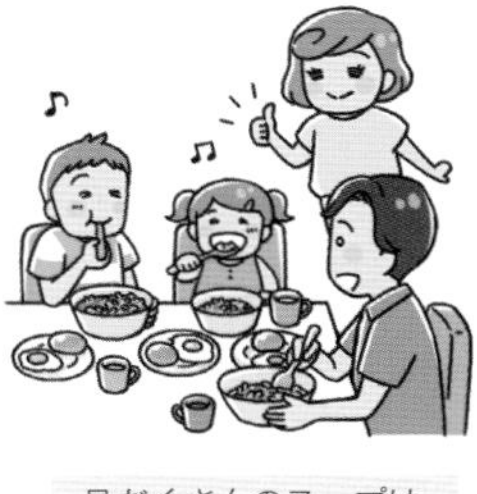

具だくさんのスープは
朝食にもぴったり

# 落ち着かない

## 夏野菜×発酵食品で心を落ち着かせる

気圧の変化や蒸し暑さで体につられ、心もバテやすい時期。湿度が高いためうまく発汗できず、体に熱がこもってのぼせたような症状になることも。

このような時期には体にこもった熱を取り除く夏野菜と、腸から心を整える発酵食品を組み合わせるのが◎。心も体も元気を取り戻せます。

### とうもろこし

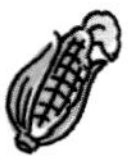

とうもろこしは実だけでなくヒゲや芯も栄養豊富。特に食物繊維やカリウム、フラボノイドなどが含まれるヒゲは漢方薬にも使われ、心と体を整えます。

### キムチ

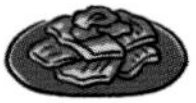

キムチに含まれる乳酸菌は、興奮を抑制し、ストレスを緩和するＧＡＢＡを生成します。また、唐辛子のカプサイシンで体を温め入眠を助ける作用も。

### 夏の強い日差しに注意

この時期の紫外線は非常に強く、注意が必要です。紫外線を目に受けると活性酸素が増えます。また、目は新陳代謝をしないので、水晶体にダメージが蓄積されます。サングラスをかけるなど、目を守る習慣を心がけましょう。

### 納豆

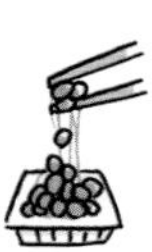

多くの栄養素を含むパーフェクト食材。腸内環境を整え心を落ち着かせます。キムチやぬか漬けなど他の発酵食品と組み合わせると整腸作用アップに。

recipe　疲れを解消して、集中力アップに

45分

## とうもろこしのポタージュ

**材　料**（2人分）

手羽元…5～6本　とうもろこし…1本　しょうが…2片
干ししいたけ…3個　昆布…約5㎝　酢…大さじ1　水…1ℓ
無調整豆乳…400ml　塩…適宜

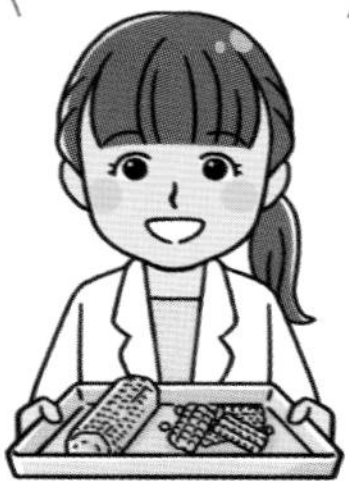
とうもろこしの芯は
いい出汁が出ます

**作り方**

1. とうもろこしは芯と粒に分けます。
2. 豆乳と塩以外の全ての具材と調味料、水を鍋に入れ、中弱火で30分以上煮込みます。
3. 手羽元の骨ととうもろこしの芯を取り除き、ミキサーやブレンダーでなめらかにしたら、豆乳を加えて一煮立ちさせ、塩で味を調えます。

recipe　ストレスを和らげて、ここちよい睡眠を促す

10分

## トマトとキムチの卵スープ

**材　料**（2人分）

キムチ…60g　トマト…2個　水…400ml
万能しょうゆ（→P25）…大さじ2　溶き卵…2個分
すりごま…大さじ1

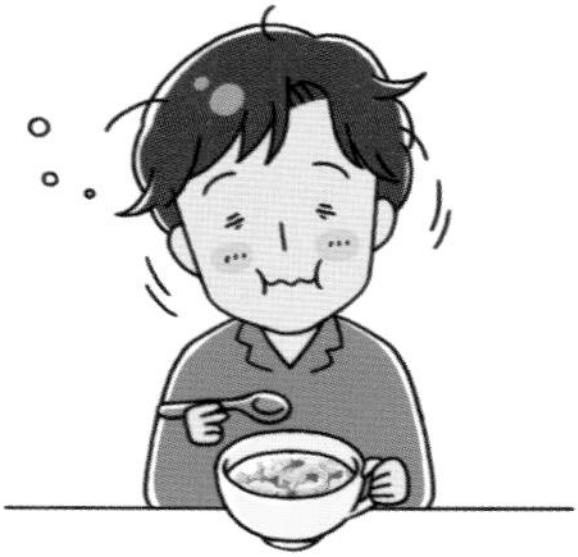
目が開かない…

**作り方**

1. トマトは一口大に切ります。
2. 1とキムチ、水、万能しょうゆを鍋に入れて中弱火にかけます。
3. 5分ほど煮たら、一度沸騰させて溶き卵を回し入れ、火を止めます。器に盛り、すりごまをふりかけます。

栄養たっぷりなので朝食にもおすすめ。

# 不眠

## 体にこもった熱が不安感や不眠の原因に

強い紫外線を浴びる時期になると、漢方で「心」が弱りやすいといわれています。また、体に熱がこもると「心熱《しんねつ》」となり不安感に襲われたり、寝つきが悪くなったりすることも。

そんなときは夏野菜と魚介類を中心にとりいれ、食事で心を落ち着かせるよう意識しましょう。

### にんにく

気血の巡りを改善するため、強壮・強精に効果的。疲労回復のほか、生活習慣予防の効果も。のぼせやほてりがある陰虚の人は、生食すると症状が悪化するため、加熱しましょう。

### さば

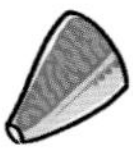

青魚の脂には血行促進や神経細胞を修復する働きがあり、心の不調緩和とともに睡眠にもプラス。EPAやDHAはうつ病予防との関連性が注目されています。

### ひよこ豆

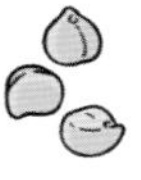

「幸せホルモン」セロトニンの材料になるトリプトファンを多く含みます。セロトニンは夜になるとメラトニンに変化し快眠をもたらします。

### ホタテ

睡眠を深くする作用のあるグリシンが含まれます。グリシンをとると末端の血流がよくなり、熱放散がスムーズになるといわれています。

recipe　ヒートアップした心をさば缶でクールダウン

15分

## さばと玉ねぎのみそ汁

**材　料**（2人分）
さば水煮缶…1缶　玉ねぎ…1/4個　水…400ml
みそ…大さじ1と1/2　亜麻仁油かMCT油…適量

**作り方**
1 玉ねぎは薄切りにします。
2 鍋に1とさば水煮缶（汁ごと）、水を入れて煮込んだら、みそを溶き入れます。器に盛り付けたら、オイルを回しかけます。

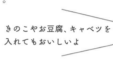

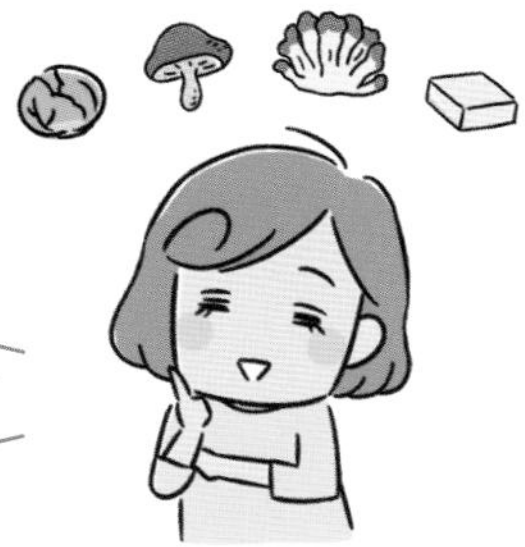
きのこやお豆腐、キャベツを
入れてもおいしいよ

recipe　幸せホルモンをアップさせ不眠解消に

15分

## ひよこ豆とチンゲン菜のスパイシースープ

**材　料**（2人分）
にんにく…2片　しょうが…1片　オリーブ油…適量
チンゲン菜…1株　ひよこ豆（水煮）…200g　水…400ml
塩・こしょう…少々　クミンパウダー…小さじ1　酢…大さじ1

**作り方**
1 にんにくとしょうがはみじん切りに、チンゲン菜は2～3㎝長さに切ります。
2 鍋に油を熱しにんにくとしょうがを炒めます。
3 香りが立ったら、チンゲン菜を炒め、しんなりしたら水とひよこ豆、酢、クミンパウダーを加えて中弱火で一煮立ちさせます。塩・こしょうで味を調えます。

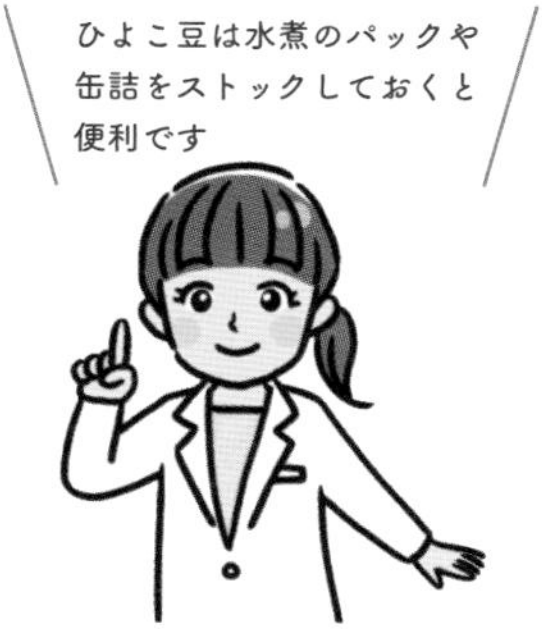
ひよこ豆は水煮のパックや
缶詰をストックしておくと
便利です

# 夏のイライラ

## 制御不能な心は血流を促し整える

　本格的な暑さや湿気、室内と外との温度差などにより自律神経が乱れがちな時期。興奮やイライラを感じるときもあれば、不安や焦燥感に襲われるときもあり、心が落ち着きません。

　紫外線ケア・入浴習慣などで自律神経を整えるとともに、心の乱れを抑える食材を取り入れましょう。

### しょうが

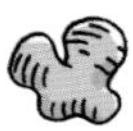

冷房で乱れがちな体温調節機能をサポートし、自律神経を整えます。暑い時期に体の末端が冷える場合は、加熱したものより生食の方が効果的です。

### 亜麻仁油

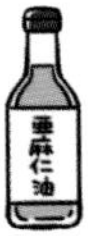


必須脂肪酸である$\alpha$－リノレン酸を含み、血管をしなやかにして血行をよくする働きがあります。酸化しやすいので短期間で使い切りましょう。

### なめこ

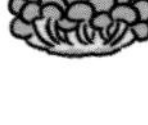

パントテン酸やナイアシンなど、ビタミンB群に属する物質が代謝をサポートします。抗ストレスや美肌にも効果があるとされています。ぬめりにも栄養素が含まれるので、洗い過ぎやゆで過ぎに注意しましょう。

### モロヘイヤ

漢方では心と体の熱を冷まして体を潤す野菜とされています。ネバネバ成分は胃腸の粘膜強化に。脂溶性の$\beta$－カロテンも豊富なため、油と一緒にとりましょう。

recipe　仕上げの亜麻仁油がイライラ解消に

## 10分　なめこと梅のみそ汁 with 亜麻仁油

**材　料**（2人分）
なめこ…1袋　しょうが…2片　梅干し…2個　水…400ml
みそ…大さじ1と1/2　黒こしょう…少々　亜麻仁油…適量

**作り方**
1 しょうがは千切りにします。梅干しは種を除いて包丁でたたきます。
2 鍋に1となめこ、水を入れて煮込んだら、みそを溶き入れます。器に盛り付けたら、黒こしょうを振り、亜麻仁油を回しかけます。

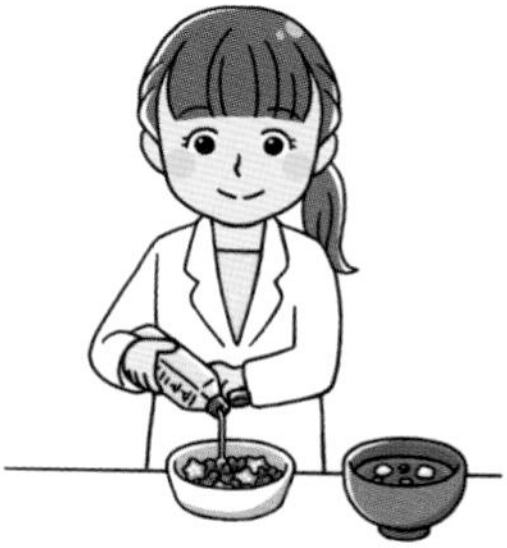

亜麻仁油は、サラダや納豆などにかけてもおいしい。

recipe　朝食にもぴったり！鍋を使わずにできる簡単スープ

## 5分　即席カレースープ

**材　料**（1人分）
ツナ缶…1/2缶　セロリ…1/4本　しょうが…1片
カレーパウダー…小さじ1/2　万能しょうゆ（→P25）…大さじ1
塩…適量　熱湯…200ml　亜麻仁油…適量

**作り方**
1 セロリは斜め薄切りにします。しょうがはすりおろします。
2 器に1とツナ缶、カレーパウダー、万能しょうゆ、塩を入れ、熱湯を注いで混ぜます。最後にオイルを回しかけます。

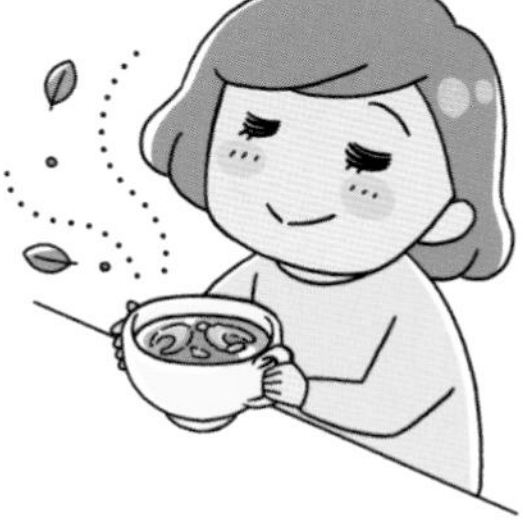

香辛料の香りが自律神経を整えます。

# 繊細になる

## 強い紫外線は神経を過敏にする

夏の強い紫外線を浴びると体内の活性酸素が大量に分泌され、脳の神経細胞もダメージを受け自律神経が乱れ、些細なことで感情的になったり、色々なことが気になって寝られなかったりすることもあるでしょう。

お肌だけでなく、目からの紫外線も脳疲労や日焼けの原因になるので注意しましょう。

### 青魚

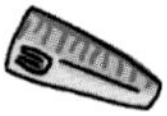

オメガ3脂肪酸は全身の細胞膜を修復し、炎症を抑えます。たんぱく質や鉄は心の栄養となります。暑い時期は肉より魚を選びましょう。

### 魚卵

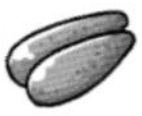

たらこやいくらには、活性酸素を除去するビタミンEが含まれます。また、トリプトファン、ナイアシンが豊富で、心を安定させる働きがあります。

### カレーパウダー

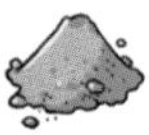

ターメリック、クミン、フェンネル、シナモン、しょうがなど複数のスパイスがブレンドされまさに食べる漢方。活性酸素から心身ともに守ってくれます。

### えごま油

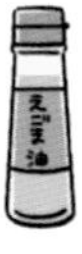


オメガ3脂肪酸が活性酸素から細胞を守ります。血液をサラサラにして、脳を活性化させる働きも。ドレッシングの代わりに野菜にかけるのがおすすめ。

recipe　たっぷりのトマトが活性酸素を除去

## 15分　さばとトマトのカレースープ

**材　料**
（2人分）
さば水煮缶…1缶　玉ねぎ…1/4個　ピーマン…2個
ミニトマト…4個　トマトジュース…400ml
カレーパウダー…小さじ1/2　オリーブオイル…適量　塩…適量

**作り方**
1 玉ねぎはみじん切りに、ピーマンは一口大に切ります。
2 鍋に油を熱し、玉ねぎを炒めます。色が透き通ったら他のすべての材料を加えて煮込みます。

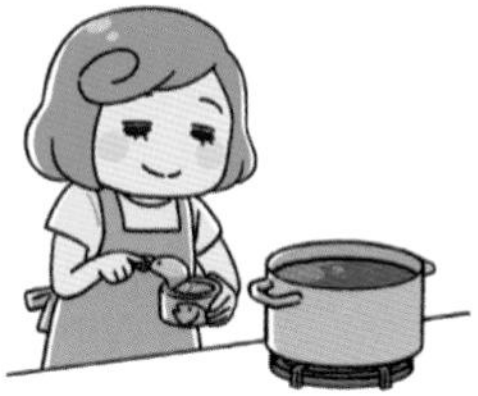
さばもトマトも
旨味がたっぷり！

recipe　明太子のトリプトファンが幸せホルモンをつくる

## 5分　明太子とおくらのスープ

**材　料**
（1人分）
明太子…1/4腹　おくら…2本　かつお節…ひとつまみ
万能しょうゆ（→P25）…大さじ1/2　熱湯…200ml　大葉…1枚

**作り方**
1 おくらは薄めの小口切りに、大葉は千切りにします。
2 器におくらと明太子、かつお節、万能しょうゆを入れて熱湯を注ぎます。仕上げに大葉をのせます。

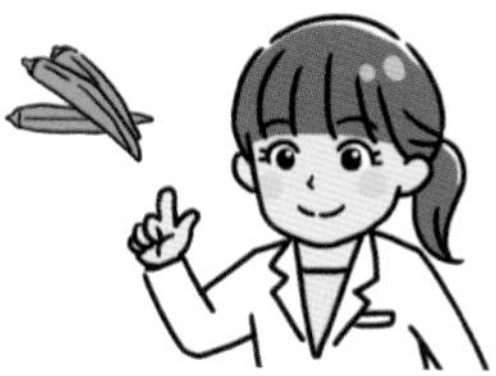
おくらは板ずり（塩をふりかけてまな板の上で転がす）をして、産毛をとってね

# シミ・シワ

## 内側からのケアで紫外線によるダメージを撃退

波長の短い紫外線（UVB）によってメラニン色素が生成されるとシミの原因に。また、波長の長い紫外線（UVA）は肌の真皮層にダメージを与えて肌の弾力を減少させます。

カラフルな野菜など活性酸素を除去しターンオーバーを整える食材を積極にとり、内側からケアしましょう。

### にんじん

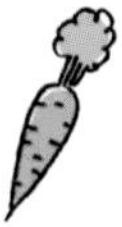

にんじんのβカロテンは体内でビタミンAに変わり、肌に弾力を与えます。栄養豊富な皮や葉も捨てずに使いましょう。油と一緒にとると吸収率アップ。

### ピーマン

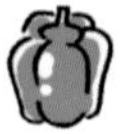

「気陰《きいん》」を補うポリフェノールやβカロテンやビタミンCなど抗酸化が高く、細胞を元気に。このビタミンCは加熱調理しても栄養が壊れにくいので様々な料理に使えます。

### キウイ

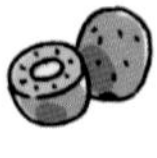

ビタミンCがメラニン生成を抑え、コラーゲンの生成をサポート。シミやたるみを防いで健康な肌をつくります。紫外線による神経過敏を抑える働きも。

### ブルーベリー

抗酸化作用のあるビタミンCやポリフェノールが活性酸素を除去しターンオーバーを整えます。美肌のためには、1日数回にわけてとりましょう。

recipe　カラフルな野菜のパワーでシミ対策

10分

## かぼちゃとにんじんのポタージュ

**材　料**
（2人分）
かぼちゃ…150g　にんじん…1/2本　無調整豆乳…400ml
みそ…大さじ2　すりごま…大さじ2　塩・あらびきこしょう…適量
お好みのオイル…適量

**作り方**
[1] かぼちゃとにんじんは一口大に切り、耐熱性のジッパー付き袋に入れ、電子レンジで約5分加熱します。
[2] [1]にみそとすりごまを加えて、袋の上からめんぼうや瓶の底などでつぶします。
[3] [2]を鍋に入れて豆乳を加え、中弱火にかけます。一煮立ちしたら塩とあらびきこしょうで味を整えます。器に盛り付けてオイルを回しかけます。

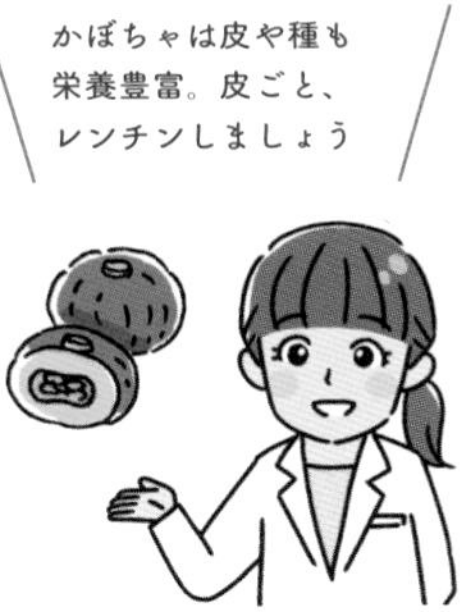
かぼちゃは皮や種も
栄養豊富。皮ごと、
レンチンしましょう

recipe　丸ごとピーマンで紫外線のダメージをレスキュー

30分

## ピーマンの食薬スープ

**材　料**
（3人分）
ピーマン…6個　水…600ml　しょうが…2片　干ししいたけ…3個
昆布…約5cm　万能しょうゆ（→P25）…大さじ2　塩…適宜
ネタ（鶏ひき肉…300g、みそ…小さじ2、おろししょうが…1片）
→ポリ袋に入れよくまぜる

**作り方**
[1] ピーマンのヘタの部分を横に切り、種とワタを指で押し込んだら、ネタを詰め込み、ヘタで蓋をします。
[2] 鍋に[1]とすべての材料を入れ、中弱火で15分以上煮込みます。

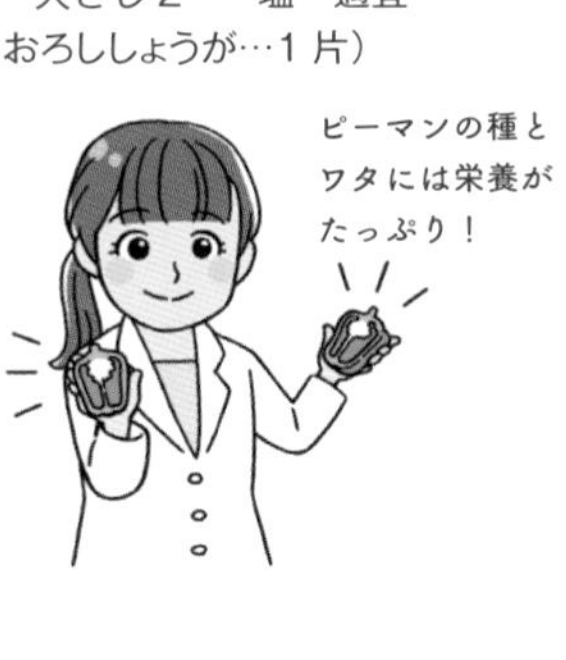
ピーマンの種と
ワタには栄養が
たっぷり！

# こむらがえり（筋肉の異変）

## ミネラルを補給して筋肉の異変を予防

筋肉がこわばったり、つったりするのは、体内の水分不足や、電解質の乱れで起こりやすくなります。

汗で失ったミネラルが補給されていないと、体内で水分が利用されずそのまま排泄されてしまいます。汗をかきやすい時期はミネラルの多いナッツや水分代謝を整える食材をとりましょう。

### カシューナッツ

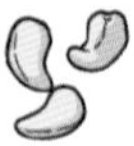

ミネラル豊富なナッツの中でもカシューナッツはビタミン$B_1$を多く含み、糖質をエネルギーに変え疲労や筋肉痛の改善に。無塩・素焼きのものが◎。

### カリフラワー

カリウムを多く含み、体内の水分保持に。みじん切りにしてお米の代わりにする「カリフラワーライス」もおすすめ。むくみがすっきりします。

### 手のマッサージで不調改善

手をほぐすことで筋肉がほぐれ、さまざまな不調を和らげる効果があります。オイルやクリームを手に塗り、手のひらに小さく円をかいたり、指や指の間をほぐしたりしましょう。

### ターメリック

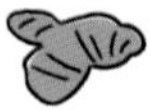

カレーに欠かせないスパイス。筋肉の痛みを和らげたり、肝機能や胃の働きを整える働きがあります。ご飯と一緒に炊いたり、炒め物やスープに加えて。

recipe　カシューナッツでコクのあるスープに！ミネラル補給を

## 30分　カシューナッツとカリフラワーのポタージュ

**材　料**（4人分）
カシューナッツ…80g　玉ねぎ…1/2個　カリフラワー…1株
水…400ml　無調整豆乳…400ml　塩・こしょう…少々

**作り方**
1 できればカシューナッツは1～2時間浸水させておきます。カリフラワーと玉ねぎは一口大に切ります。
2 鍋に油を熱し、玉ねぎを炒めます。透き通ったらカリフラワーを加えて炒め、水を加えて具材が柔らかくなるまで煮込みます。
3 2をブレンダーかミキサーにかけてなめらかにしたら、豆乳を加えて一煮立ちさせ、塩・こしょうで味を調えます。

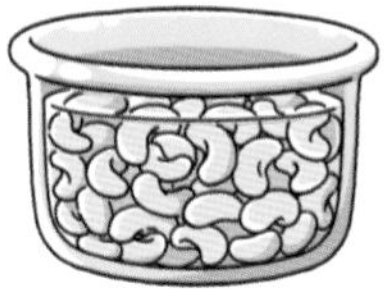

カシューナッツは浸水させると、口当たりがよくなり、栄養の吸収もよくなります。

recipe　ターメリックパウダーが筋肉の痛みを和らげる

## 10分　ターメリック風味のクリームスープ

**材　料**（2人分）
玉ねぎ…1/4個　水…200ml　豆乳…200ml
ターメリックパウダー…小さじ1/4　みそ…大さじ1と1/2

**作り方**
1 玉ねぎは薄切りにします。
2 鍋に油を熱し、1を炒めます。透き通ったら水を加えて5分ほど煮ます。
3 2をブレンダーかミキサーにかけてなめらかにしたら、豆乳とターメリックパウダーを加えて一煮立ちさせ、みそで味を調えます。

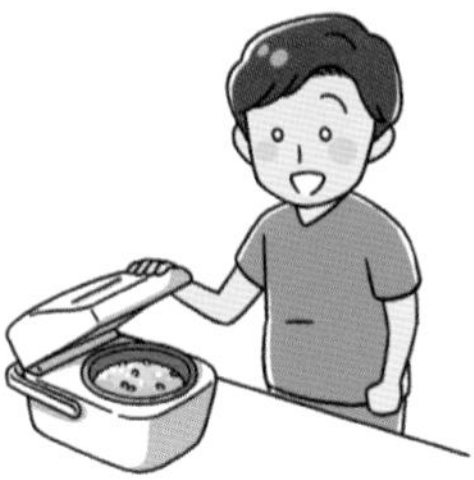

ご飯と一緒に炊いてターメリックライスにするのもおすすめ。

# 神経痛

## 水分代謝を整え、低気圧の不調を解消

台風など気圧が低下すると、体内の水分バランスが乱れたり、血管が拡張したり、神経が圧迫されたりして関節の痛みを感じやすくなります。自律神経が乱れ、だるさを感じることも。

ミネラルやビタミンB群を含む動物性たんぱく質をとって水分代謝を整え、気候に左右されない体を。

### しそ

香り成分ペリルアルデヒドのリラックス作用で、天気の変化で乱れた自律神経を整えます。抗酸化作用や抗ウイルス作用もあるため、夏風邪予防にも。

### なす

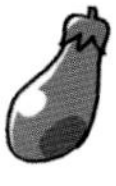

なすに含まれるコリンエステルには、交感神経の活動を抑えてリラックスを促す働きがあります。カリウムも含まれ、体内の水分バランスの改善に。

### 鶏ひき肉

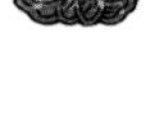

タンパク質や鉄、ミネラルなどをバランスよく含み、体力アップに。胃腸が弱っているときでも食べやすいので積極的に食事にとりいれましょう。

### レモンバーベナ

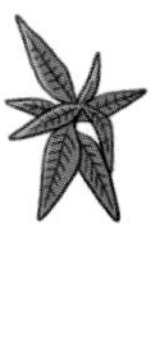

レモンのようなさわやかな香りのハーブで、消化不良や吐き気などの症状を和らげます。また、鎮静作用があり、雨の日のどんよりした気分のティータイムに。

recipe　雨の日は傘としょうがと鶏を準備

15分

## しょうが鶏スープ

**材　料**（2人分）　鶏ひき肉…160g　しょうが…2片　大葉…2枚
水…400ml　万能しょうゆ（→P25）…大さじ2

**作り方**

1 しょうがと大葉は千切りにします。
2 鍋に1とひき肉、水、万能しょうゆを入れて10分ほど煮込みます。
3 器に盛り、大葉を散らします。

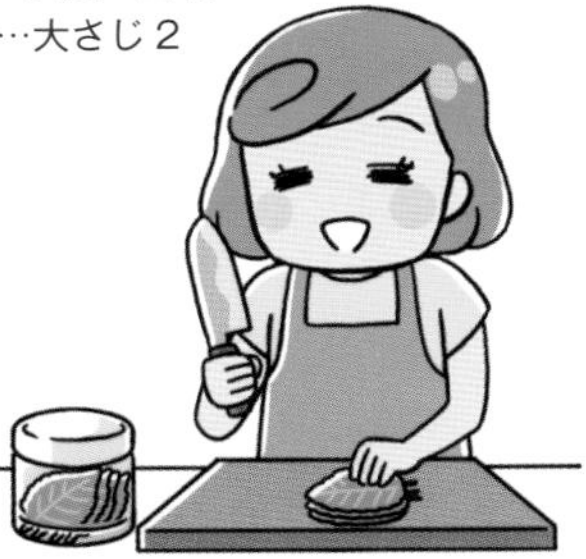

しそはびんに入れて保存できます。いろいろな料理に活用を。

recipe　夏野菜で夏の気候を強く乗り切る

40分

## なすの食薬スープ

**材　料**（3人分）　なす…3本　手羽元…5～6本　水…1ℓ
しょうが…2片　干ししいたけ…3個　昆布…約5cm
酢…大さじ1　キムチ…100g　みそ…大さじ2

**作り方**

1 なすは一口大に切ります。
2 みそとキムチ以外の全ての具材を鍋に入れ、中弱火で30分以上煮込みます。
3 2にキムチを加え、みそで味を調えます。

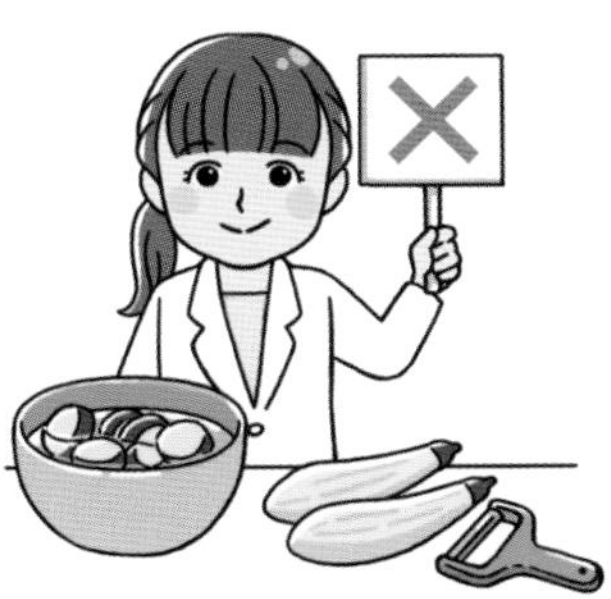

なすはアク抜きせず、そのまま使ってOK。皮にも栄養があるのでむかないで。

# 夏風邪

## 体の土台を作り感染症対策

小さな不調の積み重ねが、いつの日か病気へと発展します。夏のはじめは、体が暑さや冷房の寒さについていけず体調不良が増えるもの。放置せずに早めの体力&免疫力アップを目指し、今年こそ夏風邪から逃れた楽しい夏に。体の土台を作る「脾気」を補い、あらゆる感染症からプロテクトしましょう。

### 牛肉

「脾気」を補い、暑さや湿気で弱った体を元気にしてくれます。疲れて踏ん張りが効かない日の食卓に。夕方に疲労感を感じるときなどにおすすめ。

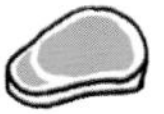

### 塩昆布

ネバネバ成分フコダインやアルギン酸が腸内環境を整え、免疫力アップに。体にたまっている老廃物を排泄する働きもあり、だるい体もスッキリ。

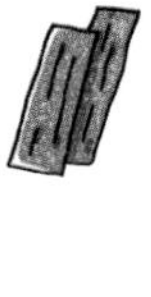

### 梅干し

梅干しに含まれるクエン酸やリンゴ酸などには抗菌・抗ウイルス作用があり、夏風邪予防に。胃の働きを助けたり、疲労回復効果もあるため夏バテ対策にも。

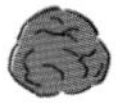

### グリーンピース

造血を促す葉酸や鉄、たんぱく質が豊富。また、アミノ酸の一種、L－セリンは睡眠の質を上げ、乱れた体内時計を改善します。夕食時に食べるのがおすすめ。

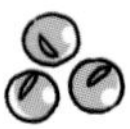

recipe　たんぱく質と鉄が豊富な牛肉で体力アップに

## 牛肉とグリーンピースのスープ

20分

**材　料**（2人分）
玉ねぎ…1/2個　グリーンピース（冷凍）…200g
牛こま切れ肉…150g　オリーブオイル…適量　にんにく…2片
水…400ml　塩…小さじ1/3　あらびき黒こしょう…適量

**作り方**

1 玉ねぎは薄切りにし、皮はお茶パックに入れます。にんにくは薄切りにします。

2 鍋に油を熱してにんにくを炒め、香りが立ったら、牛肉、たまねぎ、グリーンピースを順番に炒めます。

3 2に水と玉ねぎの皮を加え15分ほど煮込んだら、玉ねぎの皮を取り出し、塩とこしょうで味を調えます。

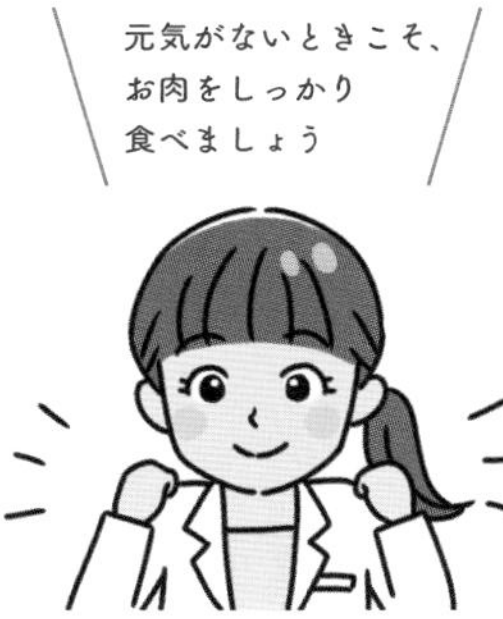
元気がないときこそ、
お肉をしっかり
食べましょう

recipe　梅干しで疲労回復とミネラル補給に

## ふわふわ卵の豆腐スープ

10分

**材　料**（2人分）
絹豆腐…1/2丁　梅干し…1個　溶き卵…2個分
A＝塩昆布…5g、水…200ml、万能しょうゆ（→P25）…適量、豆乳…200ml

**作り方**

1 梅干しは種を除いて包丁でたたきます。

2 鍋に1とAを入れ中弱火にかけ、煮たったら豆腐をスプーンですくい入れます。

3 沸騰したら溶き卵を流し入れます。

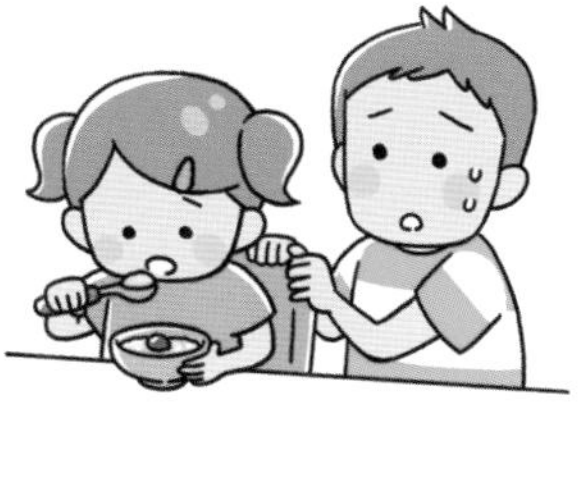

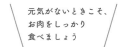

# 内臓の冷え

## 夏の「内臓冷え」が様々な不調をもたらす

外は酷暑で非常に暑いけど、反対に室内は冷房が効きすぎて寒いのが夏。夏だからといって冷たいものばかり食べていては内臓が冷え内臓機能が低下してしまいます。胃もたれや下痢、便秘、生理痛などの原因にも。

内臓の冷えを防ぐため、スープやお茶など水分は温かいもので温活してみてください。

### パプリカパウダー

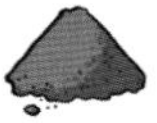

唐辛子の仲間であるパプリカを粉末にしたものですが、辛味はありません。ビタミンB群が豊富で新陳代謝を促進。サラダやスープの仕上げに使うと◎。

### 長ねぎ

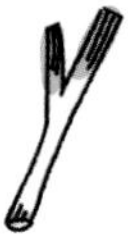

辛味成分アリシンが新陳代謝を高め、血行を促進します。アリシンにはビタミン$B_1$の吸収を高める働きがあるため、豚肉や大豆と一緒に食べると◎。

### いか

たんぱく質やビタミンB群など様々な栄養が含まれる食材。「気」を補って体を温めるのに役立ちます。旨味成分が豊富なのでシンプルな味付けでOK。

### ローリエ

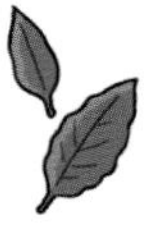

肉や魚のくさみ消しとして使われることの多いローリエには、血流や冷えを改善する働きがあります。関節痛や神経痛を和らげる成分も含まれます。

recipe　血流を促して、冷え知らずの体質に

## ピーマンとねぎのグリルスープ

15分

**材　料**（2人分）
ピーマン…2個　長ねぎ…20cm　鶏ひき肉…200g
しょうが…2片　オリーブオイル…適量　水…400ml
万能しょうゆ（→P25）…大さじ2　粗びき黒こしょう…適量

**作り方**
1. ピーマンは種とワタつきのまま縦に4等分に切ります。長ねぎは3cm長さに、しょうがはみじん切りにします。
2. 鍋に油を熱し、1と鶏ひき肉を炒めます。
3. ピーマンと長ねぎに焼き色がついたら水を加えます。一煮立ちしたら万能しょうゆとこしょうで味を調えます。

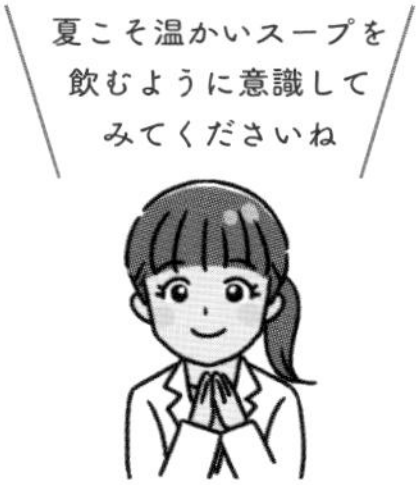
夏こそ温かいスープを飲むように意識してみてくださいね

recipe　相性抜群の魚介とトマトで、内臓の冷えを改善

## 魚介とトマトのスープ

15分

**材　料**（2人分）
シーフードミックス（いか入り）…150g　玉ねぎ…1/4個
セロリ…1/4本　にんにく…1片　オリーブオイル…適量
トマトジュース…400ml　塩…少々

**作り方**
1. 玉ねぎは薄切りに、セロリは斜め薄切りにします。にんにくはみじん切りにします。シーフードミックスは塩水につけて解凍しておきます（→P21）。
2. 鍋に油を熱し、にんにくを炒めます。香りが立ったら玉ねぎ、セロリを炒め、玉ねぎが透き通ったらトマトジュースを加えます。
3. 一煮立ちしたら、解凍したシーフードミックスを加えて再び煮立たせ、塩で味を調えます。

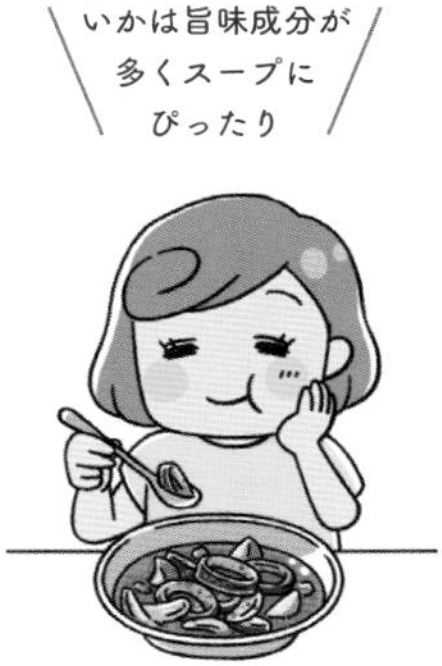
いかは旨味成分が多くスープにぴったり

# 体のだるさ

## 四方八方から攻撃される夏 抗酸化物質を盾にして

室内外の気温差、寝苦しさ、冷たい飲食物、紫外線など、体にとって戦うべき存在がたくさん出現する時期。自律神経が乱れて強い疲労感やだるさを感じたり、不安感・緊張感が生じたりすることも。

猛暑日が続くようなこの時期は意識して活性酸素を除去する食材をとることが大切です。

### 高野豆腐

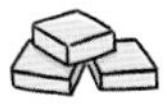

高野豆腐のたんぱく質は豆腐の約7倍。筋肉を維持し、体を元気にします。水分代謝を促すカリウム、血流を改善するビタミンEが豊富で、だるさ解消に。

### ガラムマサラ

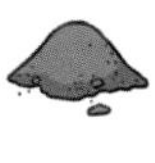

シナモン、クローブ、ナツメグを基本に数種類のスパイスがブレンドされたもの。抗酸化や抗菌作用、胃腸の働きや冷えの改善などで、弱った体をサポートします。

### ミョウガ

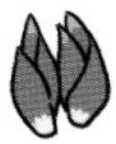

抗酸化酵素を活性化する成分、マンガンを含み、紫外線によるダメージの回復に。発汗作用があり、食欲を増進させるため、だるさを感じるときに最適。

### かつお

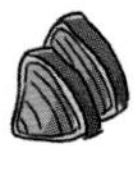

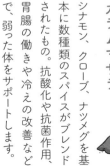

油に含まれるDHAには脳細胞を活性化する働きがあり、思考力がアップ。貧血予防や疲労回復効果もあるため、だるさや疲労を感じるときにぴったり。

recipe　ダブルの大豆パワーで体を元気に

10分

## 枝豆と高野豆腐のみそ汁

**材　料**（2人分）
高野豆腐…1枚　枝豆（さやごと）…70g　水…400ml
みそ…大さじ1と1/2　亜麻仁油かMCT油…適量

**作り方**
1 高野豆腐は約2分間水に浸し、軽く水を絞って食べやすい大きさに切ります。
2 鍋に枝豆と水を入れて煮込んだら、水気をしっかり絞った1を加え、みそを溶き入れます。一煮立ちさせ、器に盛り付けたら、オイルを回しかけます。

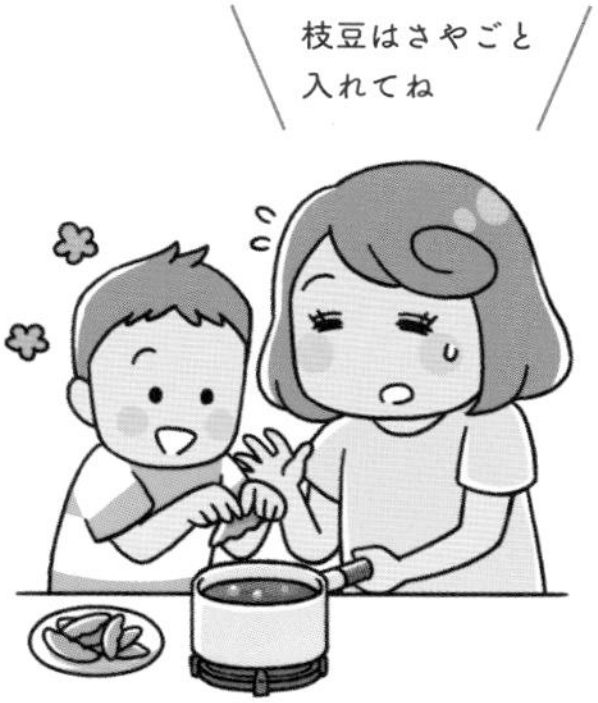
枝豆はさやごと
入れてね

recipe　爽やかな香りでだるさを和らげる

3分

## ミョウガの即席スープ

**材　料**（1人分）
ミョウガ…1本　かつお節…ひとつまみ
万能しょうゆ（→P25）…大さじ1/2　熱湯…200ml

**作り方**
1 ミョウガは斜め薄切りにします。
2 器に1とかつお節、万能しょうゆを入れて熱湯を注ぎます。

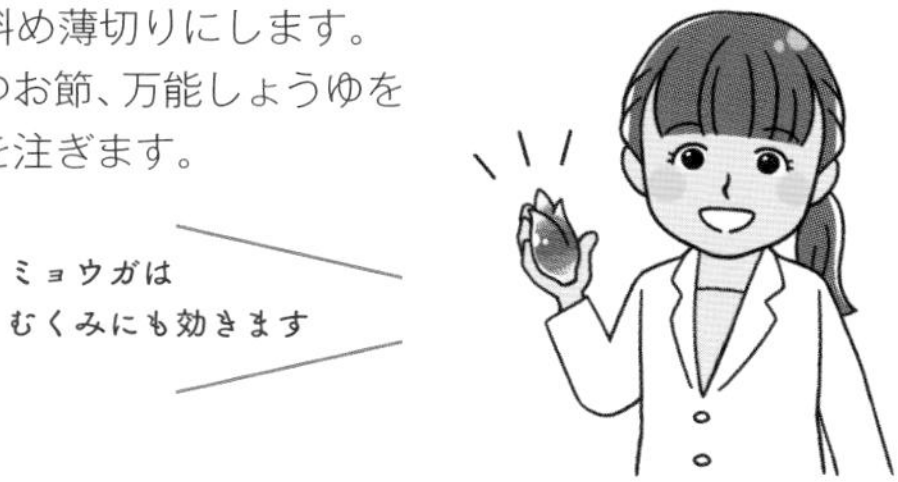
ミョウガは
むくみにも効きます

# 夏バテ

## 長い夏の疲れは夏のうちに解消を

夏のムシムシしてだるさを感じる日は、9月の秋分の日くらいまで続きます。とくにお盆を過ぎると台風やゲリラ豪雨などが増え気圧の変化が体に追い打ちをかけてきます。気力も底をついてしまいそうなだるさに浅い眠り、頭痛、腹痛と弱気になっている人は、青魚やナッツなどで気力を充実しましょう。

### アスパラガス

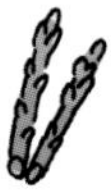

栄養ドリンクにも配合されることもあるアスパラギン酸という成分が、スタミナアップと疲労回復に。体内のアンモニアを解毒して利尿を促す働きもあります。

### パプリカ

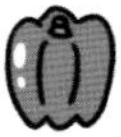

ビタミンを多く含む夏野菜で、ビタミンCがとくに豊富。夏の疲れた体の疲労回復に効果的です。また、夏場に失われがちなカリウムも摂取できます。

### くるみ

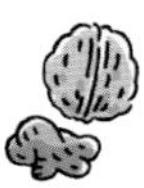

ナッツ類でも特に必須脂肪酸のオメガ3脂肪酸を多く含み、良質な脂も一緒に取り入れられ、スタミナ補給に効果的。間食にして夏バテ対策に。

### チアシード

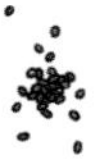

チアシード10gで、約2g（1日の必要量）のオメガ3脂肪酸の摂取が可能。サラダにかけたり、水にふやかしたりしてドレッシングやデザートに。

recipe　夏野菜が体の余分な熱を冷ましてくれる

## 15分　アスパラガスとミニトマトのスープ

**材　料**（2人分）
玉ねぎ…1/2個　アスパラガス…2本　ミニトマト…4個
ささみ…2本　水…400ml　万能しょうゆ（→P25）…大さじ2
塩・こしょう…適量　オイル…適量

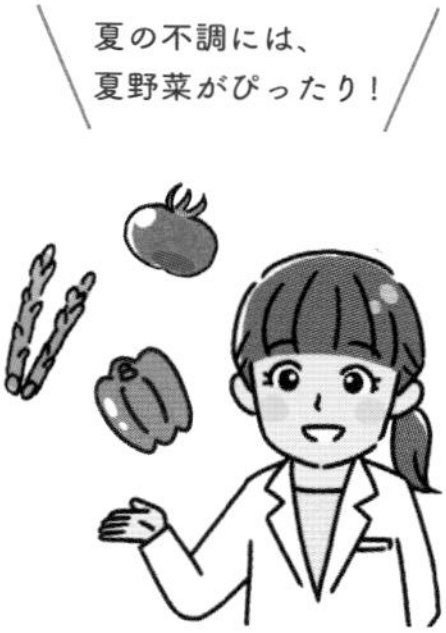


**作り方**
1 玉ねぎは薄切りにし、皮はお茶パックに入れます。アスパラガスは3cm長さの斜め切りにします。ささみは下ゆでしておきます。
2 鍋に1とミニトマト、水を入れ、中弱火で10分ほど煮たら、玉ねぎの皮を取り出します。
3 万能しょうゆと塩こしょうで味を調えて器に盛り、オイルを回しかけます。

recipe　食欲がないときでもさっぱり食べられる

## 40分　きゅうりのスープジュレ

※冷やす時間は除く

**材　料**（2人分）
手羽元…3本　きゅうり…1本　パプリカ…1/2個　トマト…1個
水…500ml　しょうが…1片　干ししいたけ…1個　昆布…約5cm
酢…大さじ1/2　塩…適量　粉末ゼラチン…5～10g

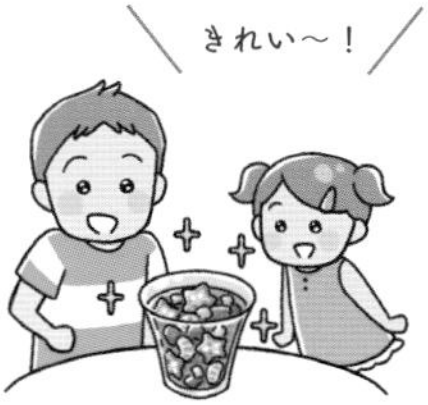


**作り方**
1 きゅうり、パプリカ、トマトは一口大に切ります。
2 ゼラチン以外の全ての具材を鍋に入れ、中弱火で30分以上煮込みます。
3 手羽元の骨を取り除き、ゼラチンを入れてよく混ぜたら、火を止めます。粗熱が取れたら冷蔵庫で冷やして固めます。

column

# 食薬を支える！
# スパイス・ハーブを味方につけよう

スパイスというと、何か特別な料理に使うものと考えがちですが、そんなことはありません。いつもの料理に少し加えるだけで、味に変化が生まれたり、アクセントになったりします。さらに、スパイスには心や体を元気にしてくれる働きも！身構えず、気軽に試してみてください。

## 症状別　おすすめのスパイス

### ◎なんだか不調

**ガラムマサラ**

インドを代表するミックススパイス。自律神経を整える働きがあり、原因のはっきりしない不調を緩和します。カレーの仕上げや、肉や魚の下味、炒め物に。

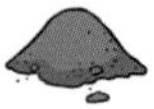

### ◎やる気が出ない

**ローズマリー**

集中力や記憶力を高めたり、心を落ち着ける効果があるためリフレッシュしたいときに最適。鶏肉やジャガイモ、カリフラワーとの相性◎。

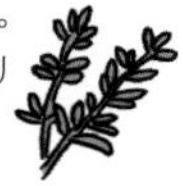

### ◎風邪をひきやすい

**クローブ**

免疫力を強化して風邪を予防するほか、痛みの緩和にも。水に漬けクローブ水にしたり、ピクルスやホットワインに入れたり、煮込み料理に。

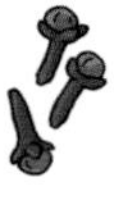

### ◎冷え性

**シナモン**

血管を丈夫にして血流を促し冷え性の改善するほか、肩こりや関節痛を緩和したり、美肌効果も。抗菌、抗炎症作用、血糖値の上昇を抑える働きも。パウダーを一振り、ちょい足し習慣を。

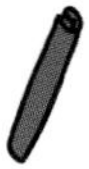

### ◎むくみ

**コリアンダーシード**

デトックス作用があり、体内のめぐりをよくしてむくみの改善に。炒め物やスープの仕上げに使うと爽やかな味わいに。

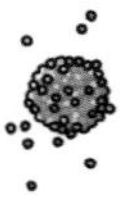

第3章

# 秋の食薬

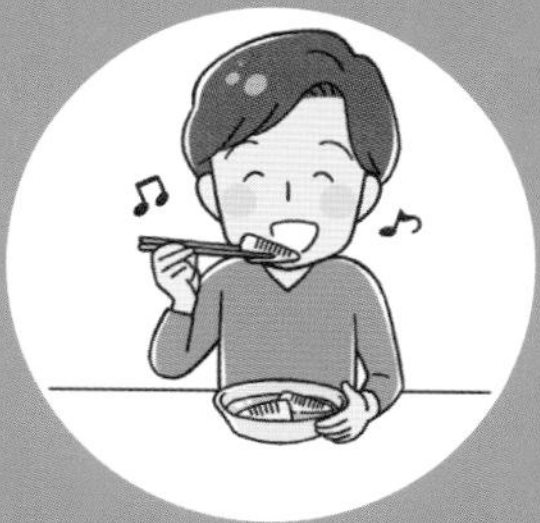

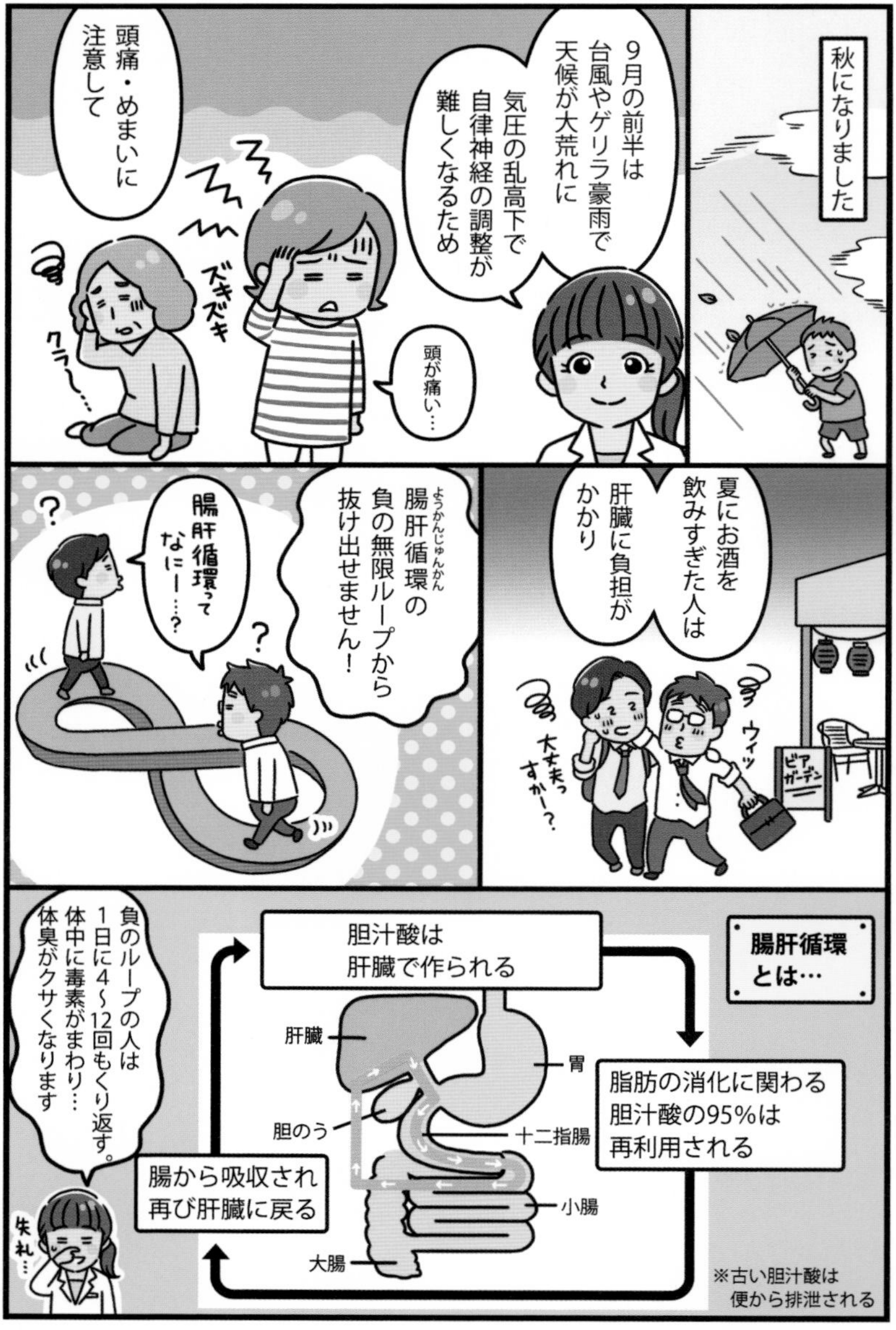

秋になりました
9月の前半は
台風やゲリラ豪雨で
天候が大荒れに
気圧の乱高下で
自律神経の調整が
難しくなるため
頭が痛い…
ズキズキ
頭痛・めまいに
注意して
クラ〜…
夏にお酒を
飲みすぎた人は
肝臓に負担が
かかり
ウィッ
大丈夫っすかー？
ビアガーデン
腸肝循環《ようかんじゅんかん》の
負の無限ループから
抜け出せません！
腸肝循環ってなにー…？
腸肝循環
とは…
胆汁酸は
肝臓で作られる
脂肪の消化に関わる
胆汁酸の95%は
再利用される
腸から吸収され
再び肝臓に戻る
肝臓
胃
胆のう
十二指腸
小腸
大腸
※古い胆汁酸は
便から排泄される
負のループの人は
1日に4〜12回もくり返す。
体中に毒素がまわり…
体臭がクサくなります
失礼…

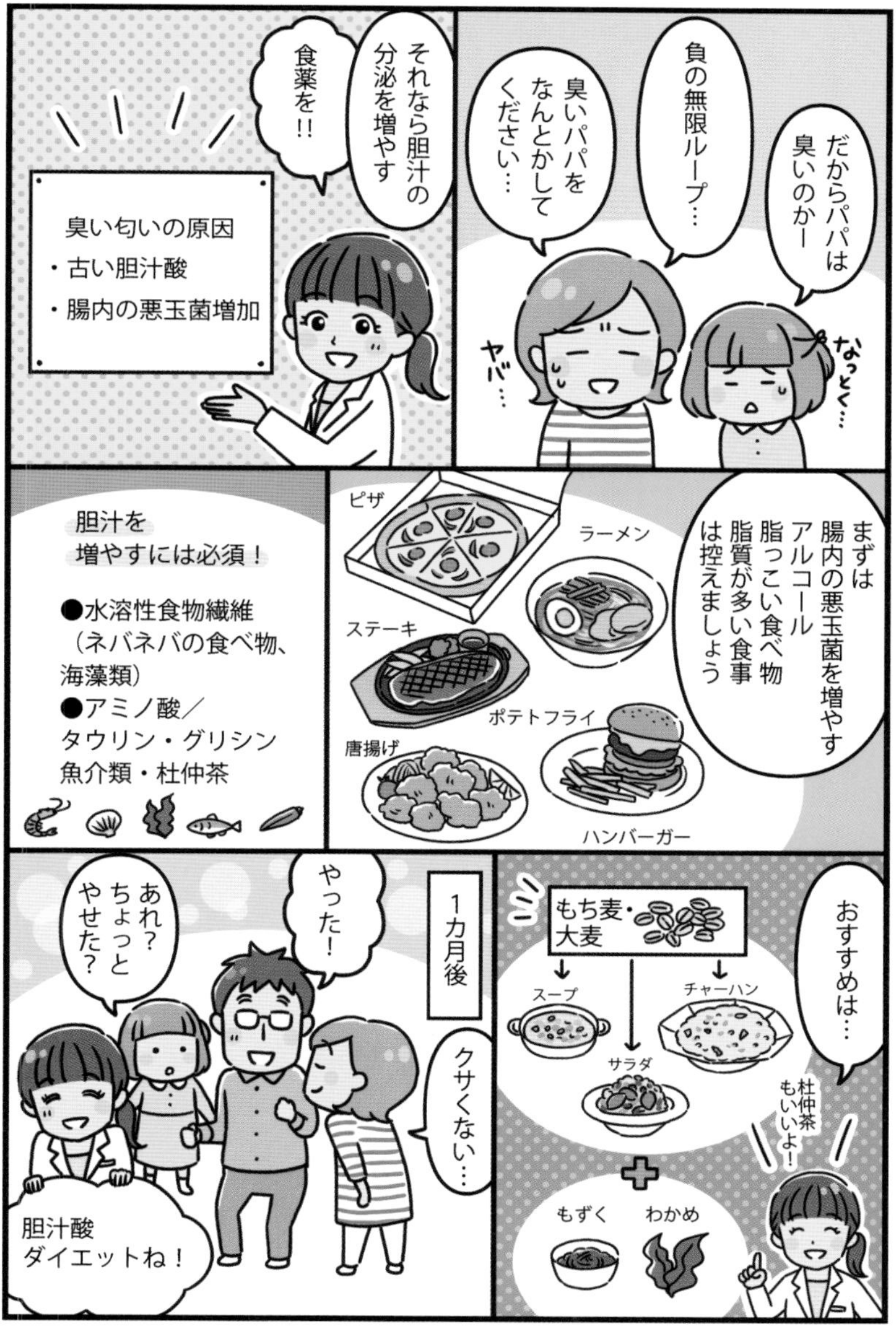
だからパパは臭いのかー
負の無限ループ…
臭いパパをなんとかしてください…
なっとく…
ヤバ…
それなら胆汁の分泌を増やす
食薬を!!
臭い匂いの原因
・古い胆汁酸
・腸内の悪玉菌増加
まずは腸内の悪玉菌を増やすアルコール 脂っこい食べ物 脂質が多い食事は控えましょう
ピザ
ラーメン
ステーキ
ポテトフライ
唐揚げ
ハンバーガー
胆汁を
増やすには必須！
●水溶性食物繊維
（ネバネバの食べ物、
海藻類）
●アミノ酸／
タウリン・グリシン
魚介類・杜仲茶
おすすめは…
もち麦・大麦
スープ
チャーハン
サラダ
もずく
わかめ
杜仲茶もいいよ！
1カ月後
やった！
あれ？ちょっとやせた？
クサくない…
胆汁酸
ダイエットね！

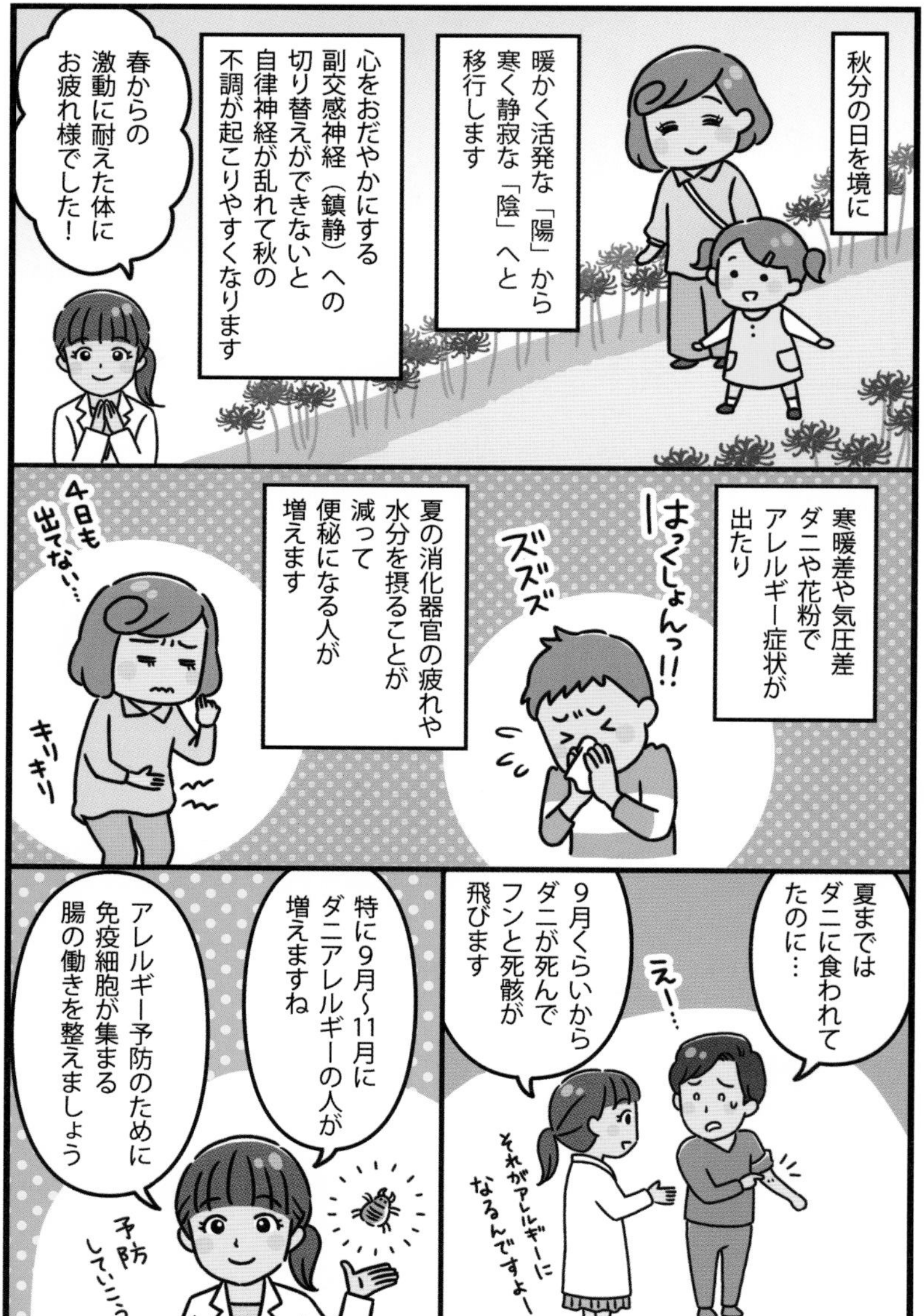
秋分の日を境に
暖かく活発な「陽」から寒く静寂な「陰」へと移行します
心をおだやかにする副交感神経（鎮静）への切り替えができないと自律神経が乱れて秋の不調が起こりやすくなります
春からの激動に耐えた体にお疲れ様でした！
寒暖差やダニや花粉でアレルギー症状が出たり
はっくしょんっ!!
ズズズ
夏の消化器官の疲れや水分を摂ることが減って便秘になる人が増えます
4日も出てない…
キリキリ
夏まではダニに食われてたのに…
えー…
9月くらいからダニが死んでフンと死骸が飛びます
それがアレルギーになるんですよー
特に9月～11月にダニアレルギーの人が増えますね
アレルギー予防のために免疫細胞が集まる腸の働きを整えましょう
予防していこう!!

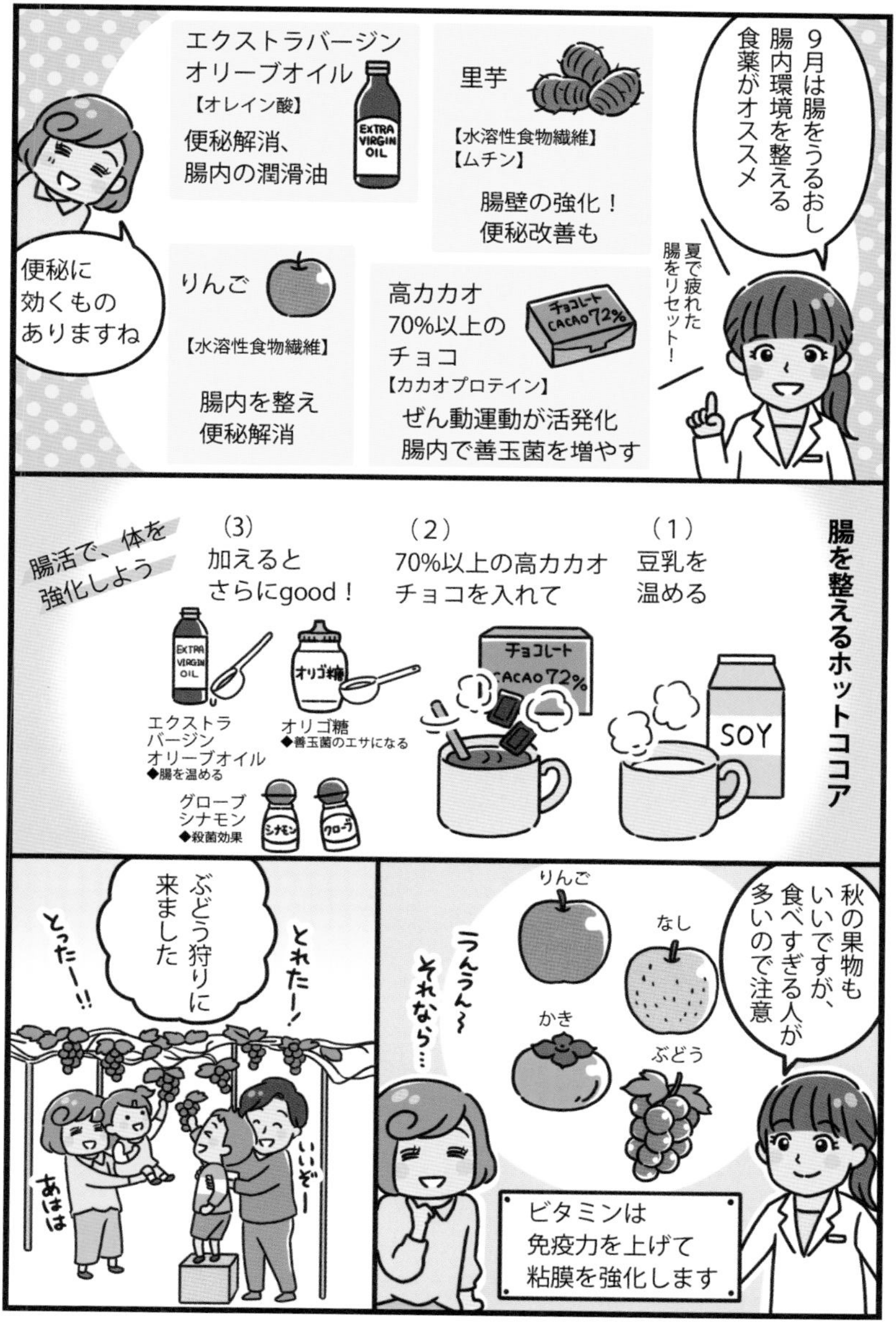
9月は腸をうるおし腸内環境を整える食薬がオススメ
夏で疲れた腸をリセット！
里芋
【水溶性食物繊維】
【ムチン】
腸壁の強化！
便秘改善も
エクストラバージンオリーブオイル
【オレイン酸】
便秘解消、
腸内の潤滑油
EXTRA VIRGIN OIL
高カカオ70%以上のチョコ
チョコレート CACAO 72%
【カカオプロテイン】
ぜん動運動が活発化
腸内で善玉菌を増やす
りんご
【水溶性食物繊維】
腸内を整え
便秘解消
便秘に効くものありますね
腸を整えるホットココア
（1）
豆乳を温める
SOY
（2）
70%以上の高カカオチョコを入れて
チョコレート CACAO 72%
（3）
加えるとさらにgood！
EXTRA VIRGIN OIL
エクストラバージンオリーブオイル
◆腸を温める
オリゴ糖
オリゴ糖
◆善玉菌のエサになる
グローブシナモン
◆殺菌効果
シナモン
クローブ
腸活で、体を強化しよう
秋の果物もいいですが、食べすぎる人が多いので注意
りんご
なし
かき
ぶどう
うんうん～
それなら…
ビタミンは
免疫力を上げて
粘膜を強化します
ぶどう狩りに来ました
とれたー！
とったー!!
いいぞー
あはは

※食べすぎると冷えや糖質過多になります

# 9月のメンタルとフィジカル

## 心 〝第二の脳〟といわれる腸をケアして心に活力を

涼しい日が増えて過ごしやすくなるものの、悲しくなったり寂しくなったり感傷的になる時期でもあります。腸が弱っていると、心もより不安定になりがちです。それは、「幸せホルモン」とよばれる神経伝達物質セロトニンの多くが腸に存在するから。さらに、腸内細菌の中には、ビタミンB群やビタミンKを産生するものもいます。ビタミンB群は代謝ビタミンともよばれ、私たちに元気をもたらしてくれます。そのため、腸内環境が乱れると心身ともにバテてしまいます。

## 体 整腸作用のある食材で免疫力を高める

ダニや花粉によるアレルギーが起きやすくなる時期です。予防するには、免疫機能の約7割を担う腸の働きをよくすることが最優先。また、夏に弱った内臓は消化・吸収力がダウンしているので、食欲の秋だからといって食べすぎや偏食には注意を。発酵食品などで善玉菌のエサになる食物繊維を十分にとって腸を動かし、腸内環境を整えることが大切です。

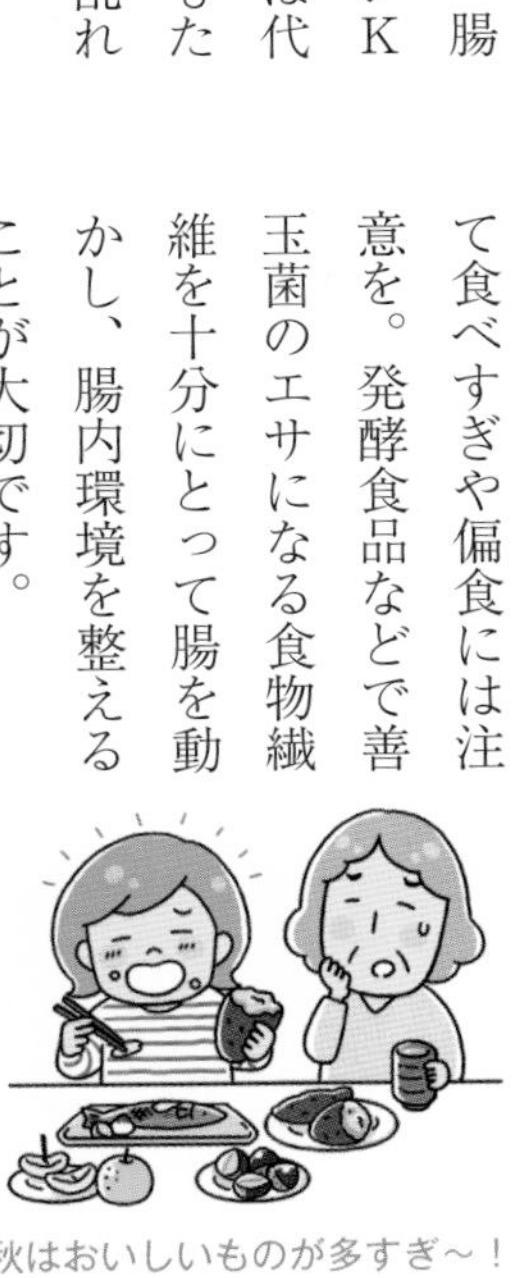

秋はおいしいものが多すぎ～！

## 心と体をうるおすコツ

温度差や気圧の変化、夏の疲れなどで免疫力が下がりがち。まめな水分補給と腸を元気にする食材で対策をしましょう。

### 冷えた体を温める食材を

夏の冷房で体が冷えて新陳代謝が落ちていると、便秘になりやすくなります。熱い時期にとりがちだった冷たい飲み物や食べ物を控えて、温かいスープや料理で早めの温活を。

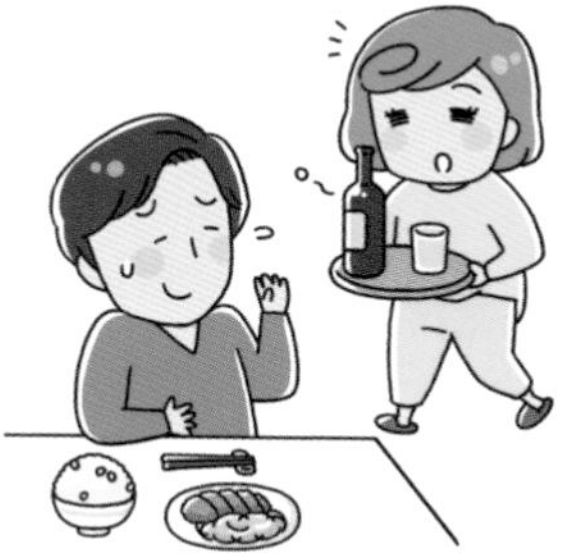

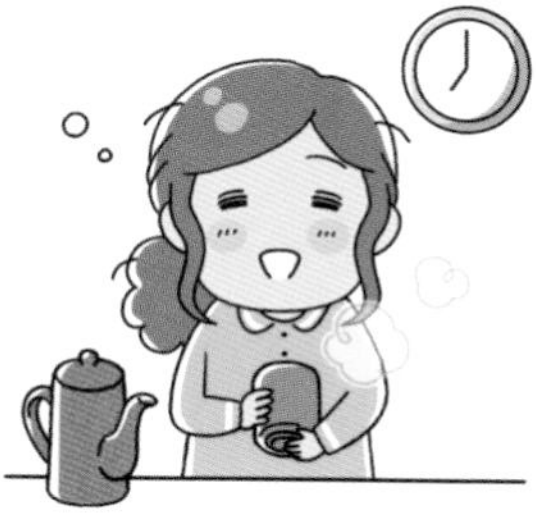

### 毎朝白湯を飲む

暑さがやわらいできたとはいえ、まだまだ汗はかいています。気温が下がったことであまり水分をとらなくなると体はよりカラカラかも。毎朝白湯を飲む習慣をつけて意識的に水分補給をしましょう。

### 小麦製品や甘いもののとりすぎはキケン！

腸に負担がかかりアレルギーなど免疫機能に影響が。また、精製糖はビタミンB群を大量に消費してしまいます。

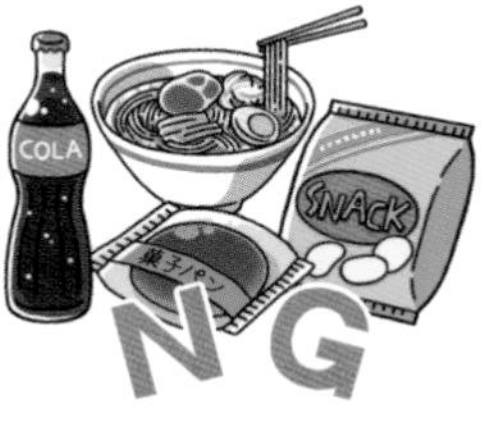

# 口内炎

## 過酷な夏のダメージが口腔内に出現

夏の自律神経の乱れや、冷たいものの取りすぎや、偏食によるダメージが胃腸にあらわれるこの時期。消化器系の不調は、口内炎など口腔内に症状があらわれることが多いです。

口内炎ができてしまったら、迷わず胃腸をケアしてくれる食材を選びましょう。

### 納豆

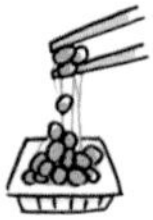

納豆菌は熱に強いのでスープにしても腸まで届き、免疫細胞を活性化させます。皮膚や粘膜を健康に保つビタミン$B_2$が豊富で、口内炎の予防・改善に効果的。

### たらこ

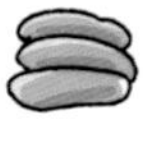

口内炎の改善に必要な亜鉛やビタミンB、たんぱく質が豊富に含まれています。塩漬けにされているため、塩分のとりすぎに注意しましょう。

### キャベツ

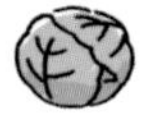

ビタミンC・U、スルフォラファンなどが豊富で、消化を助けて炎症を抑える働きがあります。塩分を排泄するカリウムを含むので、外食やインスタント食品の多い人に。

### モロヘイヤ

口内炎の薬にも使われるビタミン$B_2$のほか、ビタミンA・C・K、カリウムなど栄養価が高い野菜。ネバネバ成分が粘膜の修復に役立ち、胃腸を整えます。

recipe 腸を元気にして免疫力をアップ！

5分

## 納豆ともずく酢スープ

**材 料**（2人分）
もずく酢…１パック　塩昆布…適量
納豆…１パック　水…400ml
梅干し…１個　しょうゆ…お好みで

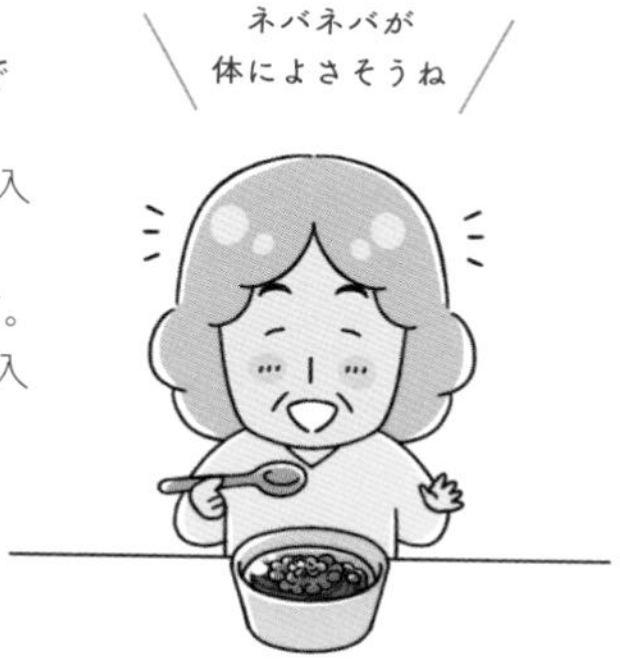
ネバネバが
体によさそうね

**作り方**
1. 鍋にもずく酢と塩昆布、水を入れ、3分ほど煮こみます。
2. 納豆をよくかき混ぜておきます。
3. 食べる直前に、スープに納豆を入れます。

recipe 亜鉛やビタミンBが荒れた粘膜を修復

5分

## たらことキャベツのスープ

**材 料**（2人分）
たらこ…1/2腹　キャベツ…6枚　じゃこ…大さじ2
しょうゆ…適量　熱湯…400ml　かつお節…１にぎり

**作り方**
1. たらこをほぐして皮を取り除きます。
2. キャベツを食べやすい大きさに切ります。
3. すべての材料と熱湯を器に入れて軽くかきまぜ、しょうゆで味をつけたら完成です。

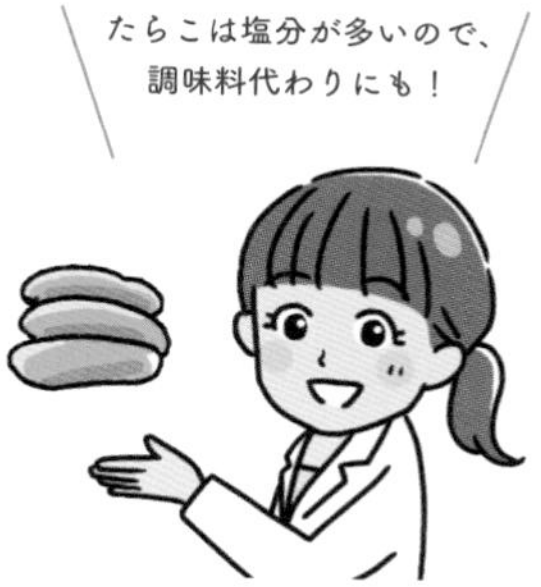
たらこは塩分が多いので、
調味料代わりにも！

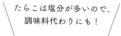

# 自律神経の乱れ

## 酸味×香×整腸で心と体を整える

秋雨前線が来る時期になると、頭痛やむくみ、だるさなどさまざまな不調が出やすくなります。そのおもな原因は自律神経の乱れ。元気を取り戻すクエン酸、ストレスをかわす柑橘類、腸を整える発酵食品、カリウムが多い根菜をフル装備してなんとなくの不調に負けない体を作りましょう。

### かぶ

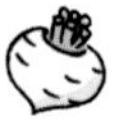

消化を助けるジアスターゼが、とくに皮に多く含まれています。葉にはβカロテンも豊富で、加熱し細胞壁をこわすと栄養の吸収が高まるのでスープにぴったりの食材。

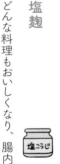

### 塩麹

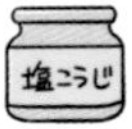


どんな料理もおいしくなり、腸内の善玉菌の好物でもあり、整腸に働きます。夏のだるさをやわらげるビタミンB群も豊富で、夏バテで胃腸が弱っている人に最適。

### さつまいも

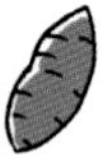

抗酸化作用の高いビタミンC・E、βカロテンのほかポリフェノールも豊富。皮には腸の働きを整える成分が多いので、皮ごと食べるのがおすすめです。

### 干ししいたけ

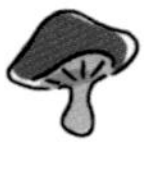

免疫力を高めるβ－グルカン、レンチナン、ビタミンDのほかカリウムなども含みます。生のしいたけも天日干しすると、うま味成分のグルタミン酸が増えます。

recipe　夏バテのダルさをすっきり解消！

## 20分　かぶと塩麹のスープ

**材　料**（2人分）
かぶ…2個　キャベツ…3枚　しょうが…1かけ
鶏手羽先…4本　塩麹…適量　オリーブオイル…少々
水…500ml

**作り方**
1 かぶ（皮・葉も）とキャベツを食べやすい大きさに切り、しょうがは千切りにします。
2 鍋に1と手羽先を入れ、オリーブオイルで軽く炒めます。
3 2に水を入れて15分ほど煮こみ、最後に塩麹を入れて味を調えます。

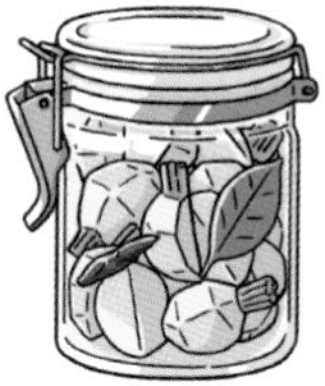
かぶは丸ごと活用！
漬物やピクルスにしても
おいしい

recipe　レモンのクエン酸が代謝を上げる

## 25分　さつまいもと鶏肉のさっぱりレモンスープ

**材　料**（2人分）
鶏もも肉…250g　さつまいも…1/2個　エリンギ…1/2パック
レモン…1/2個　塩・こしょう…少々　水…500ml
A＝しょうゆ…大さじ2、料理酒…50ml、酢…大さじ1

**作り方**
1 鶏もも肉は一口大に切り、塩・こしょうで下味をつけます。
2 さつまいも、エリンギは食べやすい大きさに切り、レモンはいちょう切りにします。
3 すべての材料と水、Aを鍋に入れ、中火で15分ほど煮こみます。

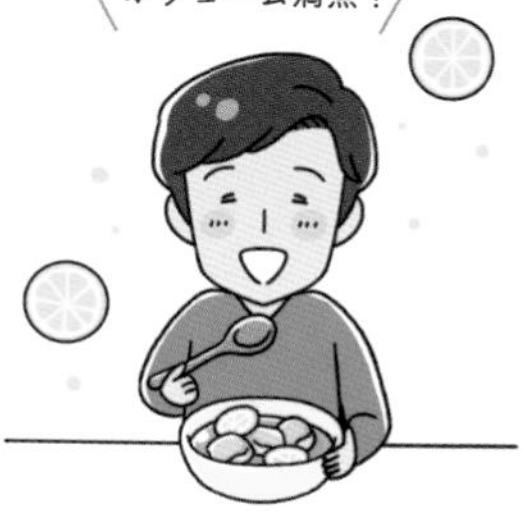
さわやかで
ボリューム満点！

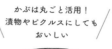

# ダニアレルギー

## 空気が乾燥しはじめたら腸を潤す

空気が乾燥してくるとダニの死骸や抜け殻、フンなどが空気中を舞いやすくなります。それがアレルゲンになって、くしゃみや目のかゆみに悩まされる人が増えます。ダニの巣になりやすい寝具をキレイにするとともに、腸をキレイにする食材で体のバリア機能を高めて撃退しましょう。

### こんにゃく

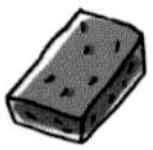

グルコマンナンという成分が腸を整えるほか、アレルゲンとなる有害物質などを吸着して排泄する働きをします。セラミドを含み、かゆみをやわらげる作用も。

### 米ぬか

ビタミン$B_1$、ミネラル、食物繊維が豊富で、疲れたときや便秘のときにおすすめ。料理にまぜたりトッピングしたりして、栄養とうま味を加えましょう。

### ごぼう

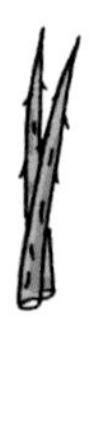

食物繊維の量は野菜のなかでもトップクラスで、腸内環境を整えてくれます。土壌に存在し、免疫ビタミンとよばれるLPSが皮に多く含まれます。

### もち麦

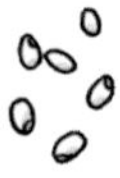

白米の約20倍もの食物繊維を含み、整腸作用のほか、血糖値やコレステロールを抑制する作用も。ミネラルやビタミンが豊富。スープの具材にするとトロミがアップ。

recipe　米ぬか効果で体のバリア機能をアップ！

## 30分　米ぬか入り豚汁

**材　料**（2人分）
豚バラ肉…100g　ごぼう…1/3本　大根…1/4本　にんじん…1/3本
長ねぎ…1/3本　こんにゃく…1/2枚　にんにく…1片
みそ…大さじ2　米ぬか…大さじ2　水…600ml　みりん…小さじ2

**作り方**
1 ごぼうはささがきに。大根、にんじんは薄いいちょう切りに、長ねぎは薄い斜め切りに、こんにゃくも薄切りにします。豚バラ肉は一口大に切ります。
2 鍋にすべての材料を入れて豚バラ肉の色が変わるまで炒めます。
3 2に水を加えて煮こみ、野菜がやわらなくなったらみそと米ぬかを入れて完成です。

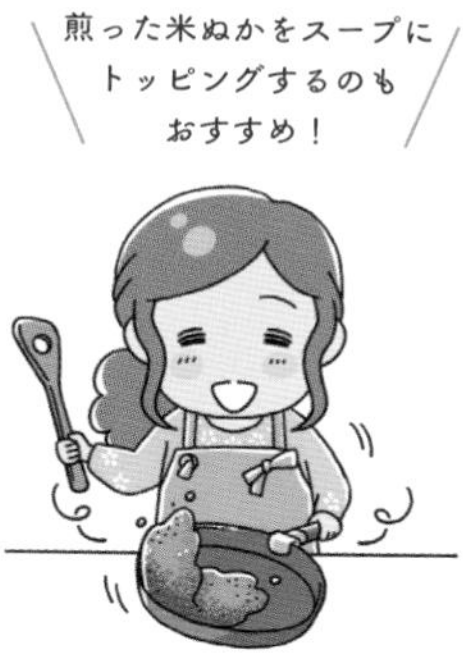
煎った米ぬかをスープに
トッピングするのも
おすすめ！

recipe　たっぷりのゴボウでお腹をきれいに

## 20分　ゴボトマスープ

**材　料**（2人分）
ごぼう…1/ 3本　トマト…2個　水…400ml　鶏ひき肉…250g
しょうが…3片　しょうゆ…大さじ1　みりん…小さじ2
お好みで塩こしょう

**作り方**
1 ごぼうは軽く洗い千切りに、トマトは一口大に、しょうがはみじん切りにします。
2 材料をすべて鍋に入れ、煮込み、味を調えたら完成。

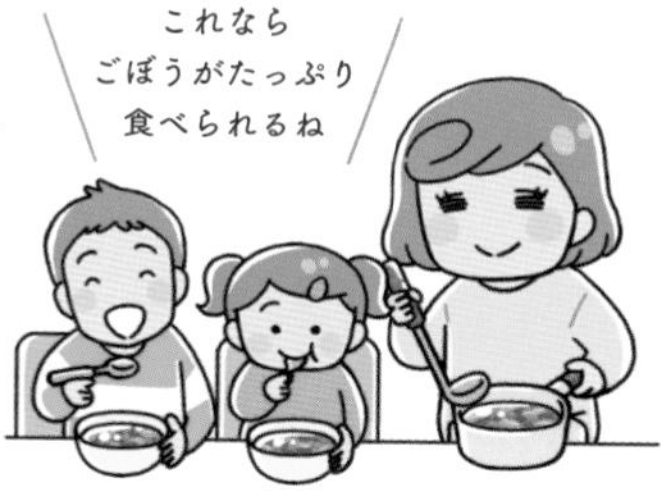
これなら
ごぼうがたっぷり
食べられるね

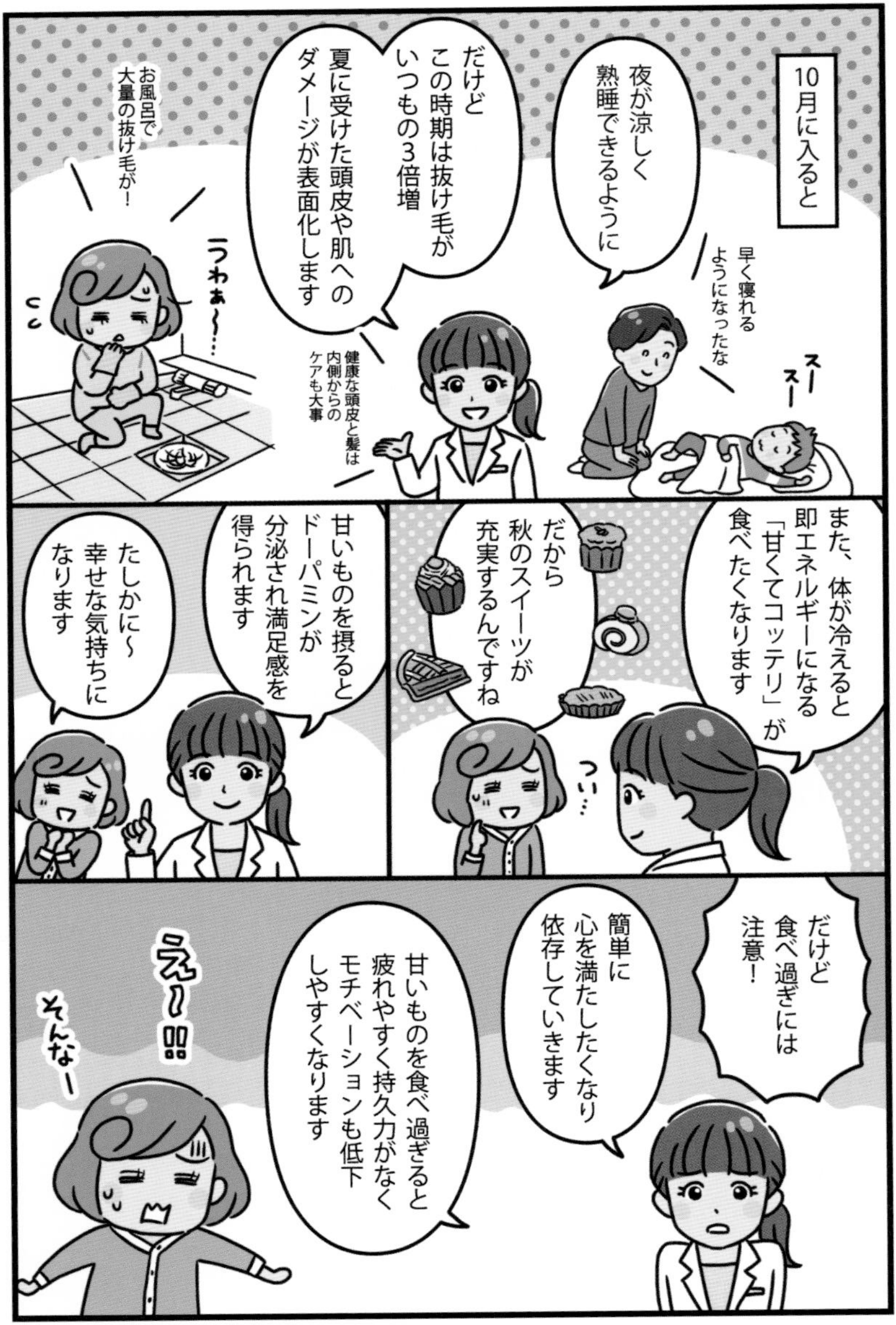
10月に入ると
夜が涼しく熟睡できるように
早く寝れるようになったな
スースー
だけど この時期は抜け毛がいつもの3倍増
夏に受けた頭皮や肌へのダメージが表面化します
健康な頭皮と髪は内側からのケアも大事
お風呂で大量の抜け毛が!
うわぁ〜…
また、体が冷えると即エネルギーになる「甘くてコッテリ」が食べたくなります
だから秋のスイーツが充実するんですね
つい…
甘いものを摂るとドーパミンが分泌され満足感を得られます
たしかに〜幸せな気持ちになります
だけど食べ過ぎには注意!
簡単に心を満たしたくなり依存していきます
甘いものを食べ過ぎると疲れやすく持久力がなくモチベーションも低下しやすくなります
え〜!!
そんなー

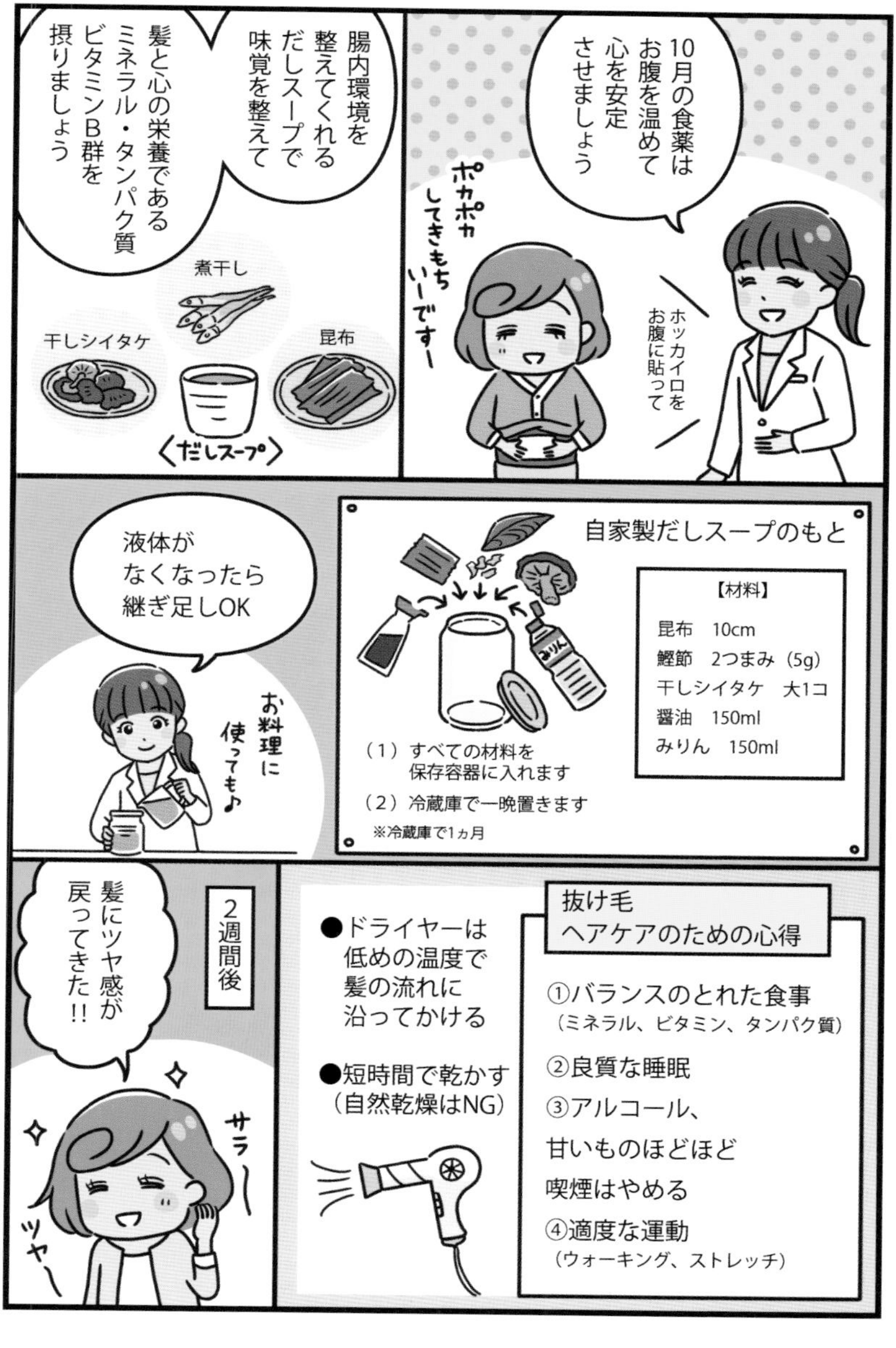
10月の食薬は
お腹を温めて
心を安定
させましょう
ホッカイロを
お腹に貼って
ポカポカ
してきもち
いーですー
腸内環境を
整えてくれる
だしスープで
味覚を整えて
髪と心の栄養である
ミネラル・タンパク質
ビタミンB群を
摂りましょう
煮干し
干しシイタケ
昆布
〈だしスープ〉
自家製だしスープのもと
みりん
【材料】
昆布　10cm
鰹節　2つまみ（5g）
干しシイタケ　大1コ
醤油　150ml
みりん　150ml
（1）すべての材料を
保存容器に入れます
（2）冷蔵庫で一晩置きます
※冷蔵庫で1ヵ月
液体が
なくなったら
継ぎ足しOK
お料理に
使っても♪
抜け毛
ヘアケアのための心得
●ドライヤーは
低めの温度で
髪の流れに
沿ってかける
●短時間で乾かす
（自然乾燥はNG）
①バランスのとれた食事
（ミネラル、ビタミン、タンパク質）
②良質な睡眠
③アルコール、
甘いものほどほど
喫煙はやめる
④適度な運動
（ウォーキング、ストレッチ）
2週間後
髪にツヤ感が
戻ってきた!!
サラ〜
ツヤ〜

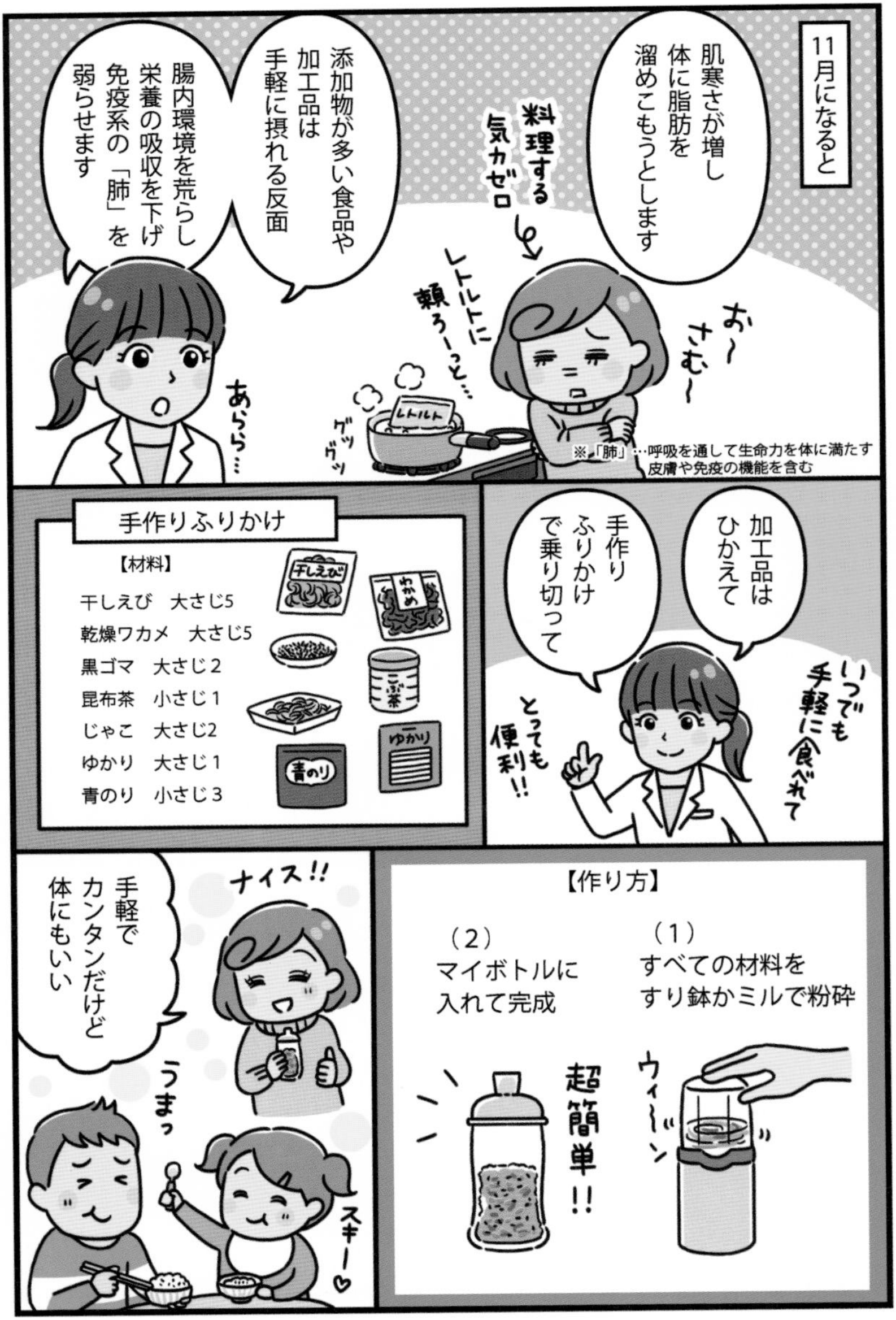
11月になると
肌寒さが増し
体に脂肪を
溜めこもうとします
料理する気力ゼロ
レトルトに頼ろーっと…
お～さむ～
レトルト
グツグツ
※「肺」…呼吸を通して生命力を体に満たす
皮膚や免疫の機能を含む
添加物が多い食品や加工品は手軽に摂れる反面
腸内環境を荒らし栄養の吸収を下げ免疫系の「肺」を弱らせます
あららら…
加工品はひかえて
手作りふりかけで乗り切って
いつでも手軽に食べれて
とっても便利!!
手作りふりかけ
【材料】
干しえび　大さじ5
乾燥ワカメ　大さじ5
黒ゴマ　大さじ2
昆布茶　小さじ1
じゃこ　大さじ2
ゆかり　大さじ1
青のり　小さじ3
干しえび
わかめ
こぶ茶
ゆかり
青のり
【作り方】
（1）
すべての材料を
すり鉢かミルで粉砕
（2）
マイボトルに
入れて完成
ウィ～ン
超簡単!!
ナイス!!
手軽でカンタンだけど体にもいい
うまっ
スキー!♡

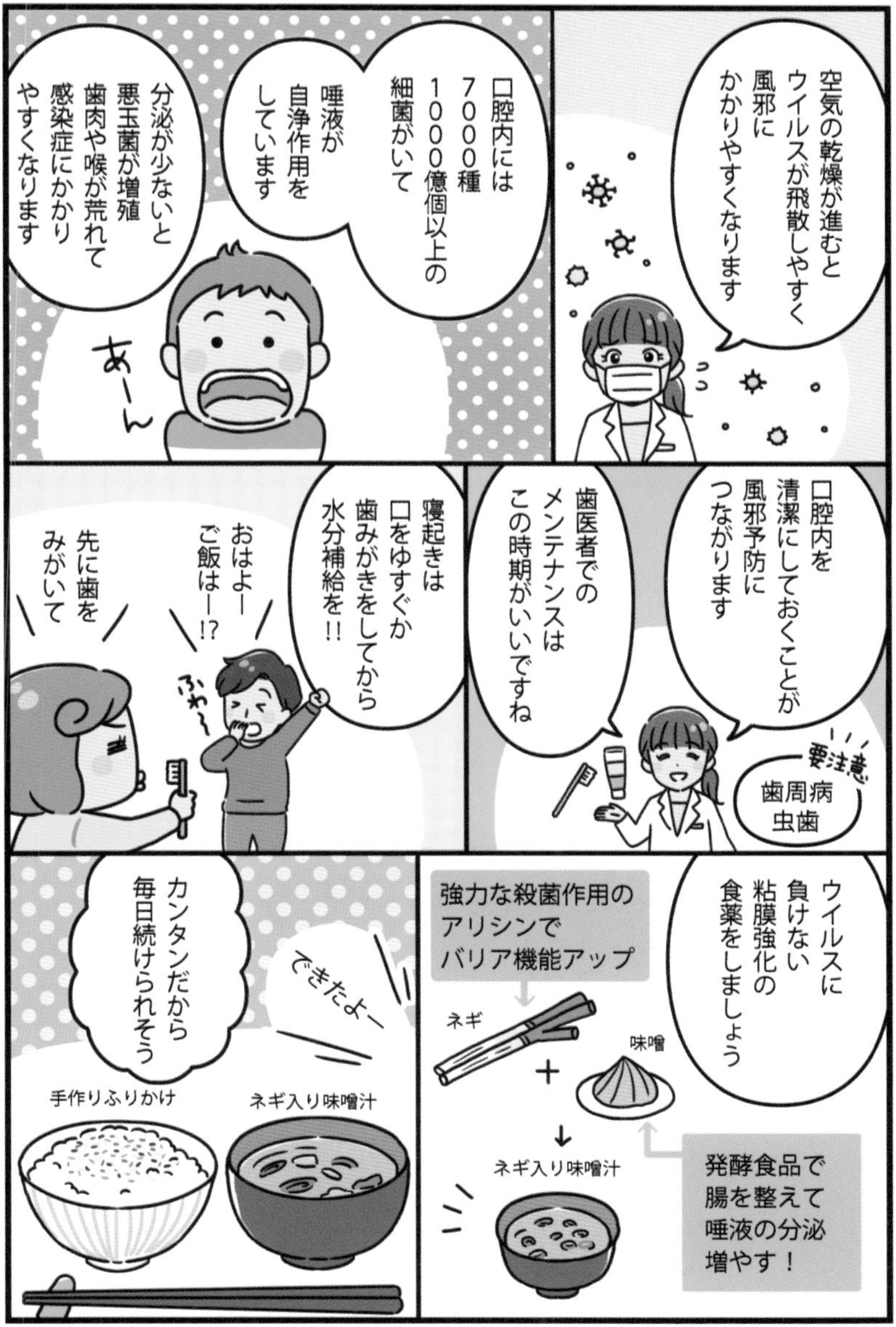

空気の乾燥が進むと ウイルスが飛散しやすく 風邪に かかりやすくなります
口腔内には 7000種 1000億個以上の 細菌がいて
唾液が 自浄作用を しています
分泌が少ないと 悪玉菌が増殖 歯肉や喉が荒れて 感染症にかかり やすくなります
あーん
口腔内を 清潔にしておくことが 風邪予防に つながります
歯医者での メンテナンスは この時期がいいですね
要注意
歯周病 虫歯
寝起きは 口をゆすぐか 歯みがきをしてから 水分補給を!!
ふわ〜
おはよー ご飯はー!?
先に歯を みがいて
ウイルスに 負けない 粘膜強化の 食薬をしましょう
強力な殺菌作用の アリシンで バリア機能アップ
ネギ
味噌
+
ネギ入り味噌汁
発酵食品で 腸を整えて 唾液の分泌 増やす!
カンタンだから 毎日続けられそう
できたよー
手作りふりかけ
ネギ入り味噌汁

# 10・11月のメンタルとフィジカル

## 心 心の健康に必要なミネラルを効率よくとろう

乾燥した気候で腸内環境が悪くなると、心の健康に必要な鉄、マグネシウム、亜鉛などのミネラルの吸収が悪くなります。腸が荒れ吸収できていない鉄は活性酸素を発生させたり、腸内の悪玉菌を増やしたりします。食物繊維の豊富な食材で腸を整えましょう。また、体が余分なものをためこみやすくなるので、加工食品や化学調味料は控えめにしましょう。

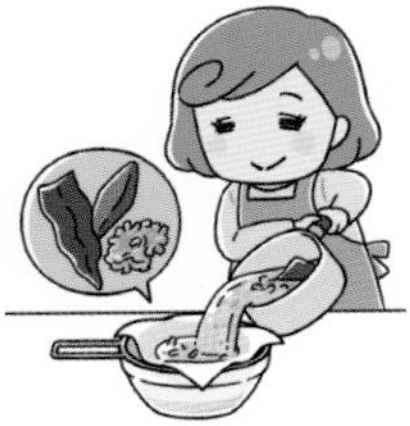

ダシを使って化学調味料は半分に！

## 体 夏のダメージが表面化 肌や髪を体の中から改善

夏に受けた肌や髪へのダメージが表面化してくる時期。心と同様、肌や髪にもミネラルが大切。ピーマン、パプリカ、キャベツなどの野菜は、ミネラルの吸収を促し、抗酸化作用のあるビタミンCが豊富なので積極的に。朝晩の気温差が大きくなり、自律神経やホルモンバランスが乱れやすくなります。感染症から身を守るには、自律神経を整えて免疫力を上げることが必要。気候によるストレスが多いこの時期、両者に影響する腸を整えるキノコなど食物繊維の多い食材がおすすめです。

## 冬に向けてのからだづくり

栄養素は小腸や大腸から吸収されて体をつくります。でも、腸の状態が悪いと有害物質を作ったり、体内に取り込み炎症の原因になることも。腸内環境を整えて、寒さに負けない体づくりを始めましょう。

### 水溶性の食物繊維をとる

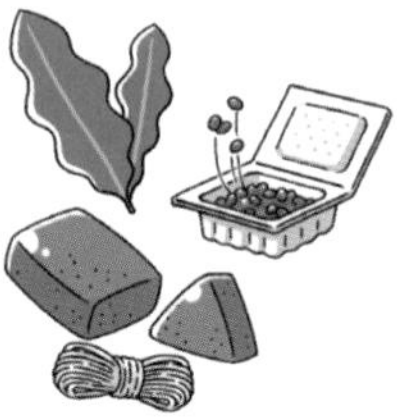

ワカメや納豆などに多い水溶性食物繊維は腸の強い味方。善玉菌がすごしやすい環境づくり、腸の粘膜の強化に役立ちます。また、腸の運動促進などの働きをする「短《たん》鎖《さ》脂《し》肪《ぼう》酸《さん》」が増えます。

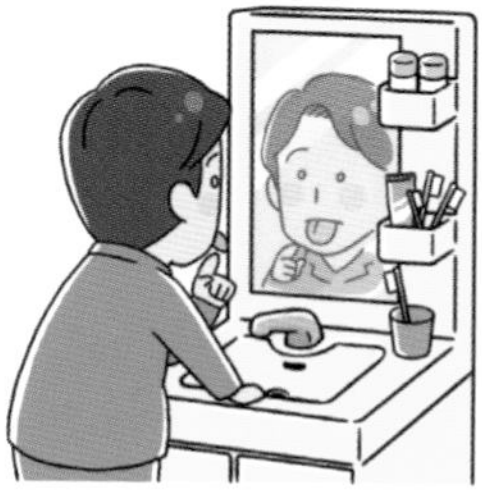

### 舌で健康チェック

舌がむくんでいる、舌苔がぶあつい・黄色い、舌炎・口内炎があるといったときは、胃腸に負担がかかっているかも。毎朝小さな変化をチェックする習慣をつけるといいでしょう。

### 腸をマッサージする

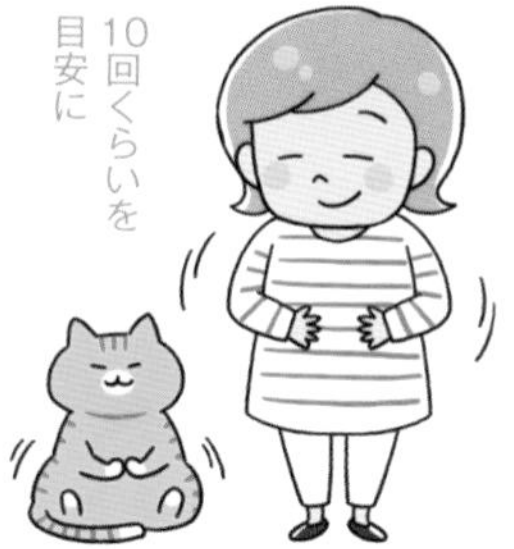


あお向けに寝てひざを立て、腹式呼吸をします。呼吸しながら、おへそを中心に「の」の字を描いてさすったあと、みぞおちから下腹部にかけてやさしくマッサージ。腸の動きがよくなります。

# 抜け毛・薄毛

## 抗酸化食材で頭皮をケアし、ミネラルで髪を育てる

秋は、夏の紫外線や蒸れなどで頭皮がダメージを受けているのに加え、乾燥した空気で髪の毛がパサパサになり、抜け毛が増えます。抗酸化作用の高い食材で頭皮の状態を改善し、ミネラル豊富な食材で髪の毛を健やかにしましょう。腹式呼吸を心がけると、血流がよくなり毛根の健康に役立ちます。

### 切り干し大根

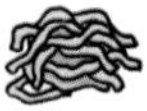

栄養は生の大根の20倍も。リグニンなど不溶性食物繊維が豊富。鉄分などミネラル、ビタミンB群も豊富です。スープにすれば、水に溶け出たカリウムやうま味も逃さずとれます。

### シーフードミックス

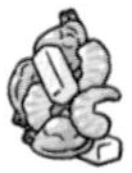

魚介に多く含まれるグリシンが睡眠の質を高め、成長ホルモンの分泌を促し、睡眠中に髪を育てます。髪の材料となるたんぱく質、頭皮の血行をよくするDHA・EPAも豊富。

### ごま

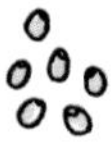

髪の主成分となるたんぱく質や食物繊維、ミネラル、頭皮の血流を促すビタミンEが豊富。強い抗酸化パワーで頭皮の老化を予防するセサミンも含んでいます。

### ひじき

たんぱく質の合成や血流を促すヨウ素やミネラル、髪の毛の新陳代謝に必要な亜鉛が豊富。また黒い色素フコキサンチンが抗酸化に働き若々しさを保ってくれます。

recipe　ミネラルたっぷりスープで髪を元気に

## 20分　ブイヤベース風スープ

**材　料**（2人分）

シーフードミックス…200g　にんにく…2かけ　かつお節…1にぎり
オリーブオイル…適量
A＝トマトジュース（無塩）…400ml、乾燥ひじき…5g、
しょうゆ…大さじ1、塩・こしょう…少々、みりん…大さじ1

**作り方**

1 鍋にオリーブオイルを入れて、みじん切りにしたにんにくを炒めます。
2 にんにくの香りが出たら、シーフードミックスを炒めます。
3 シーフードミックスに火が通ったら、Aを加え、中弱火で3分ほど煮こみます。

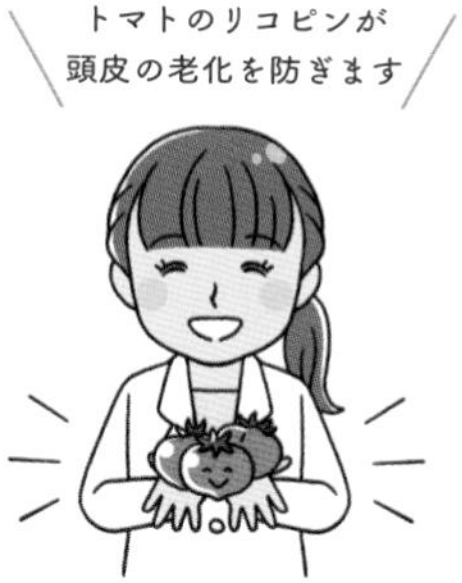
トマトのリコピンが
頭皮の老化を防ぎます

recipe　抗酸化成分が頭皮の血行をよくする

## 5分　ごまとクルミのレンチンポタージュ

**材　料**（1人分）

クルミ…3粒　あらびき黒こしょう…適量
A＝白すりごま…大さじ2、みそ…大さじ1、無調整豆乳…200ml、塩…少々

**作り方**

1 クルミはビニール袋に入れて、粉々にしておきます。
2 Aを器に入れてラップをかけ、電子レンジで1分30秒あたためます。
3 よくかきまぜてみそを溶かし、あらびき黒こしょうとクルミを振ります。

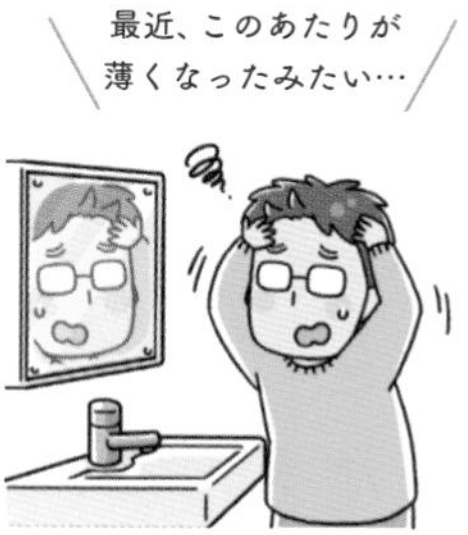
最近、このあたりが
薄くなったみたい…

ごまとクルミでエイジングケア。

# 乾燥肌

## しっかり保湿と コラーゲンスープで対策を

空気が乾燥してくると、肌のカサカサやかゆみなどのトラブルが増えます。洗顔後や入浴後の保湿クリームは当然ですが、体の内側からは、コラーゲンたっぷりスープと、腸を整える食材で対策を。肌を潤して新陳代謝を上げることは、冬に向けて疲れにくい体をつくることにもつながります。

### 鶏手羽先

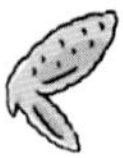

粘膜の強化や肌の乾燥改善に役立つビタミンA、体を潤すたんぱく質、皮膚や髪の毛の新陳代謝を促すビタミンB群が豊富。白濁したスープには低分子化したコラーゲンがたっぷり。

### 牛すじ

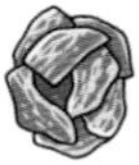

脂肪が少なく、ビタミンB群、K、鉄、マグネシウムなどのミネラル、良質なたんぱく質が豊富。圧力なべや炊飯器で煮こむと簡単に柔らかくなります。

### 黒豆

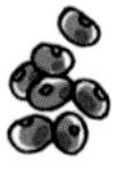

コラーゲンの生成を促すイソフラボン、しみ・しわなどの対策に有効なポリフェノールが含まれています。腸内環境を整えて肌トラブルを緩和する食物繊維やサポニンも。

### バナナ

たんぱく質の代謝に必要なビタミン$B_6$が豊富で肌トラブルの予防に効果的。腸内環境を整える食物繊維とオリゴ糖も多く含んでいます。

recipe　コラーゲン豊富なトロトロスープ

## 40分　もち麦入り参鶏湯《サムゲタン》風スープ

**材　料**（2人分）
鶏手羽先…６本　もち麦…大さじ３　しいたけ…４枚　昆布…５㎝
ごぼう…1/3 本　長ねぎ…1本　しょうが…1かけ　料理酒…大さじ3
塩・こしょう…少々　水…1400ml

**作り方**
1 しいたけ、昆布、ごぼう、長ねぎを食べやすい大きさに切ります。
2 鍋にすべての材料、調味料、水を入れて中弱火で30分以上煮込みます。
3 火を止めて完成です。

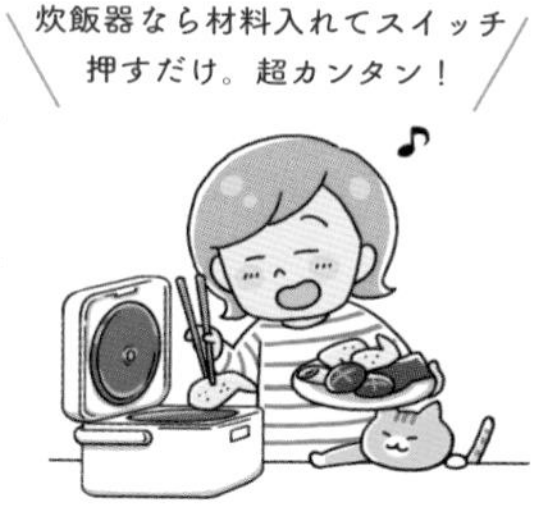

炊飯器なら材料入れてスイッチ押すだけ。超カンタン！


recipe　良質なたんぱく質でプルプルに

## 30分　牛すじとごぼうのスープ

**材　料**（2人分）
牛すじ…100g くらい　ごぼう…1/2 本　長ねぎ…1/2 本
しょうが…１かけ　こんにゃく…1/2 枚　料理酒…大さじ２
みりん…大さじ２　しょうゆ…大さじ２　塩…少々　水…600ml

**作り方**
1 牛すじを水、酒各 100ml、お酢大さじ２で下ゆでして水洗いし、一口大に切ります。
2 ごぼうは軽く水洗いして４㎝くらいに切り、長ねぎも４cm くらいに切ります。こんにゃくは手で一口大にちぎります。
3 すべての材料と調味料、水を鍋に入れ、アクをとりながら中火で 30 分以上やわらかくなるまで煮ます。

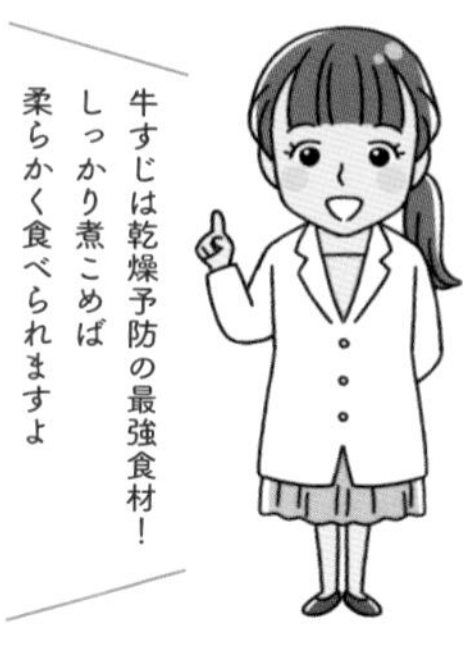

牛すじは乾燥予防の最強食材！
しっかり煮こめば
柔らかく食べられますよ

# 体のゆがみ（肩こり・腰痛）

## 不通即痛には巡りとバリア機能向上を

冷え込んでくると、首や肩に力が入ったり、猫背になりがちです。姿勢の悪さは肩こりや腰痛の原因に。また、乾燥した空気のなか、口呼吸の人は、とくに胃腸の動きが弱い傾向があるほか、口の中が乾いて細菌やウイルスに感染しやすくもなります。血流を促し、バリア機能を高める食材に加え、姿勢を正して深い呼吸を。

### らっきょう

血流を促す働きや抗菌・抗酸化作用の強いアリシンが含まれています。食物繊維がとても多く、整腸作用や脂肪吸収の抑制に効果的。

### キムチ

末梢血管まで血流を促し抗菌作用の強いカプサイシンやアリシンを含みます。腸を整える乳酸菌も豊富。調味料に漬けただけのものよりも、発酵させて作ったものを選んで。

### ルッコラ

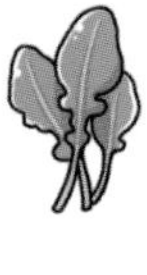

独特の香りが「気」の巡りを促し体の緊張をほぐしてくれます。また、抗酸化作用のあるビタミンC・A、カリウム・鉄・カルシウムなどのミネラルが豊富。

### ゆず

皮に含まれるリモネンという成分が、心身をリラックスさせてくれます。ビタミンCはレモンの3倍。皮は薬味に、汁はジュースに、種は化粧水に、絞りカスはゆず湯に。

recipe　ピリ辛さとすっぱさで体をシャキッと

## 豚肉とらっきょうのキムチ煮こみ

15分

**材　料**（2人分）
豚こま切れ肉…150g　キムチ…40g　らっきょう…4個
しょうゆ・塩・こしょう…少々　水…400ml

**作り方**
1. 豚こま切れ肉とキムチを一口大に切ります。らっきょうは縦に薄切りにします。
2. 鍋に1と水を入れてアクをとりながら5分ほど煮こみます。
3. しょうゆ・塩・こしょうを入れて味を調えます。

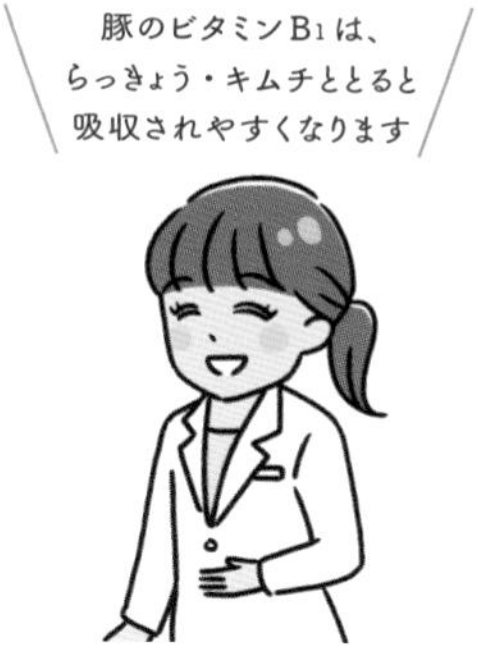
豚のビタミンB1は、
らっきょう・キムチととると
吸収されやすくなります

recipe　強い香りで体と心をリラックス

## ルッコラの豚しゃぶしゃぶ

15分

**材　料**（2人分）
豚肉（しゃぶしゃぶ用）…200gくらい　ルッコラ…1束
昆布…10cm　ゆず…1/2個　水…800ml

**作り方**
1. ルッコラを食べやすい大きさに切ります。
2. 鍋に昆布と水を入れて沸騰させます。
3. 2に豚肉とルッコラを入れて火を通し、ゆずをしぼったポン酢をつけて食べます。

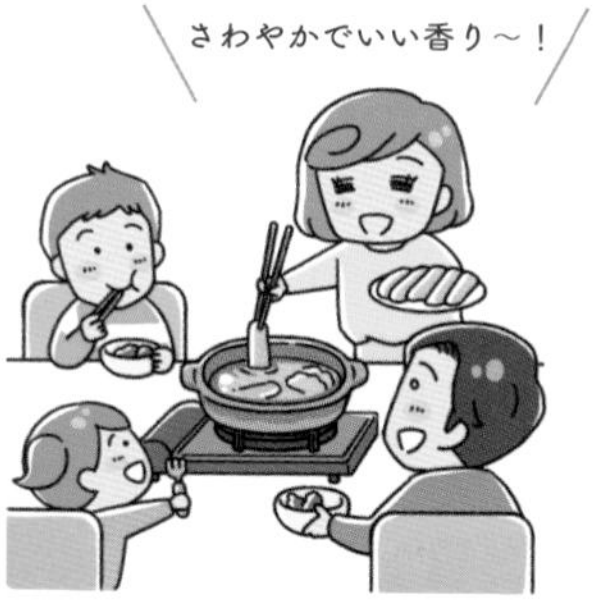
さわやかでいい香り～！

# 口臭

## 口臭を感じたら歯科検診と抗菌・整腸食材

空気の乾燥やストレスなどで口の中が乾燥すると、細菌が増殖して口臭が発生しやすくなります。虫歯や歯周病も原因の一つ。口腔内の状態が悪いと感染症や腸の不調につながったりすることも。

　歯科検診に加えだ液の分泌を促したり抗菌・整腸作用のある食材で根本から口臭ケアを。

### レモン

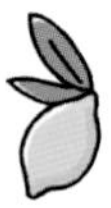

レモンの酸味がだ液の分泌を促したり、細菌の増殖をおさえたりして口腔内をさわやかにしてくれます。また、ビタミンＣも多く口内炎予防にも。

### しょうが

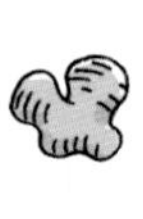

高い抗菌・抗酸化作用があります。のどが痛くてかぜをひきそうなときは生で、血流を改善して体を温めたいときは加熱するのが効果的。有効成分の多い皮も使って。

### みそ

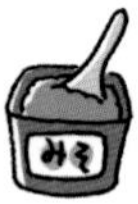


口腔内と腸内環境はリンクし、全身的な不調につながります。たんぱく質、イソフラボン、乳酸菌、ミネラル、ビタミンなど栄養満載の発酵調味料で腸からのケアを忘れずに。

### れんこん

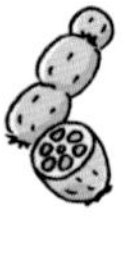

漢方では古くから咳、ノドの痛み、下痢など粘膜が弱っているときに使われてきました。ビタミンＣやポリフェノールが豊富で口腔内の乾燥や炎症の改善に役立ちます。

recipe 疲れている朝に飲みたい！

## レモンのみそ汁

10分

**材 料**（2人分）
セロリ…1/3本　乾燥ワカメ…3g　レモン汁…小さじ1
みそ…大さじ1と1/2　水…400ml

**作り方**
1 セロリは斜め薄切りにします。
2 レモン以外の材料を入れ、ひと煮たち。
3 2にみそ、レモン汁を加え、よくかきまぜてから火を止めます。

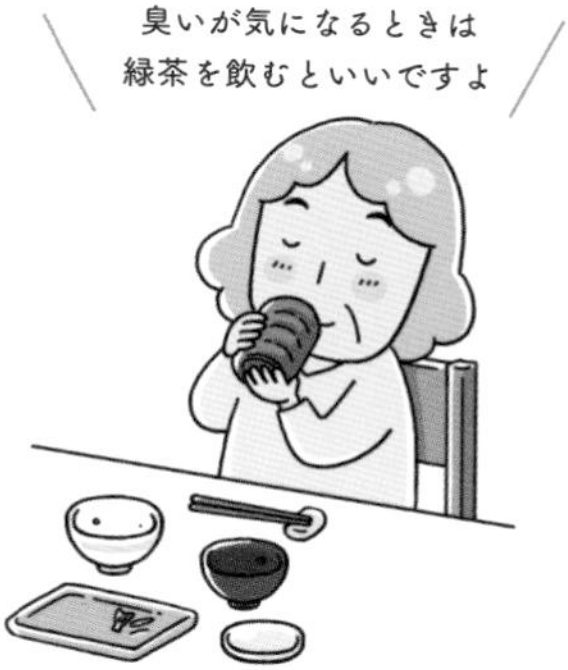
臭いが気になるときは
緑茶を飲むといいですよ

recipe 口腔内のバリア機能を高める

## れんこんのポタージュ

20分

**材 料**（2人分）
れんこん…200g　玉ねぎ…1/4個　ひき肉…40g
しょうが…1かけ　水…300ml　豆乳…150ml
みそ…大さじ2　塩・こしょう…少々

**作り方**
1 れんこんはすりおろします。玉ねぎとしょうがはみじん切りにします。
2 鍋に1とひき肉、水を入れて煮こみます。
3 材料に火が通ったら、豆乳とみそ、塩・こしょうを加えて味を調えます。

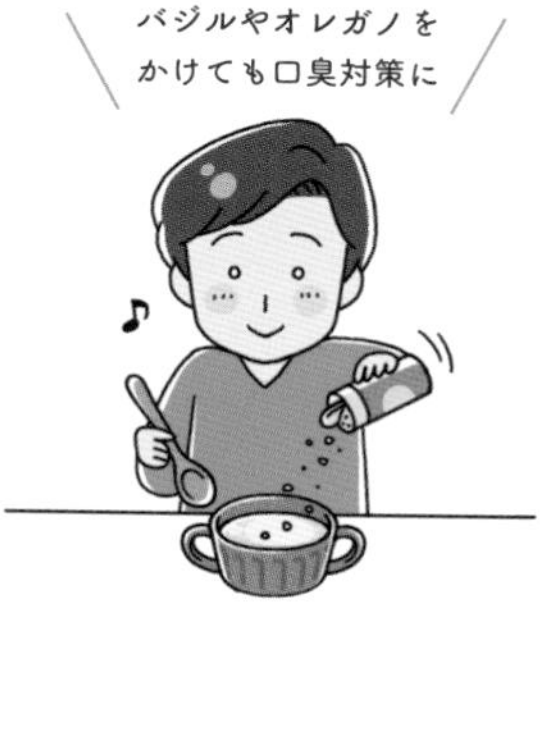
バジルやオレガノを
かけても口臭対策に

# 便秘

## 腸を潤して便通を促す食材をとろう

秋の限定濃厚スイーツやクリーム系の食事がくせになり悪玉菌の増加、寒暖差による自律神経の乱れから起きる腸の働きの低下などにより、便秘になりやすい時期。便秘薬に頼ってばかりいると便秘が慢性化することも。腸に水分を与え、便通を潤し動かす食材をとりましょう。

### のり

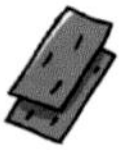

便秘改善に効果的な水溶性食物繊維の量が、食材の中でもトップクラス。女性にうれしい葉酸、鉄、ビタミンB群も豊富。

### もずく

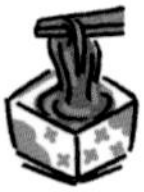

ネバネバ成分のフコイダンには、腸内の善玉菌を増やして便通をよくする働きや、免疫力を高める働きがあります。便秘やダイエットや二日酔い予防にも。

### 杏仁

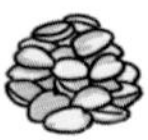

杏仁はアンズの種。それを粉にした杏仁霜が杏仁豆腐には使われています。腸の粘膜を潤し、便通をよくするほか、咳止めや呼吸器・皮膚を潤す働きもあります。

### 葛粉

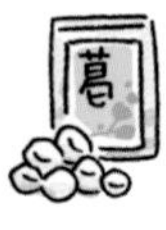


葛の根からつくられる粉で料理などのとろみづけに使われます。腸内の老廃物をお掃除してくれる働きがあります。混ざりもののない葛100%のものを選んで。

recipe　ポッコリしたらホッコリするスープ

10分

## フワフワ卵ののりスープ

**材　料**（2人分）
のり…大判1/2昧　卵…１個　長ねぎ…10cm程度
水…350ml　オリーブオイル…適量　ザーサイ…30g（みじん切り）
しょうゆ…大さじ１　みりん…小さじ２

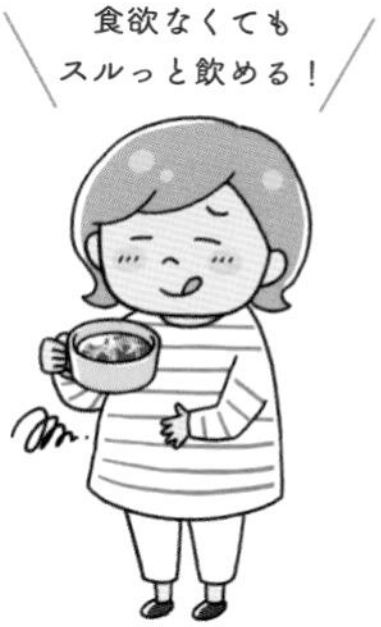
食欲なくても
スルっと飲める！

**作り方**
1. 長ねぎは薄切りにして、のりは手でちぎります。
2. 鍋に水を入れて沸騰させ、しょうゆ、みりん、ザーサイを入れます。
3. のりと長ねぎを加え、溶き卵を回し入れて軽くかきまぜオリーブオイルをひとまわし。

recipe　トロミで腸のお掃除

15分

## 白菜の葛汁

**材　料**（２人分）
白菜…３枚くらい　塩…適量　しょうゆ…適量
ツナの水煮缶…１個　水…400ml　葛粉…10g
しょうが…３片

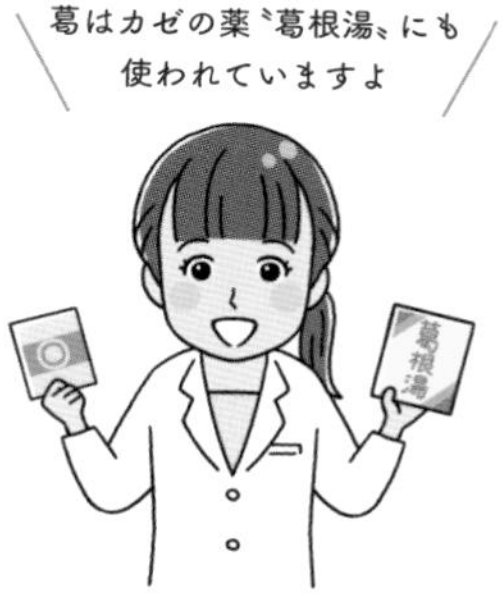
葛はカゼの薬〝葛根湯〟にも
使われていますよ
葛根湯

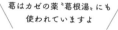

**作り方**
1. 白菜は千切りに、しょうがはみじん切りにします。
2. 鍋に水と白菜としょうがを加え、加熱します。
3. 白菜が柔らかくなったら、ツナ・塩・しょうゆ・少量の水で溶いた葛粉を加え、トロミが出るまで煮込みます。

# 生理痛

## 骨盤周辺の血流をアップして痛みを軽減

生理痛にもいくつかのタイプがあるというのが漢方の考え方。チクチクした痛み、重だるい痛み、腰にまで感じる痛みなど。骨盤周りの血流が悪かったり、経血がうまく排泄できなかったりすると痛みが強くなり長びきます。ただ、いずれにせよ血流の改善は急務。血の巡りをよくする対策を。

### アボカド

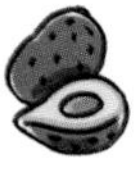

漢方では痛みの原因の多くを巡りの不調と考えます。栄養価が高く、ビタミンEが豊富なアボカドを朝食にとれば、血行がよくなり生理痛緩和が期待できます。

### にら

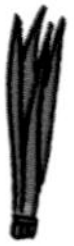

血の滞りが痛みの原因の一つであると漢方では考えます。にらには血行をよくするビタミンEやアリシンが含まれています。経血をスムーズに排泄する働きも。

### ピスタチオ

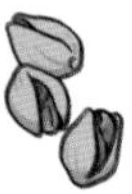

女性ホルモンやミトコンドリアの働きを支えるビタミン$B_6$と亜鉛、マグネシウムや鉄、カリウムを含み、生理痛、生理前のイライラやむくみにも効果的。

### ラム肉

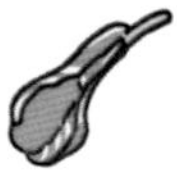

低カロリー・高たんぱくで、亜鉛や鉄、ビタミンB群・Aが豊富。体を温めて血流をよくする効果があるので、生理痛のほか冷えからくる不調にもおすすめ。

recipe 骨盤の血流をアップして痛みを軽減

20分

## アボカドのポタージュ

**材　料**（2人分）
アボカド…1個　しょうが…2かけ　無調整豆乳…400ml
クルミ…5粒　みそ…大さじ2　塩・あらびき黒こしょう…少々
亜麻仁油…ひとまわし

**作り方**

1. アボカドの皮と種を取り除き、ポリ袋に入れて手でよくつぶします。しょうがはすりおろします。
2. 1と無調整豆乳を鍋に入れて中弱火で加熱します。
3. ひと煮立ちしたら、みそ、塩・あらびき黒こしょうを加えて味をととのえます。器に入れ、くだいたクルミと亜麻仁油をふりかけます。

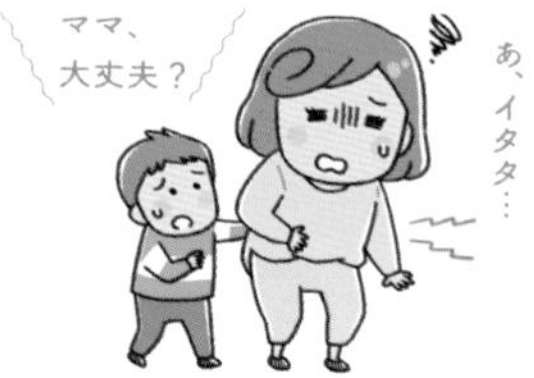


recipe 血の巡りをよくする中華風スープ

20分

## ツナのマーボスープ

**材　料**（2人分）
A＝ツナ缶…1缶、にら…1/2束、豆腐…1丁、にんにく…1かけ、
料理酒…50ml、水…400ml
B＝みそ…大さじ1、豆板醤…小さじ1/2、
しょうゆ…大さじ1、さんしょう…適量

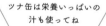

**作り方**

1. にらは1cmに、豆腐はさいの目に切ります。にんにくはすりおろします。
2. Aをすべて鍋に入れて中弱火で加熱し、ひと煮立ちしたらBを加えて味をととのえます。
3. 器に盛って、お好みでさんしょうをふります。

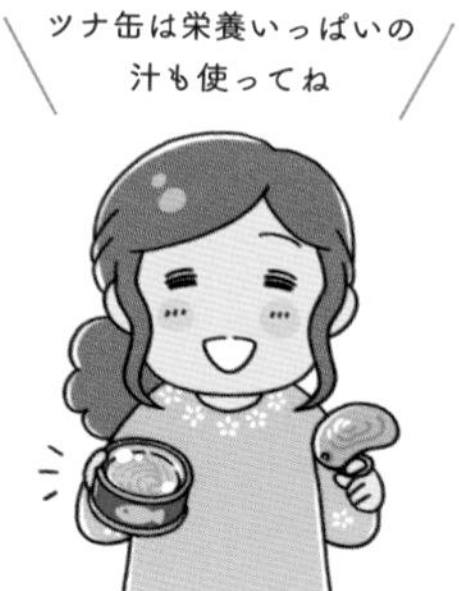

# 不眠

## 睡眠の質の向上は最強のエイジングケア

私たちの体内時計は、朝目覚めてから約15時間後に、睡眠ホルモンであり、最強の抗酸化力をもつメラトニンが増え成長ホルモンの分泌が促されるため、毎日知らぬ間に最強のエイジングケアができています。メラトニンの材料のたんぱく質や腸を動かし体に朝を告げる食物繊維を朝にとり夜の強い光は避けるように。

### 緑茶

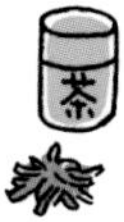


朝は熱い緑茶でカテキンを抽出し体内時計を整えましょう。夜には50～60℃のぬるめに入れて、テアニンを抽出しリラックス効果を期待しましょう。

### 鯛

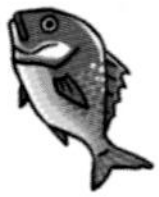

消化のよいたんぱく質がとても豊富。脳の働きを活性化させるオメガ3脂肪酸も含んでいます。水に溶けやすい栄養素が多いので、スープなど煮汁ごと食べるのがおすすめ。

### カシューナッツ

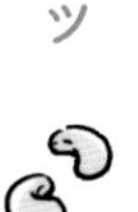

亜鉛、マグネシウム、鉄、ビタミンB群、たんぱく質が豊富でメラトニンの材料となる栄養はもちろん、ナッツの中でも食物繊維が豊富で整腸に役立ちます。

### マッシュルーム

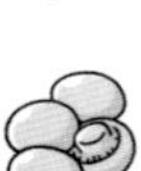

夜に増えるメラトニンは、朝にはセロトニンとして存在。セロトニンの合成に関与するのが、ビタミンDやビタミンB群。これらを含むのがきのこ類です。

recipe　たんぱく質とカフェインで体内時計をリセット

5分

## 鯛の緑茶スープ

**材　料**（1人分）

A＝鯛（刺身）…4切れ、乾燥わかめ…小さじ1、
しょうゆ…小さじ2、みりん…小さじ2、すりごま…大さじ1/2
緑茶…200ml

**作り方**

1 Aをすべて器に入れます。

2 1に熱い緑茶を注ぎます。

寝る前に飲むと眠れなくなることもあるので注意を。

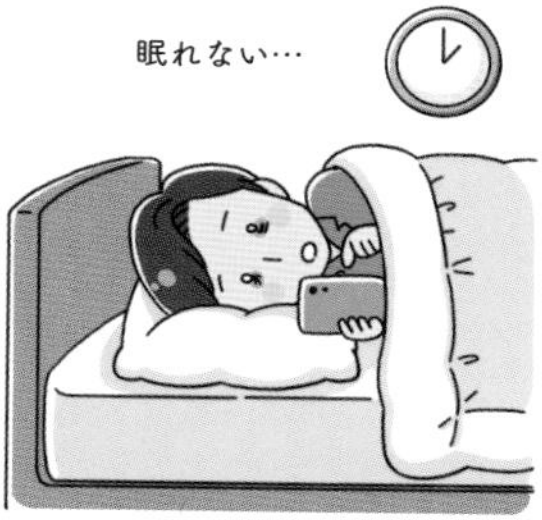
眠れない…

recipe　眠気をさそうクリーミースープ

25分

## カシューナッツとマッシュルームのポタージュ

**材　料**（2人分）

カシューナッツ…30g　玉ねぎ…1/4個　マッシュルーム…4個
みそ…大さじ1　豆乳…200ml　水…200ml　塩…少々

**作り方**

1 玉ねぎ・マッシュルームはみじん切りにして、カシューナッツは細かく砕いておきます。

2 1を炒め、色がついてきたら水を加え、軽く煮立たせます。

3 2にみそと豆乳を加えて完成です。

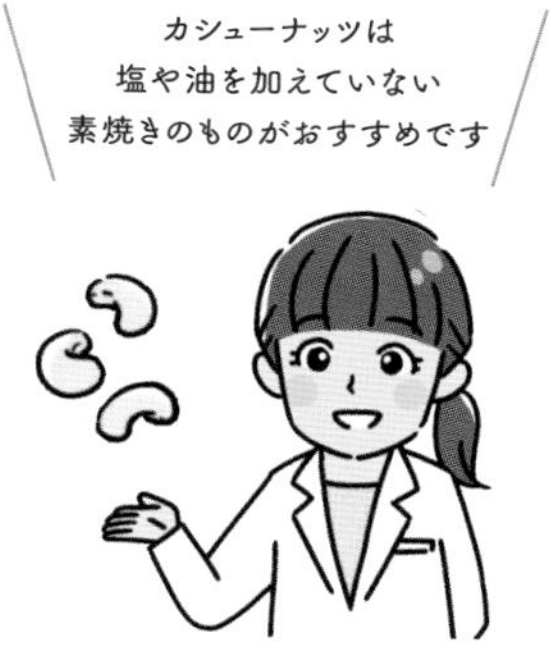
カシューナッツは
塩や油を加えていない
素焼きのものがおすすめです

column

# 季節ごとに 必要な栄養素を知ろう！

不調は単体でみるのではなく、自然界や全身とのバランスを重視しています。漢方では、「気・血・水」の不足や巡りの悪さの原因を、体の機能を5つに分類した「肝《かん》・心《しん》・脾《ひ》・肺《はい》・腎《じん》（五臓）」の関連を分析することで検討をつけ、治療や方針を立てます。これを「弁証論治」とよんでいます。気は代謝や免疫機能に、血は栄養や自律神経に、水はホルモン分泌に関係します。この3つが充実して五臓が正常に働いていれば健康でいられますが、いずれかが不足したり巡りが悪くなったりすると、病気や不調を招くことに。その大きな原因となるのが季節の変化による影響です。

漢方では季節を「春・夏・長夏・秋・冬」に分け、次のようにそれぞれダメージを受けやすい臓器があるとしています。気候変化が激しく自律神経が乱れやすい春は「肝」、汗でミネラルを消耗して活性酸素が生じやすい夏は「心」、梅雨や台風のような低気圧の影響が大きい長夏は「脾」、体が乾燥する秋は「肺」、冷える冬は「腎」。本書を参考にして季節ごとにとりたい栄養素や食材を知り、強い体と心をつくりましょう。

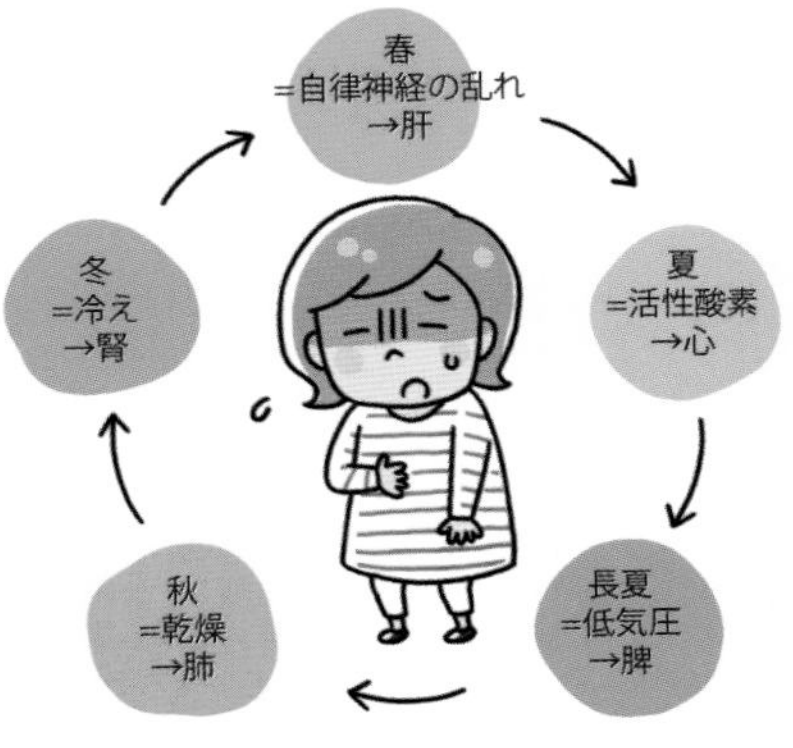
春
=自律神経の乱れ
→肝
夏
=活性酸素
→心
長夏
=低気圧
→脾
秋
=乾燥
→肺
冬
=冷え
→腎

第4章

# 冬の食薬

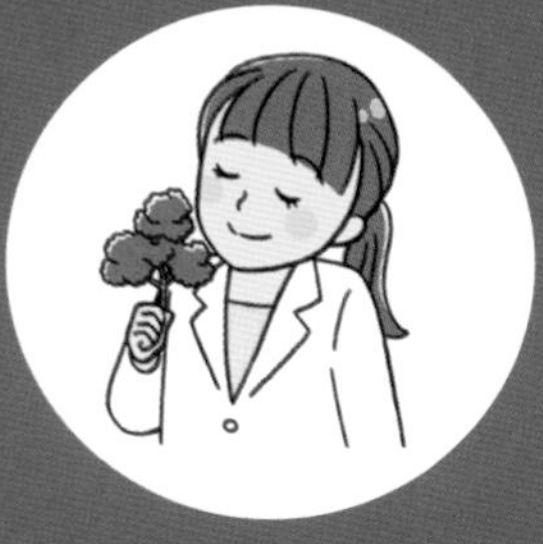

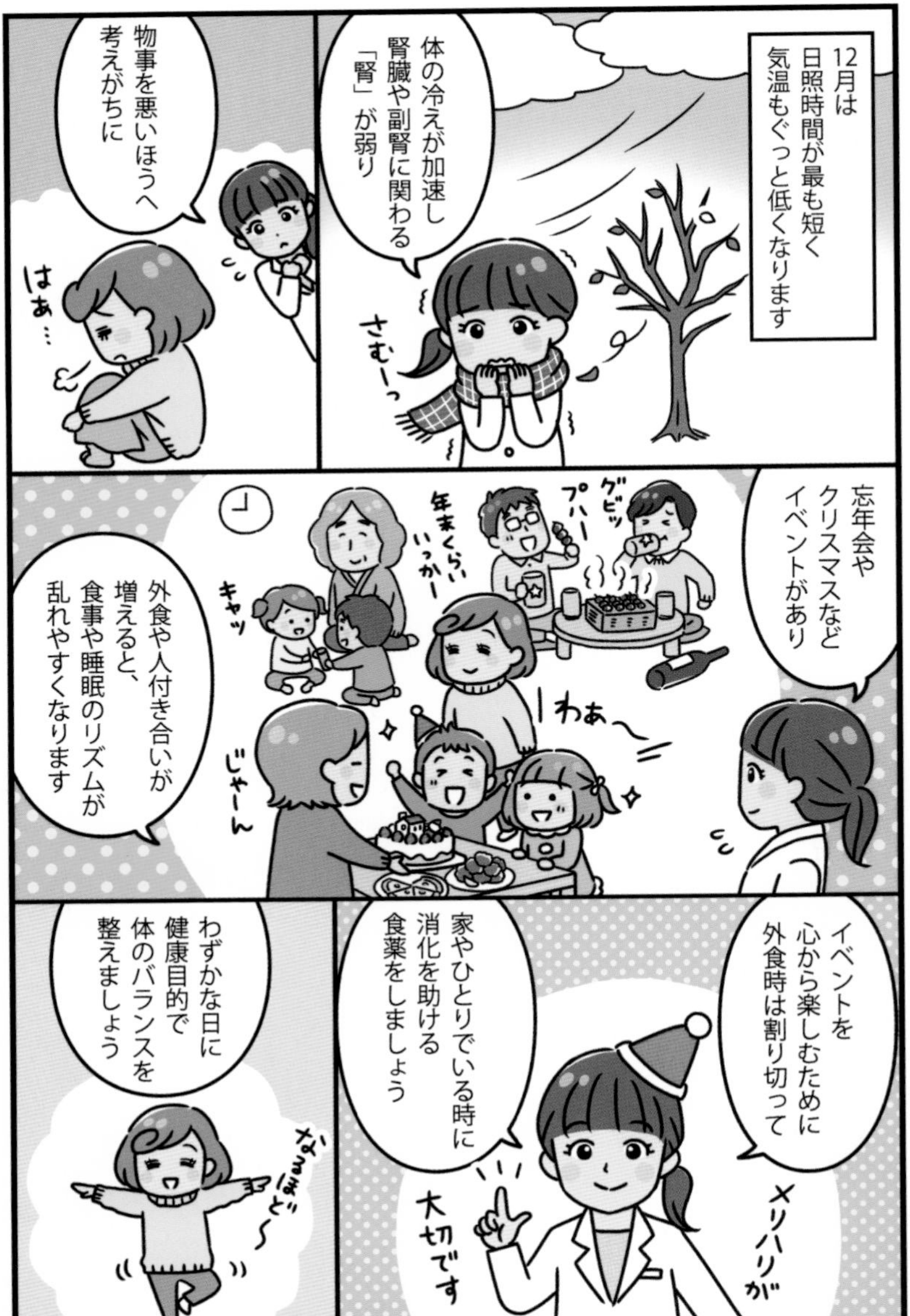
12月は日照時間が最も短く気温もぐっと低くなります
体の冷えが加速し腎臓や副腎に関わる「腎」が弱り
さむーっ
物事を悪いほうへ考えがちに
はあ…
忘年会やクリスマスなどイベントがあり
グビッ
プハー
年末くらいいっかー
キャッ
外食や人付き合いが増えると、食事や睡眠のリズムが乱れやすくなります
わあ〜
じゃーん
イベントを心から楽しむために外食時は割り切って
家やひとりでいる時に消化を助ける食薬をしましょう
メリハリが
大切です
わずかな日に健康目的で体のバランスを整えましょう
なるほど〜

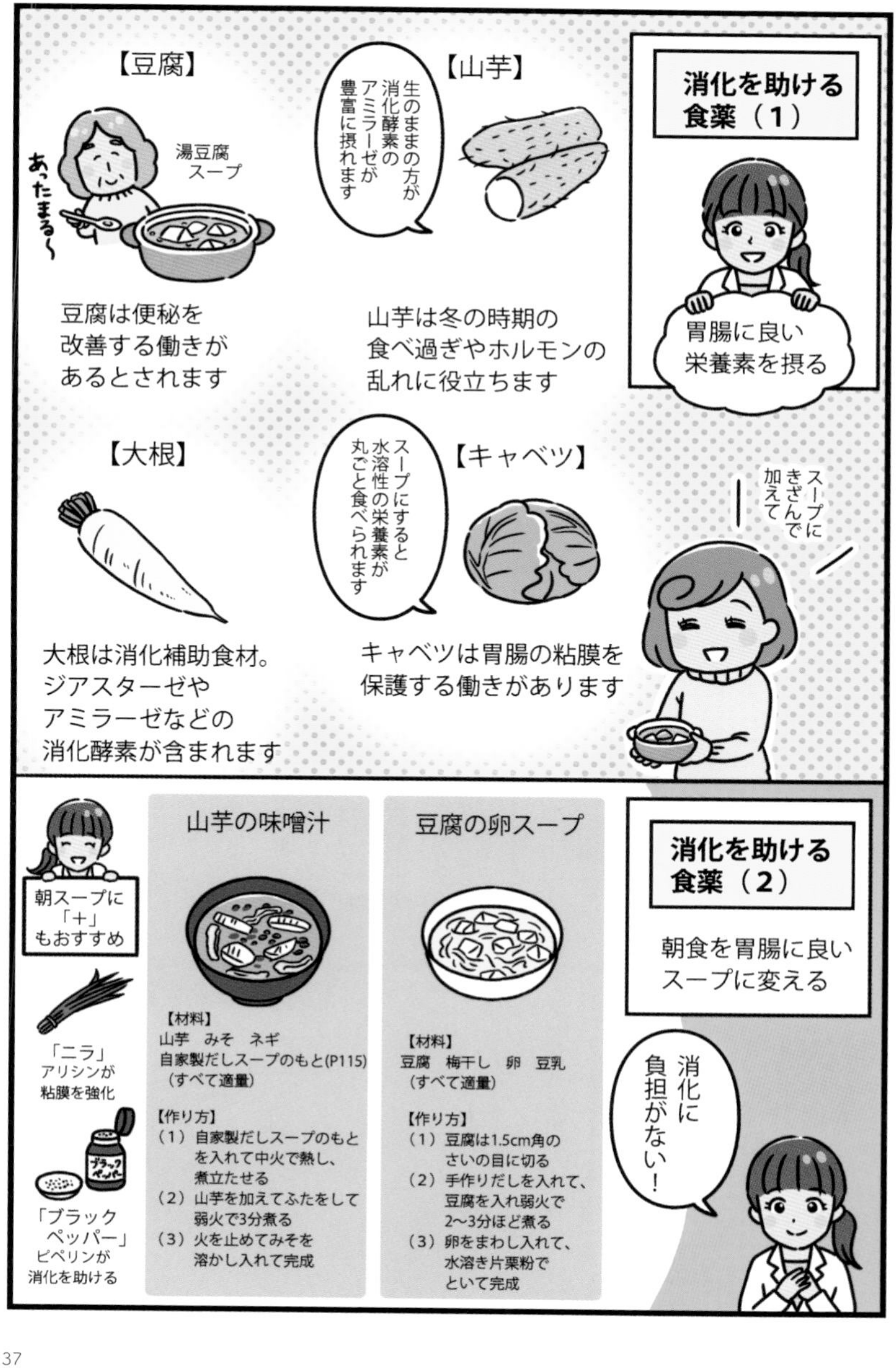
消化を助ける食薬（1）
胃腸に良い栄養素を摂る
【山芋】
生のままの方が消化酵素のアミラーゼが豊富に摂れます
山芋は冬の時期の食べ過ぎやホルモンの乱れに役立ちます
【豆腐】
湯豆腐スープ
あったまる〜
豆腐は便秘を改善する働きがあるとされます
スープにきざんで加えて
【キャベツ】
スープにすると水溶性の栄養素が丸ごと食べられます
キャベツは胃腸の粘膜を保護する働きがあります
【大根】
大根は消化補助食材。ジアスターゼやアミラーゼなどの消化酵素が含まれます
消化を助ける食薬（2）
朝食を胃腸に良いスープに変える
消化に負担がない！
豆腐の卵スープ
【材料】
豆腐　梅干し　卵　豆乳
（すべて適量）
【作り方】
（1）豆腐は1.5cm角のさいの目に切る
（2）手作りだしを入れて、豆腐を入れ弱火で2〜3分ほど煮る
（3）卵をまわし入れて、水溶き片栗粉でといて完成
山芋の味噌汁
【材料】
山芋　みそ　ネギ
自家製だしスープのもと(P115)
（すべて適量）
【作り方】
（1）自家製だしスープのもとを入れて中火で熱し、煮立たせる
（2）山芋を加えてふたをして弱火で3分煮る
（3）火を止めてみそを溶かし入れて完成
朝スープに「＋」もおすすめ
「ニラ」アリシンが粘膜を強化
「ブラックペッパー」ピペリンが消化を助ける
ブラックペッパー

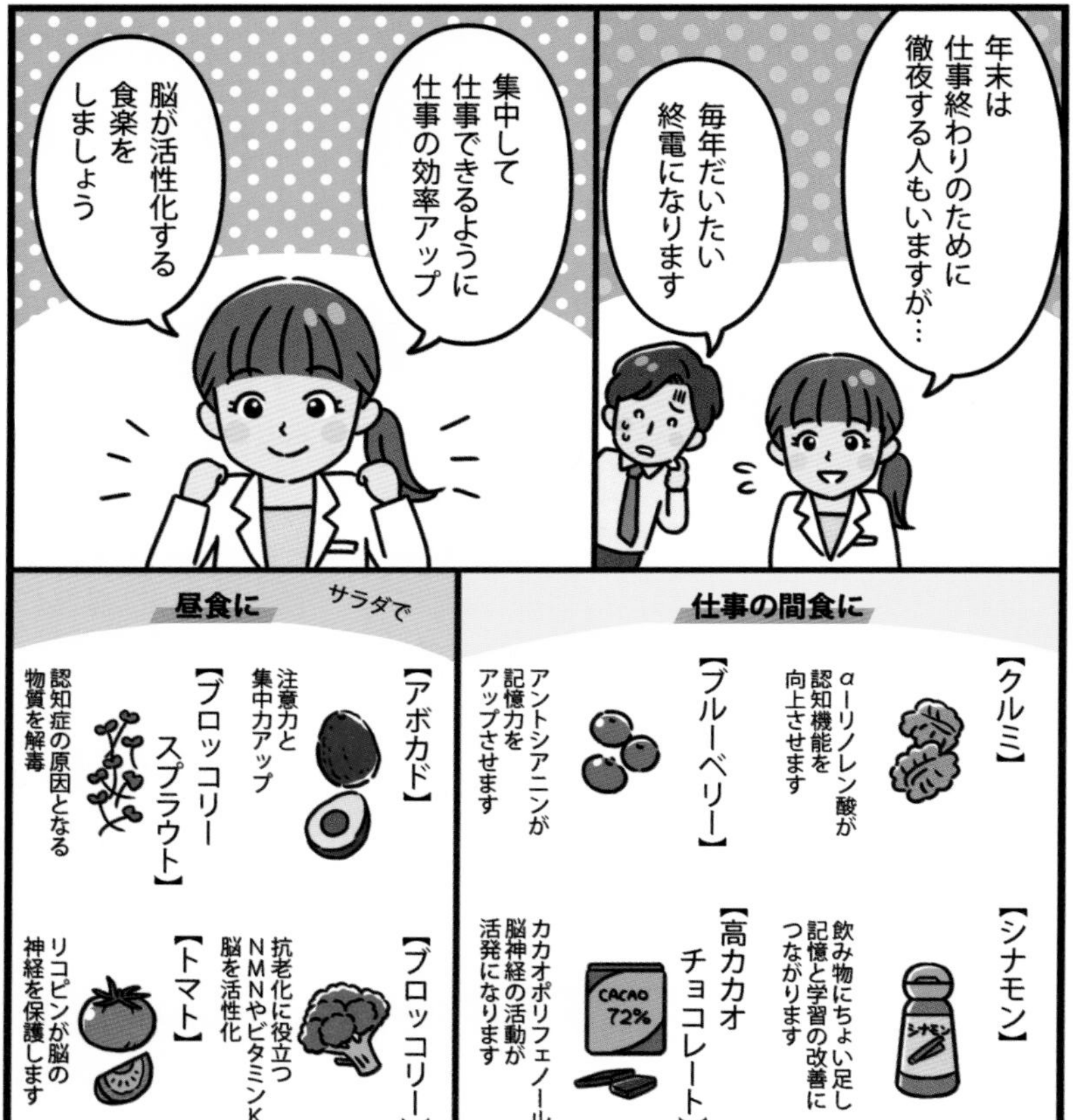
年末は仕事終わりのために徹夜する人もいますが…
毎年だいたい終電になります
集中して仕事できるように仕事の効率アップ
脳が活性化する食楽をしましょう
仕事の間食に
【クルミ】
α-リノレン酸が認知機能を向上させます
【ブルーベリー】
アントシアニンが記憶力をアップさせせます
【シナモン】
飲み物にちょい足し記憶と学習の改善につながります
シナモン
【高カカオチョコレート】
カカオポリフェノールで脳神経の活動が活発になります
CACAO 72%
昼食に
サラダで
【アボカド】
注意力と集中力アップ
【ブロッコリースプラウト】
認知症の原因となる物質を解毒
【ブロッコリー】
抗老化に役立つNMNやビタミンKが脳を活性化
【トマト】
リコピンが脳の神経を保護します
昼食や夕食を選ぶ時に
【サーモン・サバ】
オメガ3系脂肪酸が記憶力の維持思考力を高める
鯖
刺身がおすすめですが、無理ならサバ缶で!!
DHA-EPAが手軽に摂取できます
仕事がサクサク進む〜!

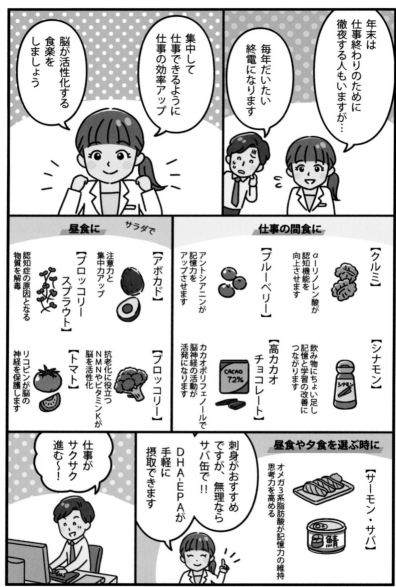

※NMN…「ニコチンアミドモノクレオチド」とはビタミンB3の中に含まれる成分。
老化をコントロールする遺伝子を活性化させます

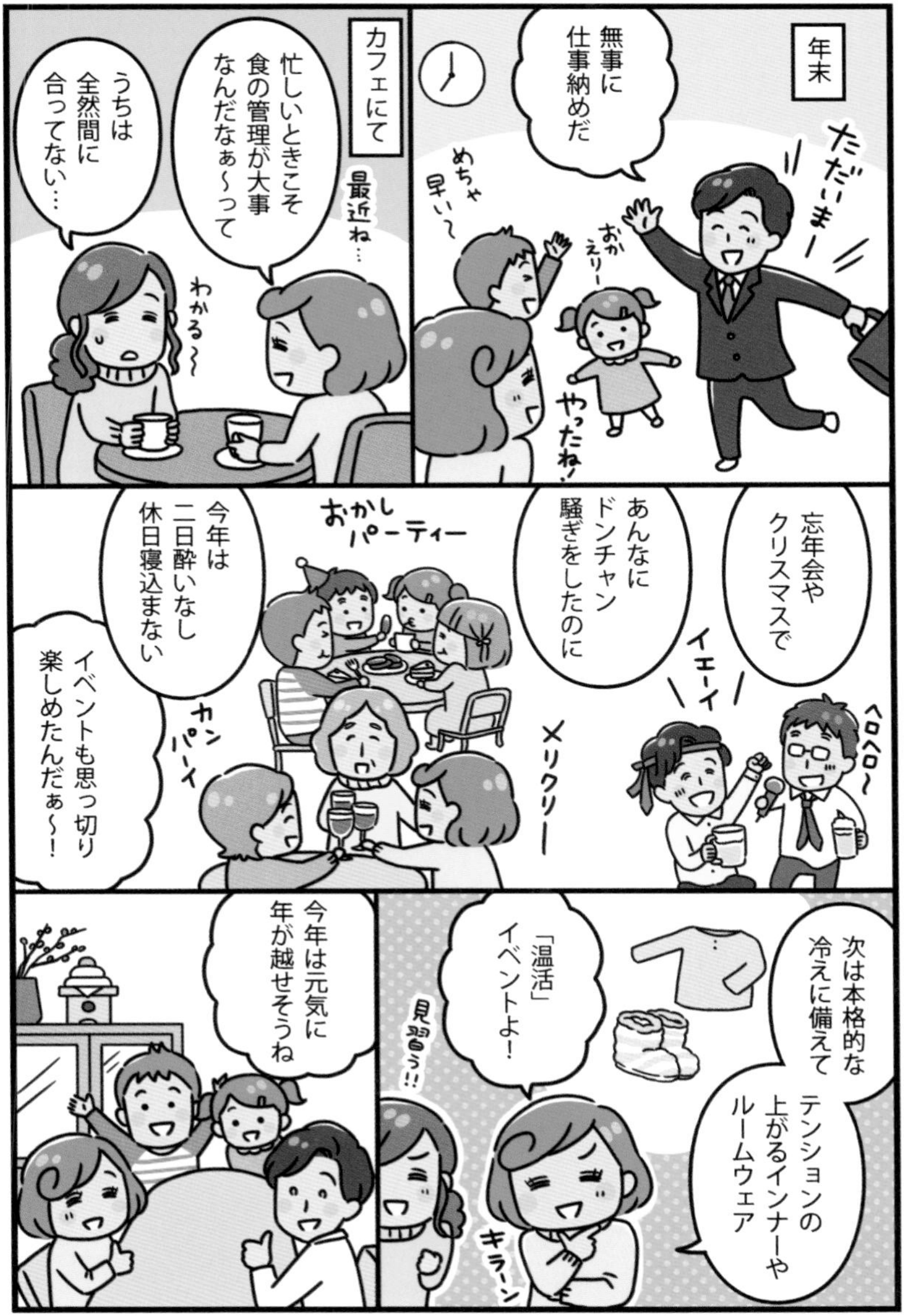
年末
無事に仕事納めだ
ただいまー
めちゃ早い〜
おかえりー
やったね!
カフェにて
最近ね…
忙しいときこそ食の管理が大事なんだなぁ〜って
わかる〜
うちは全然間に合ってない…
忘年会やクリスマスで
あんなにドンチャン騒ぎをしたのに
イエーイ
ヘロヘロ〜
メリクリー
おかしパーティー
今年は二日酔いなし休日寝込まない
カンパーイ
イベントも思っ切り楽しめたんだぁ〜!
次は本格的な冷えに備えて
テンションの上がるインナーやルームウェア
「温活」イベントよ!
見習う!!
キラーン
今年は元気に年が越せそうね

# 12月のメンタルとフィジカル

## 心　日の陰りで不足する栄養を補い精製糖を控える

日照時間がもっとも短くなる冬至の時期。セロトニンやビタミンDの生成が減少したり、気温が低くなり体が冷えて血行が悪くなったり、消化の働きが悪くなることで、気分もマイナス方向へ。心のための栄養と言われるアミノ酸やビタミンB、亜鉛、マグネシウムなどのミネラル、オメガ3脂肪酸などが含む食材をとりいれましょう。白米より雑穀米、小麦粉よりそば粉、クッキーよりフルーツなど、精製されていない糖質を積極的に取り入れることで、心の安定を図りましょう。

## 体　体を温めて消化を促進代謝を上げて免疫力アップ！

気候の特性に影響され口や粘膜の乾燥や、体の芯から末端まで冷え切ってしまうことで抵抗力が落ちてしまいやすい月。また、12月は外食が多くなり、糖質や脂質が過多になり胃腸もお疲れモード。自宅では、胃腸を労い冬の健康に欠かせない代謝を上げるビタミンB群やたんぱく質、ミネラルなどの栄養を含む温かいスープでセルフケアを。

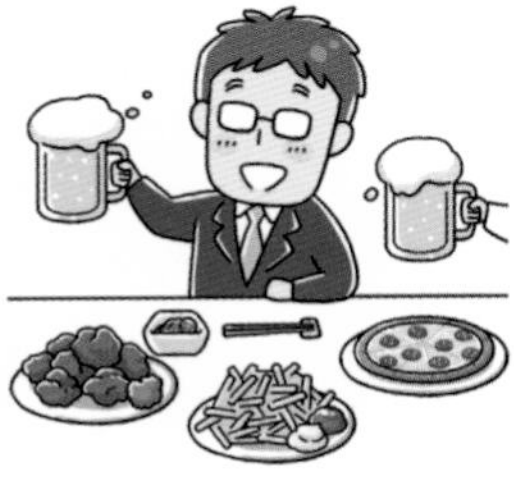

## 一年の締めくくりの時期、心と体をあたためよう

師走の忙しさによるストレスや会食などによる偏食など、心にも体にも負担がかかる年末。体を温めて、心も穏やかに。

### 1日1つ、梅干し習慣

外食の機会が増える12月。膨満感や胃もたれを感じるときには梅干しが効果的。胃酸の分泌を促し、消化を助けてくれます。

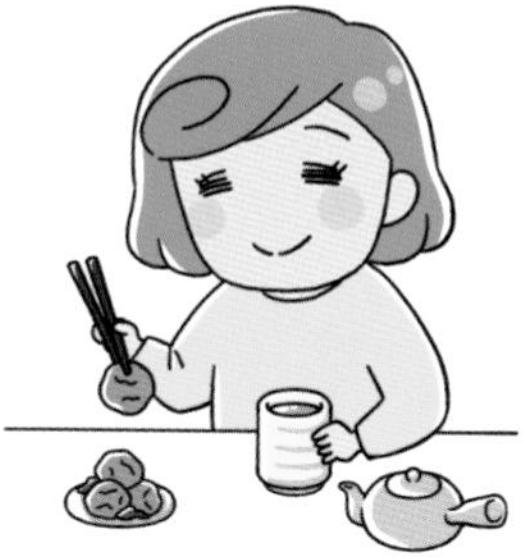

お茶やお湯に梅干しを。胃もたれぎみなこの時期に効果的

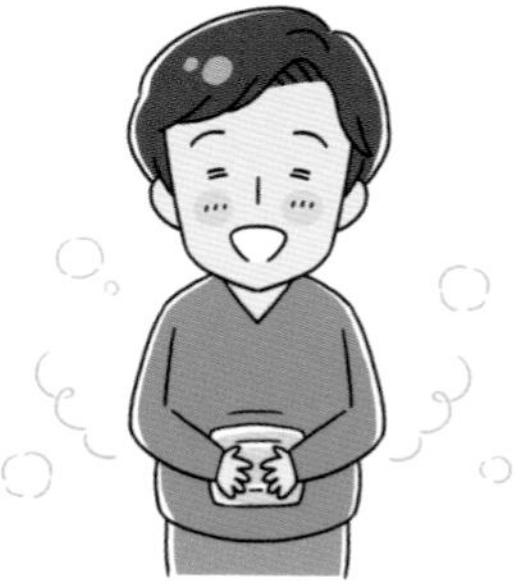

### おなかにカイロを貼る

胃の働きを整えるためには、みぞおちとおへその間にカイロを貼って温めると効果的です。ここには胃腸の働きを助けてくれるツボがあります。

カイロを貼らずに、手で温めるだけでもOKです

### 爪の状態で健康チェック

爪の異常は体からのメッセージ。二枚爪、白っぽい色、縦の線が入るなどの指標は、たんぱく質やミネラルなど栄養不足や乾燥があるかも。放置は美肌、ダイエット、冷えの大敵。

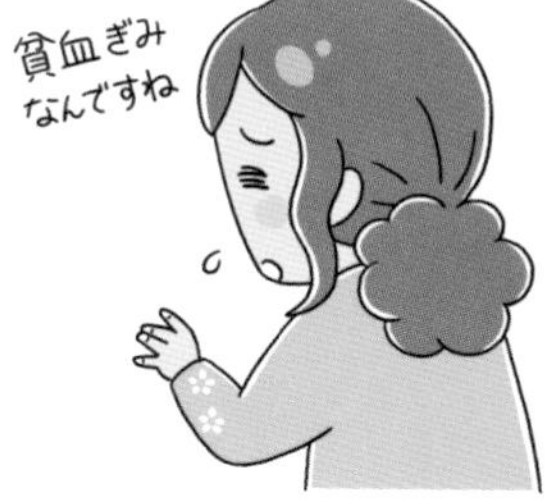

# 脳疲労

## 消化を助ける食材で免疫力を上げる

寒さが本番を迎える12月は、師走に加え寒気と気圧の低下で、自律神経が乱れがちに。これが原因で起こるのが睡眠の質の低下。睡眠不足になると脳に老廃物がたまり、記憶力も低下。睡眠時に分泌される成長ホルモンも減るので老け体質に。「脳の疲労をためこまない食材を取るように心がけましょう。

### ぶり

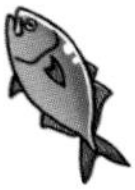

DHAやEPAなどのオメガ3脂肪酸が含まれ、脳の神経細胞膜をやわらかくして情報伝達を高めてくれます。また記憶力や学習能力の向上も期待できます。

### 長いも

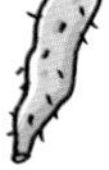

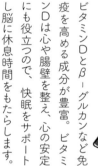

日々の負担を受け止める臓器、副腎の疲労をサポートするジオスゲニンが含まれています。漢方では「山薬」とよばれ慢性疲労やエイジングケアに使われています。

### しいたけ

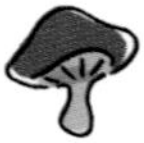

ビタミンDとβ－グルカンなど免疫を高める成分が豊富。ビタミンDは心や腸壁を整え、心の安定にも役立つので、快眠をサポートし脳に休息時間をもたらします。

### みそ

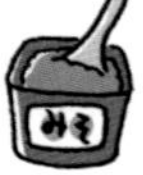


みそは発酵することでアミノ酸やビタミンなどが多量に生成され、栄養的にも優れたものになります。食物繊維も豊富で、腸から心を強くしてくれます。

recipe 体を温めて風邪予防にも

## キノコたっぷりぶりしゃぶ

10分

**材　料**（2人分）
ぶり…2切れ（4ミリぐらいにスライス）　舞茸・しめじ…たっぷりお好みで
干ししいたけ…3つ　千切りしょうが…2片　水…400ml
昆布…3cm　醤油・みりん…各大さじ1

**作り方**
1 ぶり以外の材料をお鍋でコトコト煮ます。
2 ぶりをしゃぶしゃぶにして食べます。

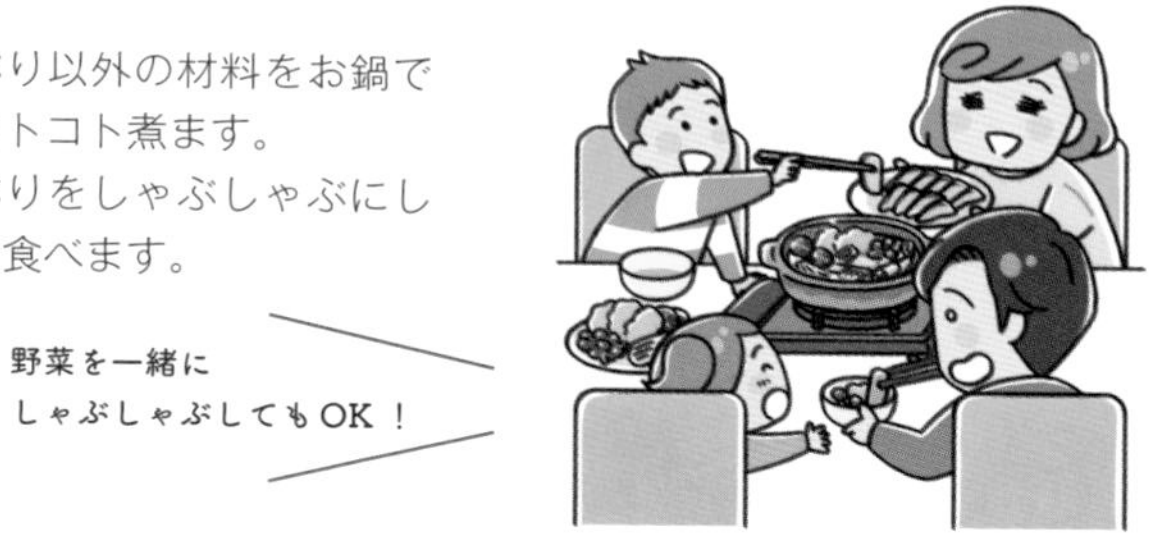
野菜を一緒に
しゃぶしゃぶしてもOK！

recipe ホルモンの乱れを整えて睡眠力アップ！

## 長いもとあさりの黒胡麻スープ

5分

**材　料**（2人分）
A＝あさり…150g（砂抜きしたもの）、水…400ml、黒炒りごま…大さじ2
長いも（すりおろし）…5cm　みそ…大さじ1と1/2　オイル…適量

**作り方**
1 鍋にAを入れて中弱火にかけます。
2 あさりの殻が開いたら、長いもを入れて、みそを溶き入れます。
3 器に盛り、お好みのオイルを回しかけます。

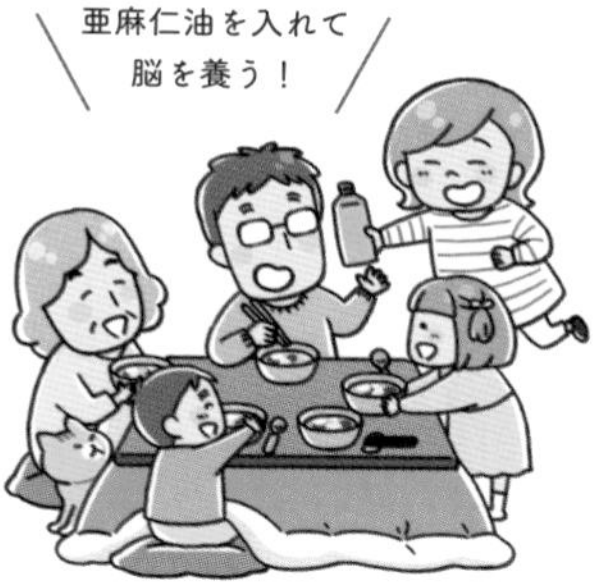
亜麻仁油を入れて
脳を養う！

# 集中力低下

## 根性論がきかないときは胃腸を休めて

外食の機会が増える12月は、食べ過ぎや食べ慣れない食事で胃もたれや膨満感を感じやすくなります。胃腸の調子が悪く栄養の吸収が落ちると、心の栄養失調ともいわれる「血虚《けっきょ》」に。注意力散漫で集中力が落ちた時には朝食に胃にやさしく腸からスッキリできるものを摂るのがおすすめです。

### オートミール

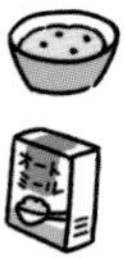

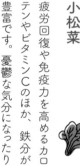


水溶性と不溶性の食物繊維を同時に摂ることができ、鉄、カルシウム、ビタミンB群も豊富に含まれています。胃腸に優しいので、忙しい朝に最適な食材です。

### 小松菜

疲労回復や免疫力を高めるカロテンやビタミンCのほか、鉄分が豊富です。憂鬱な気分になったりクヨクヨ悩むときは、生でも食べられる小松菜で手軽に鉄を補給。

### ほうれん草

鉄分が豊富で、β-カロテンやカリウム、食物繊維も含まれています。アク抜きをする場合には、栄養が失われないよう茹で時間は1分以内に。

### みかん

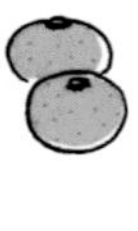

気の巡りを良くするので、ストレスで気が散るときや消化を助けるために効果的です。漢方では、みかんの皮を乾燥させた「陳皮《ちんぴ》」という生薬が用いられます。

recipe　胃腸に優しい朝食

## トマトリゾット風オートミール

10分

**材　料**
（2人分）

オートミール…大さじ4
小松菜（ほうれん草など緑の葉野菜でもOK）…6株（180～300g程度）
ミックスビーンズ…100g　玉ねぎ（みじん切り）…1個
トマトジュース（食塩無添加）…400ml　水…400ml
ツナ缶…1個　みそ…大さじ2　塩、こしょう…少々

**作り方**

[1] 玉ねぎに軽く火が通るまで炒めます。
[2] トマトジュースと水、ツナ、小松菜をざく切りにし、ミックスビーンズ、オートミールと共に[1]に入れ、煮込みます。
[3] 最後に塩コショウをしてできあがり。

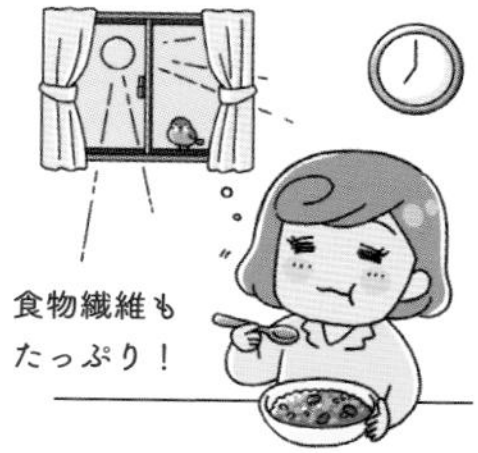
食物繊維もたっぷり！

recipe　気分が落ち込んだ朝に

## 豚肉とみかんとひじきの玉子スープ

5分

**材　料**
（2人分）

豚ロース薄切り肉（一口大）…150g　オリーブオイル…適量
[A]=しょうが（すりおろし）…1片、ひじき…75g（水で戻したもの）、
　水…400ml、みかん（皮をむいて一口大）…1個
溶き卵…2個分　塩、粗びき黒こしょう…各適量
万能しょうゆ（→P25）…大さじ1　七味唐辛子…少々

**作り方**

[1] 鍋にオリーブオイルを熱し、豚肉を炒めます。
[2] [A]を加えてひと煮立ちしたら、溶き卵を流し入れます。
[3] 火を止めて、塩、粗びき黒こしょう、万能しょうゆで味を調えて、器に盛り完成。お好みで七味唐辛子を振りかけて。

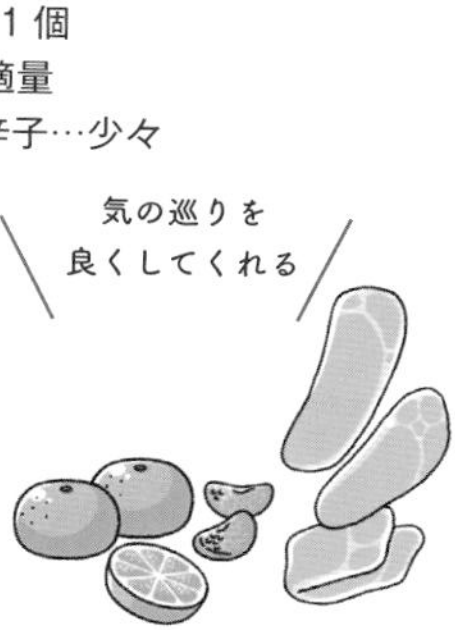
気の巡りを
良くしてくれる

# 不摂生後の疲れ

## あわただしい日の翌日は胃腸も心もいたわる

楽しいイベントが増える12月。外食で飲みすぎ、食べすぎ、寝なさすぎと、過ぎたるは及ばざるが如しというように体に大きなダメージを与えます。楽しい日を心から楽しめるよう自宅では、胃腸にやさしくて、消耗したビタミンB群やミネラルを補うスープで休息時間をつくりましょう。

### あさり

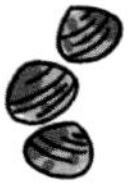

血の巡りが悪くなると体が冷えます。アサリには、赤血球を造るために欠かせないビタミン$B_{12}$や鉄が豊富に含まれるので、冷え性の人は積極的に摂りたい食材です。

### 卵

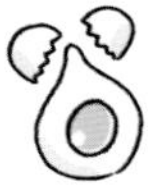

太陽の光が影響するセロトニンの原料であるトリプトファンをたくさん含みます。さらに心に必要な栄養素も揃っているので、活動を開始する朝食に最適です。

### いか

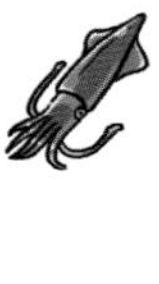

血を補い、肝の働きを助けます。タウリンを多く含むので、疲労回復効果が高く、体をリラックスさせ、目の神経を休ませます。

### にんにく

気血の巡りを改善するため、強壮・強精に効果的。疲労回復のほか、生活習慣予防の効果も。動物性の食材と組み合わせると代謝向上に働くビタミン$B_1$の吸収をアップしてくれます。

recipe　くたびれた日は１杯で完結

## 10分　あさりと卵の雑炊

**材　料**
（2人分）

A＝炊いたご飯…1杯分、あさり…100g、
塩昆布・かつお節…各一つまみ、　お湯…200ml

B＝溶き卵…1個、塩・ねぎ…お好みで

**作り方**

1 お鍋にAの材料を加え、あさりの殻が開いたらBを加え、卵が固まったら完成です。

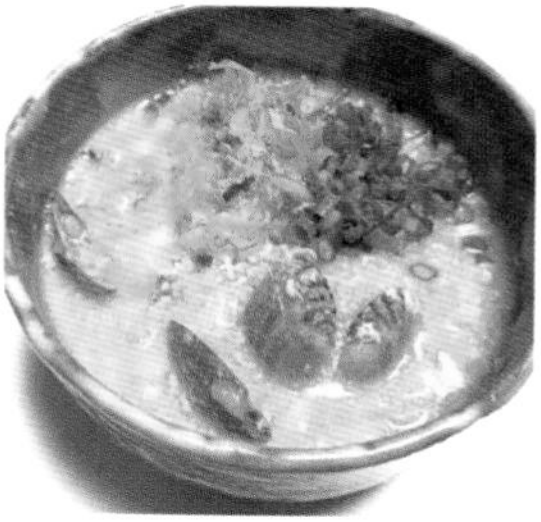

あさりでイライラも
軽減できるよ

recipe　寝不足の疲労を解消！

## 5分　にんにくたっぷり！ いかの塩辛スープ

**材　料**
（2人分）

A＝いかの塩辛…100g、木綿豆腐（さいの目切り）…1丁、
万能ねぎ（小口切り）…1/2本、水…400ml、
万能しょうゆ（→P25）…大さじ2

かつお節…4つまみ　　にんにく…1片

**作り方**

1 Aを鍋に入れて中火にかけます。ひと煮立ちしたら、かつお節とすりおろしたにんにくを入れてできあがり。

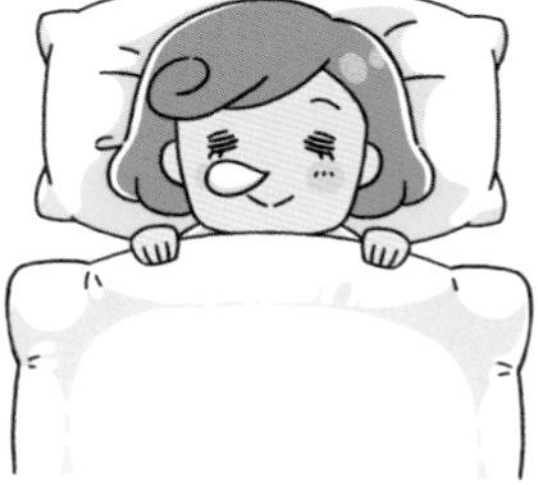

発酵食品は睡眠の質を
高めてくれます

# しわ・乾燥肌

## 体を芯から温めて美肌対策

この時期、冷え体質で疲れやすい人は、乾燥肌や小じわ、たるみを感じやすくなります。

また年末はお酒を飲む機会が増えたり、忙しくて睡眠不足や便秘になることで肌のターンオーバーが乱れたり、潤いが減ってしまうことも。体の内側から温め、潤し、代謝を上向する食材を取り入れて。

### 杜仲茶

杜仲茶は、中国の四川省原産の樹木の葉を煎じて飲む健康茶。油の消化吸収に関わる胆汁の分泌を促します。良質な油の吸収も高まり乾燥肌対策に。

### 牛肉

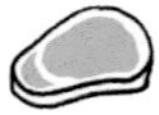

肌のターンオーバーを助けるたんぱく質、ビタミンB群、ミネラルなどが豊富。血を補う作用も。胃腸が弱っている時はスープで。

### 豆腐

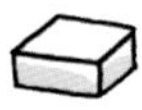

腸を潤し便秘を改善することで、腸から肌を整えます。良質のたんぱく質やカルシウム、ミネラルなどが豊富で消化吸収の良い、栄養源となるものです。

### ごぼう

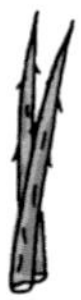

食物繊維が多く整腸作用が有名ですが、皮の近くには抗酸化作用の高いクロロゲン酸やタンニンが多いので皮のむきすぎ、水にさらしすぎに注意。

recipe　栄養の吸収をアシスト

## 1分　梅干し入り杜仲茶

**材　料**（２人分）　杜仲茶のティーパック…１つ　　梅干し…１個
お湯…150ml

**作り方**　1 マグカップに材料を入れて、お箸で梅干しをつぶして食べる。

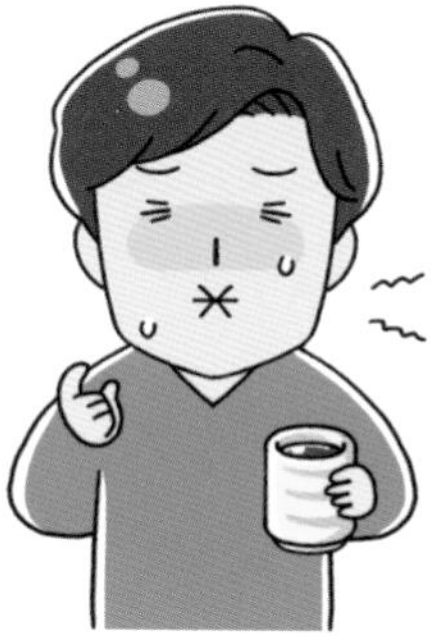

消化吸収を助けてくれ
元気になれる！

recipe　潤い、ターンオーバーを整える

## 10分　ごぼうたっぷり肉豆腐

**材　料**（２人分）　牛肉…150g（にんにく・しょうが１片）　舞茸…１パック
ごぼう…１本（千切り）　豆腐…１丁
しょうゆ…大さじ２　みりん…大さじ２
酒…50ml　水…20ml　刻みねぎ…お好みで

**作り方**　1 材料を全て一緒に煮て、ねぎを添えたら完成。

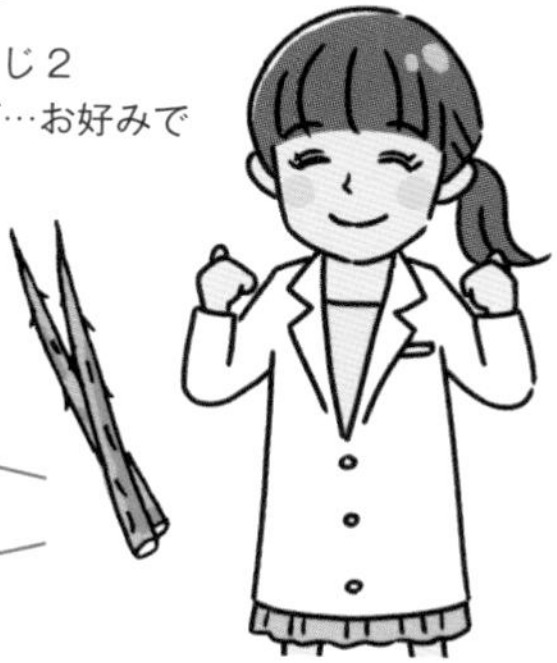

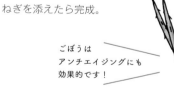

ごぼうは
アンチエイジングにも
効果的です！

# 冷え・むくみ

## 血の巡りを良くして冷えとむくみを解消

冷えから全身が縮こまって血流が滞りやすい時期です。同時にリンパの巡りも悪くなり、老廃物を排泄できずにむくみが出たり、冷えから腸の働きが悪くなって毒素がたまりやすくなります。血流を促進するビタミンEや香辛料、代謝を上げるビタミンB群を多く含む食材がおすすめです。

### さば缶

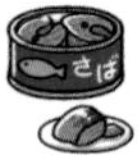


オメガ3脂肪酸が血流を促したんぱく質、ミネラル、ビタミンB群などが血を補い代謝の向上に働き、温かい体の基礎づくりに役立ちます。

### ブラックペッパー

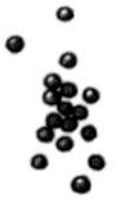

含まれているピペリンが、消化の働きを助け、炎症を抑えて痛みを緩和する作用があります。血行促進や代謝アップなど冬の体に嬉しい効果が期待できます。

### カレーパウダー

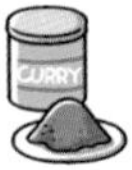


漢方薬にも使われる生薬が入っています。冷えの改善、ストレスの軽減、抗菌作用があるなど、効能もたくさんあります。味付けのアクセントにもなります。

### ねぎ類

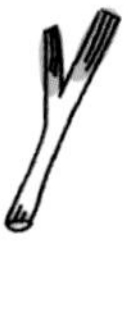

気血の巡りを良くして体を温めたり、風邪による悪寒や関節の痛み、頭痛の解消が期待できます。ねぎの線の部分にはカリウムが多くむくみ対策に。

recipe　さば缶で手軽に代謝アップ

5分

## ブラックペッパーたっぷりさば缶みそ汁

**材　料**（2人分）
さばの水煮缶…1個　水…400ml　長ねぎ…1/2本
みそ…大さじ2杯　ブラックペッパー…適量

**作り方**
① 鍋で水を沸騰させ、さばの水煮缶と長ねぎを入れます。
② 弱火にしてみそを溶き入れます。
③ お好みでブラックペッパーを入れて完成。

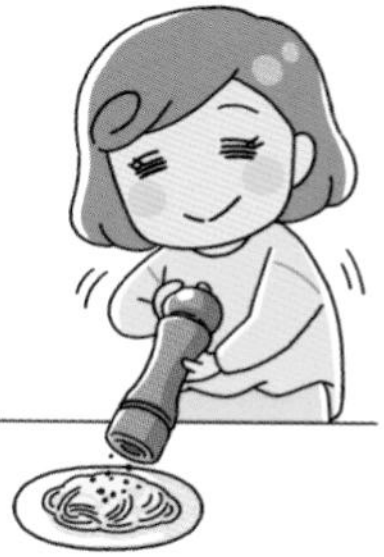
たっぷり入れて
血行促進！

recipe　カレースパイスでポカポカ

5分

## カレーパウダーたっぷり里いもとねぎのみそ汁

**材　料**（2人分）
里いも…2、3個　みそ…大さじ2　水…400ml
カレー粉…適量　青ねぎ…5g　塩…適量

**作り方**
① 里いもは1cmの輪切りにします。
② 鍋に①と水を入れて煮ます。
③ みそを溶かし入れ、カレー粉を入れて塩で味を調えます。
④ 器に盛り、青ねぎを入れて完成。

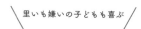

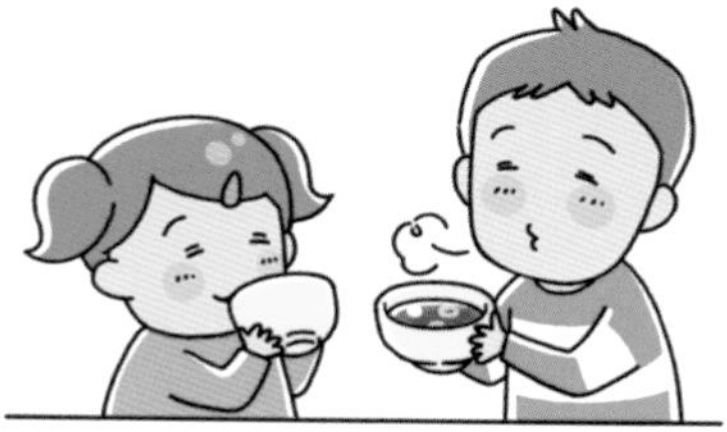
里いも嫌いの子どもも喜ぶ

# 免疫力の低下

## 免疫力を高めて年末年始を健やかに

体が慢性的に冷えてしまうと血流が悪くなってむくみやすくなったり、胃腸の働きの低下や自律神経の乱れが生じ、免疫の働きをする白血球の働きにも影響を与えます。様々な感染症リスクを下げるためにも抗酸化力が高かったりビタミンDを含む旬の食材で代謝を上げて、免疫力を高めましょう。

### にんじん

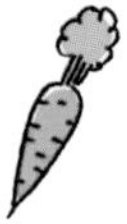

にんじんに含まれるβカロテンは、皮膚や粘膜の免疫力を高めます。有害な活性酸素から体を守る抗酸化作用もあり、健康野菜の代表とも言える食材。

### セリ

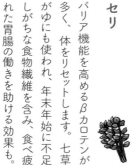

バリア機能を高めるβカロテンが多く、体をリセットします。七草がゆにも使われ、年末年始に不足しがちな食物繊維を含み、食べ疲れた胃腸の働きを助ける効果も。

### 白子の下ごしらえ

白子は、塩をまぶして少し放置して、水洗いをしてぬめりをとって、熱湯で1分程下茹でします。その後、スジや血管をとりのぞき、よく洗って水分をふきとったら完了。それでもくさみが気になる場合はお酒につけておきましょう。

### 白子

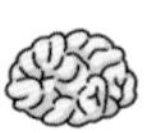

冬の時期限定の食材で、たらや鮭、ふぐの白子はいずれも栄養が豊富。また冬に不足しがちなビタミンDが多く、免疫力向上をサポートしてくれます。

recipe 白子が免疫力をサポート

## 5分 白子とマイタケとセリのみそ汁

**材　料**（２人分）
マイタケ…1/4 パック　セリ…1/4 束　白子…120g
しょうが…１片（みじん切り）　みそ…大さじ２　水…400ml

**作り方**
1. 白子は軽く水洗いし、塩を少々を振ります。全体を混ぜ合わせ水を注いで滑りを取り、余分な薄皮を取って食べやすい大きさに切ります。
2. マイタケは小房に分け、セリは 6cm ぐらいの長さに切ります。
3. 鍋にしょうがとマイタケを入れて煮ます。
4. みそを溶かし入れてから白子を入れ、1分ほど煮て白子に火が通ったらセリを加えて完成。

胃腸疲れにも
効果的

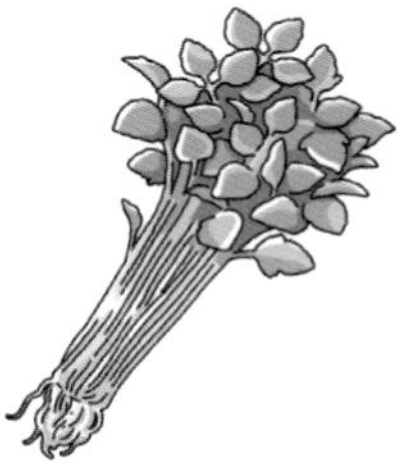

recipe バリア機能がほしい人のスープ

## 5分 にんじんと干ししいたけとツナの玉子スープ

**材　料**（２人分）
にんじん…1/4 本　ツナ缶…１缶
干ししいたけ（水で戻し戻し汁ごと使う）…２枚（スライスする）
卵…１個　水…400ml　塩・ブラックペッパー…適量

**作り方**
1. にんじんを細切りに。
2. 鍋にツナ缶、にんじん、しいたけ、水を入れてひと煮立ちさせます。
3. 溶き卵を加え固まったら塩とブラックペッパーで味を調えて完成。

たんぱく質豊富なツナで
さらに免疫力アップ

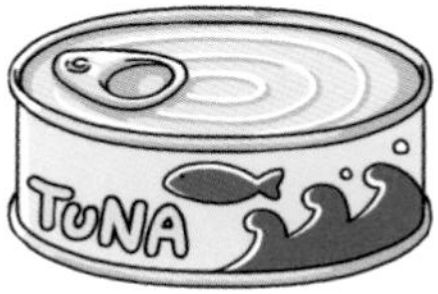

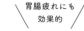

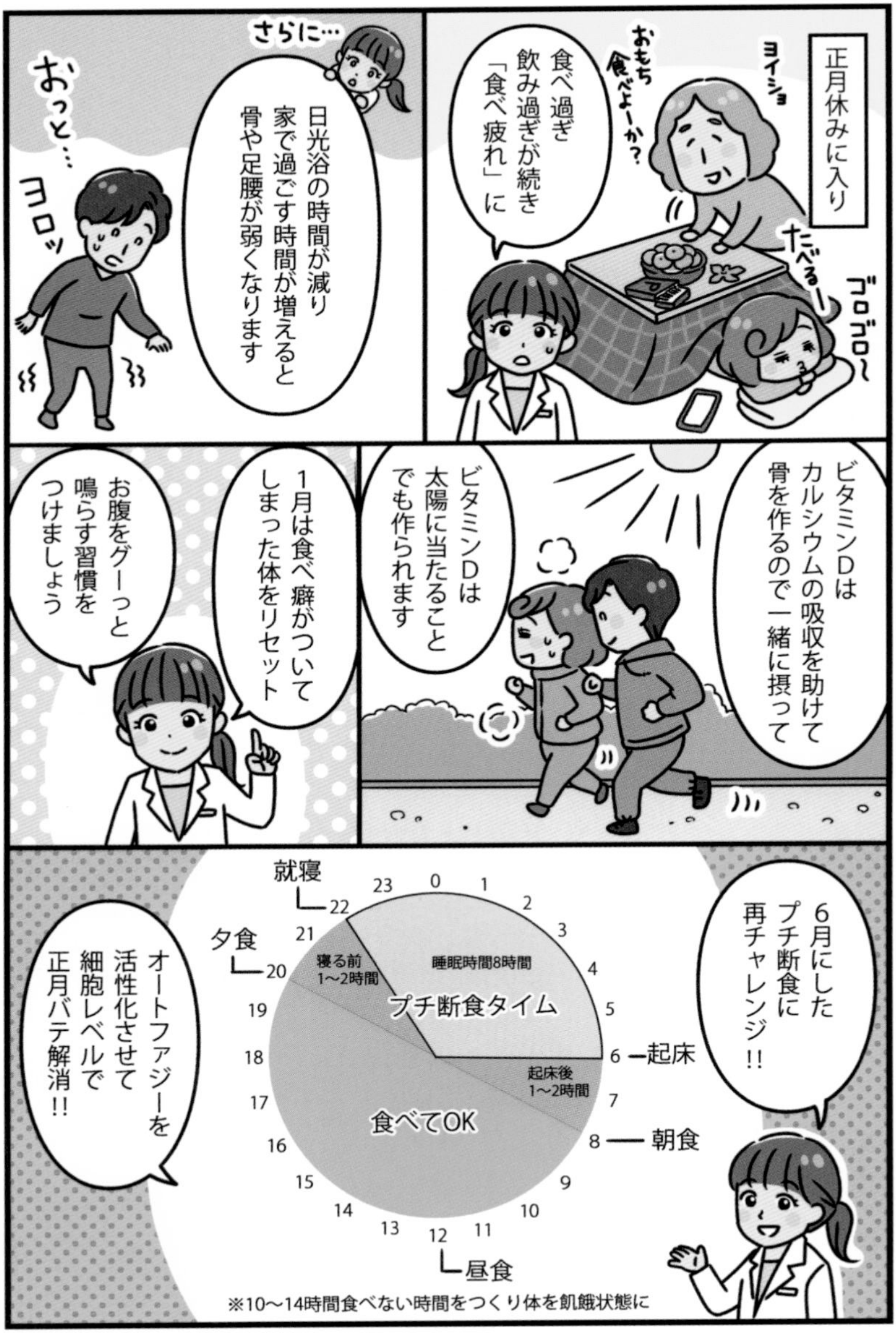

正月休みに入り
ヨイショ
おもち食べよーか？
食べ過ぎ飲み過ぎが続き「食べ疲れ」に
たべるー
ゴロゴロ〜
さらに…
日光浴の時間が減り家で過ごす時間が増えると骨や足腰が弱くなります
おっと…
ヨロッ
ビタミンDはカルシウムの吸収を助けて骨を作るので一緒に摂って
ビタミンDは太陽に当たることでも作られます
1月は食べ癖がついてしまった体をリセット
お腹をグーっと鳴らす習慣をつけましょう
6月にしたプチ断食に再チャレンジ!!
0 1 2 3 4 5 6 7 8 9 10 11 12 13 14 15 16 17 18 19 20 21 22 23
就寝
夕食
起床
朝食
昼食
睡眠時間8時間
寝る前1〜2時間
プチ断食タイム
起床後1〜2時間
食べてOK
※10〜14時間食べない時間をつくり体を飢餓状態に
オートファジーを活性化させて細胞レベルで正月バテ解消!!

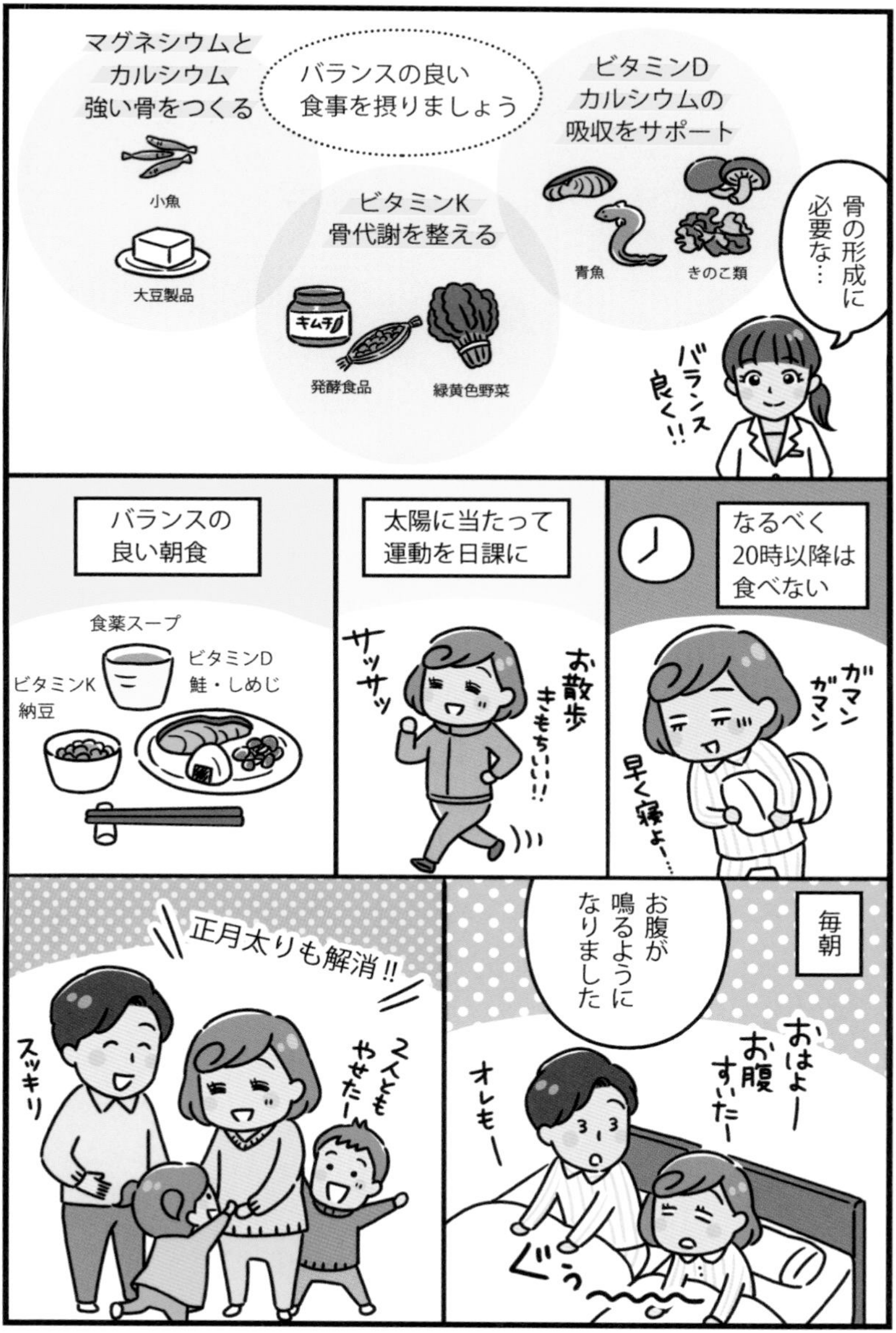
骨の形成に必要な…
バランス良く!!
マグネシウムとカルシウム 強い骨をつくる
小魚
大豆製品
バランスの良い食事を摂りましょう
ビタミンK 骨代謝を整える
キムチ
発酵食品
緑黄色野菜
ビタミンD カルシウムの吸収をサポート
青魚
きのこ類
なるべく20時以降は食べない
ガマンガマン
早く寝よ…
太陽に当たって運動を日課に
サッサッ
お散歩きもちいい!!
バランスの良い朝食
食薬スープ
ビタミンD 鮭・しめじ
ビタミンK 納豆
毎朝
お腹が鳴るようになりました
おはよー お腹すいたー
オレもー
ぐぅ〜〜〜
正月太りも解消!!
スッキリ
2人ともやせたー

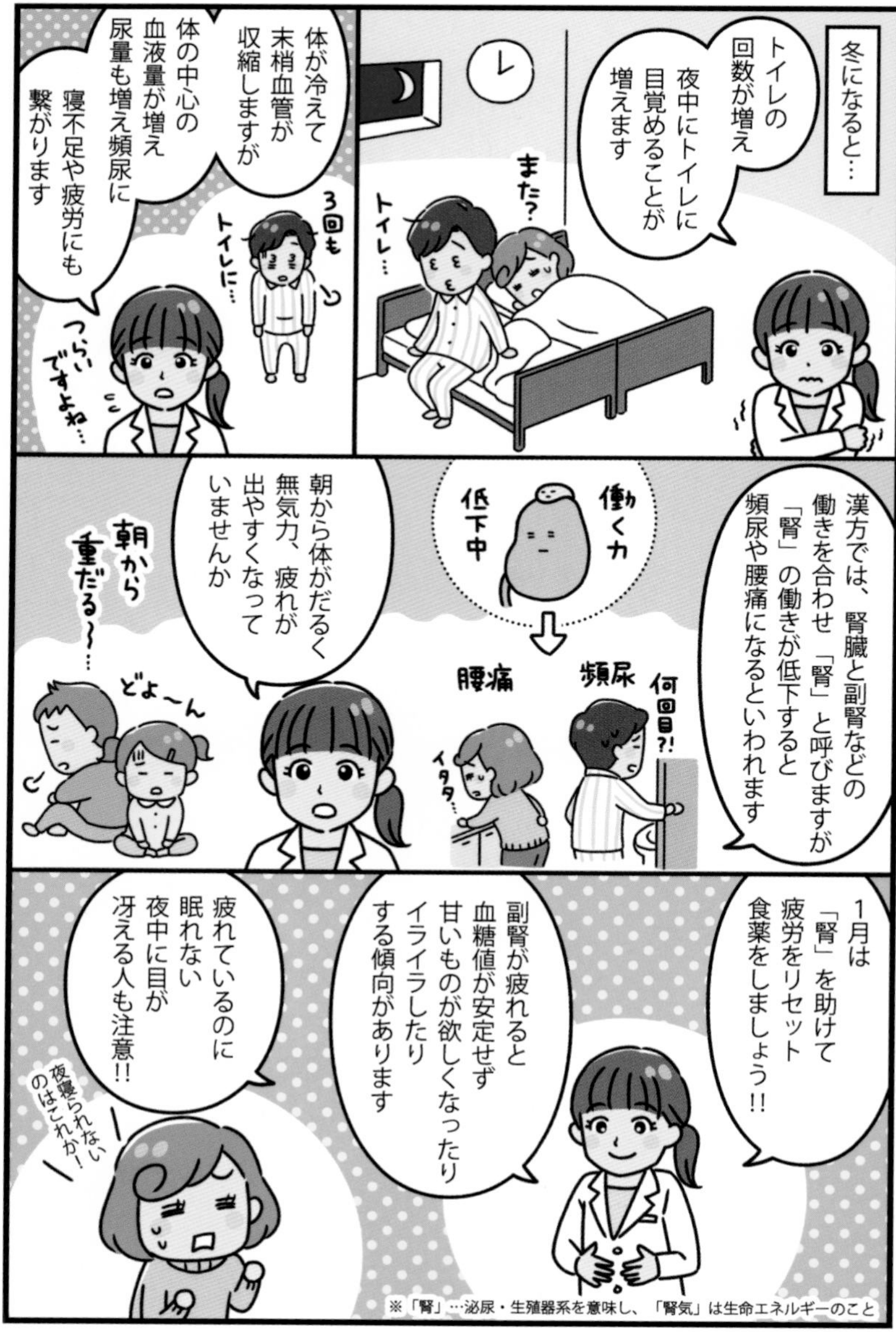
冬になると…
トイレの回数が増え
夜中にトイレに目覚めることが増えます
また?
トイレ…
体が冷えて末梢血管が収縮しますが
体の中心の血液量が増え尿量も増え頻尿に
寝不足や疲労にも繋がります
3回もトイレに…
つらいですよね…
漢方では、腎臓と副腎などの働きを合わせ「腎」と呼びますが「腎」の働きが低下すると頻尿や腰痛になるといわれます
働く力
低下中
頻尿
何回目?!
腰痛
イタタ…
朝から体がだるく無気力、疲れが出やすくなっていませんか
朝から重だる〜…
どよ〜ん
1月は「腎」を助けて疲労をリセット食薬をしましょう!!
副腎が疲れると血糖値が安定せず甘いものが欲しくなったりイライラしたりする傾向があります
疲れているのに眠れない夜中に目が冴える人も注意!!
夜寝られないのはこれか!
※「腎」…泌尿・生殖器系を意味し、「腎気」は生命エネルギーのこと

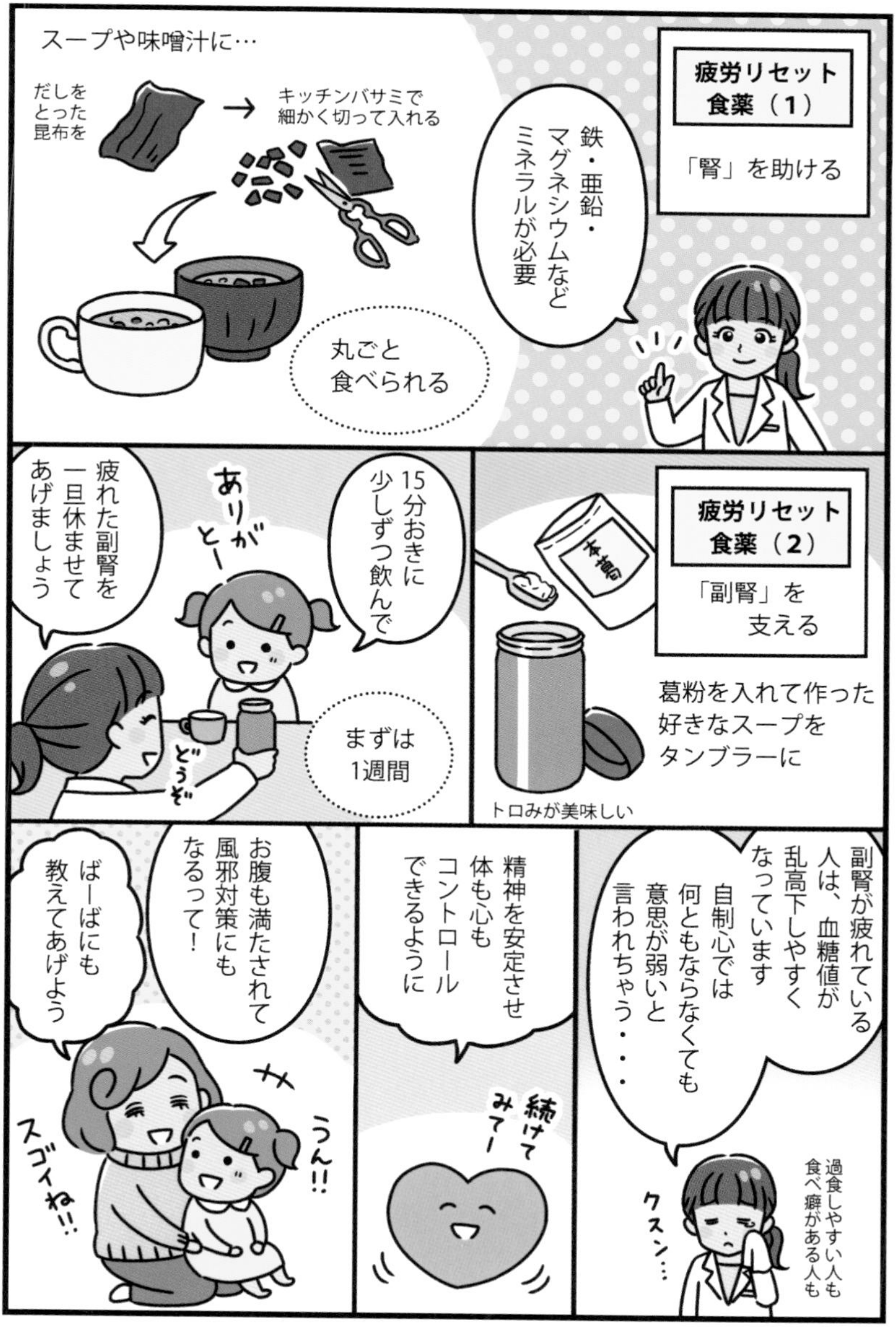
疲労リセット食薬（1）
「腎」を助ける
鉄・亜鉛・マグネシウムなどミネラルが必要
スープや味噌汁に…
だしをとった昆布を
キッチンバサミで細かく切って入れる
丸ごと食べられる
疲労リセット食薬（2）
「副腎」を支える
本葛
葛粉を入れて作った好きなスープをタンブラーに
トロみが美味しい
15分おきに少しずつ飲んで
疲れた副腎を一旦休ませてあげましょう
ありがとー
どうぞ
まずは1週間
副腎が疲れている人は、血糖値が乱高下しやすくなっています
自制心では何ともならなくても意思が弱いと言われちゃう・・・
過食しやすい人も食べ癖がある人も
クスン…
精神を安定させ体も心もコントロールできるように
続けてみてー
お腹も満たされて風邪対策にもなるって！
ばーばにも教えてあげよう
うん!!
スゴイね!!

# 1・2月のメンタルとフィジカル

## 心 良き1年のスタートは食べ癖と夜型生活改善から

新年が始まり、気持ちも前向きに！といきたいのですが、気持ちが沈む…。常に胃が重く、深夜に寝て朝日にあたらない日がつづくと当然、思考はネガティブになります。年末年始に身についた悪習慣を引きづると心の安定に欠かせないセロトニン、ビタミンD、副腎、腸内環境などがバッドコンディションに。毎年、冬季うつで悩む人は注意。

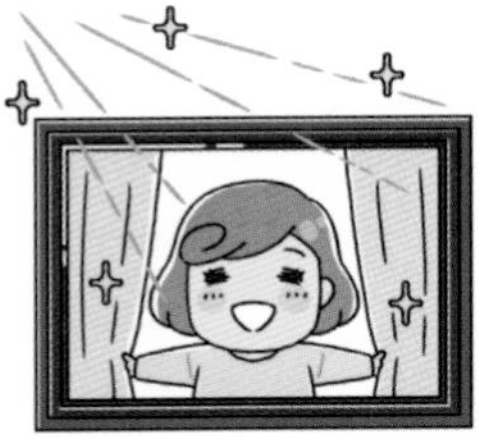

## 体 骨や筋肉の衰えを補い、乱れた自律神経を整える

冬は屋内で過ごす時間が増え、運動不足と日光に当たる時間が減るため筋力と骨密度が落ちてしまいます。また、体の冷えから腎臓にも負担がかかり、頻尿の症状も出やすくなります。冬に不足しがちな骨を強くするビタミンD、ストレスで消耗するミネラル、血流を促し、アレルギーや喉などの炎症を抑えるスパイスを積極的に。さらにこの時期は気温と気圧の変動が激しく、自律神経の乱れによる不調も出てきます。どんな環境にも負けない、免疫力を高める整腸食材なども効果的です。

## 太陽の光と心の栄養不足

太陽の光は、体内時計、心の状態、骨の強度にも影響。朝はカーテンをあけ、大きく深呼吸をしてみましょう。

### 朝に葛湯を飲む

胃腸の働きを助けてくれる葛粉。朝の温かい葛湯で胃腸が動き、体が目覚めるため、白湯に葛粉とオリゴ糖や昆布茶を入れて飲むと朝から元気に。

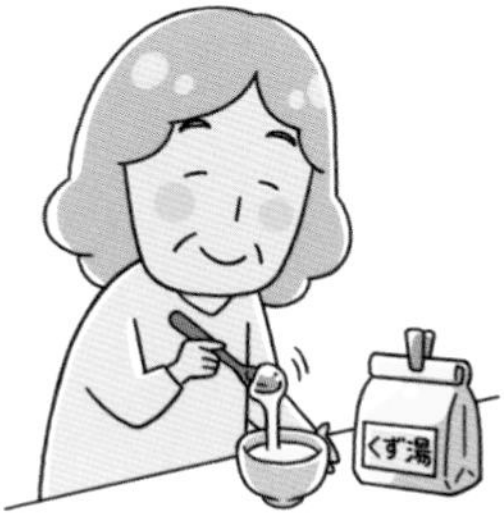


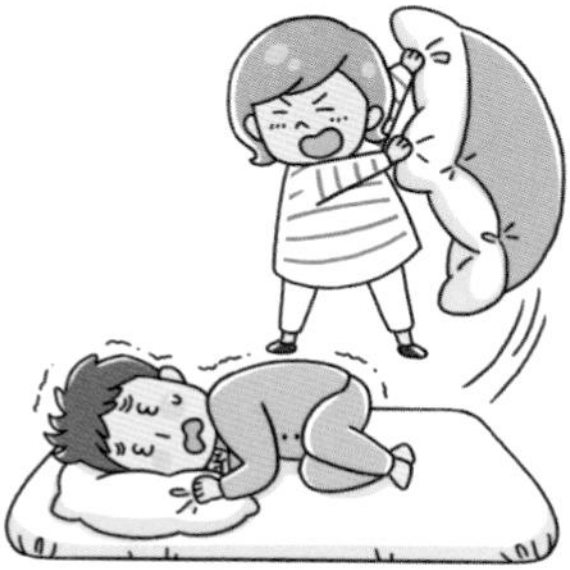

### 毎朝同じ時間に起きる！

人間は、目を覚まして光を感じてから約15時間後に眠くなるようになっています。寝る時間より起きる時間を固定する方が睡眠リズムが整いやすくなります。

毎朝7時起床など決めてみて！



### 足の裏で体調チェック

足の裏の色を見ると、体の状態がわかります。疲労がたまると黄色っぽくなり、胃の調子が悪いと白っぽく、冷えていると赤黒くなります。まずは知ることが大事。

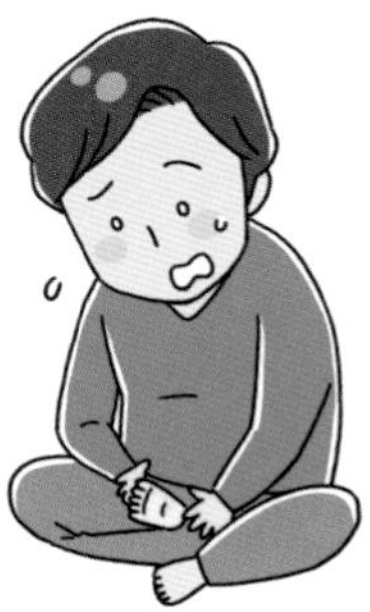

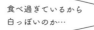

# 対人ストレス

## 太陽の光を浴びて足りない時は食で補う

日照時間が短く、日光により分泌が促される脳の神経伝達物質セロトニンが不足しがち。また、年末年始の夜更かしも重なり、体のリズムが乱れ自律神経や副腎に負担がかかり、人と会うのが億劫になることも。セロトニンの合成に関与するビタミンB群、たんぱく質、ミネラル、ビタミンなどを含む食材を。

### かつお節

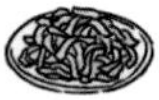

かつお節に含まれるトリプトファンは、セロトニンを作ります。セロトニンは心のバランスを保つ効果があり、ストレスや不眠解消に効果的です。

### 大根

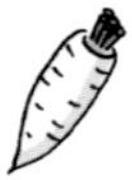

辛み成分イソチオシアネートが気の巡りを促し、ジアスターゼやアミラーゼなど消化酵素が消化を助けてくれます。ストレスで胃の調子が悪いときに。

### ホタテ

ホタテに含まれるプラズマローゲンには脳の疲れを癒す働きがあります。さらに、ミネラル分が豊富で腎の働きも良くするので、滋養強壮やアンチエイジングにもぴったり。

### キクラゲ

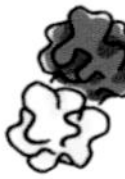

ビタミンDの含有量がトップクラス！　ビタミンDはセロトニンの分泌に関与します。みそ汁に入れれば水で戻す手間もなく、手軽に食べられます。

recipe　ストレスが胃にくるときに

## 10分　かつおと大根のお吸い物

**材　料**（2人分）
かつお節…1握り（5g）　かつお…2切れ（かつおのたたきでもOK）
大根…5cm　しょうが…1片（千切り）　水…400ml
塩…適量　かいわれ大根…適量

**作り方**
1 大根は一口大、しょうがは千切りにします。
2 かいわれ以外の材料を火にかけ、塩で味を調え、最後にかいわれを添えたら完成です。

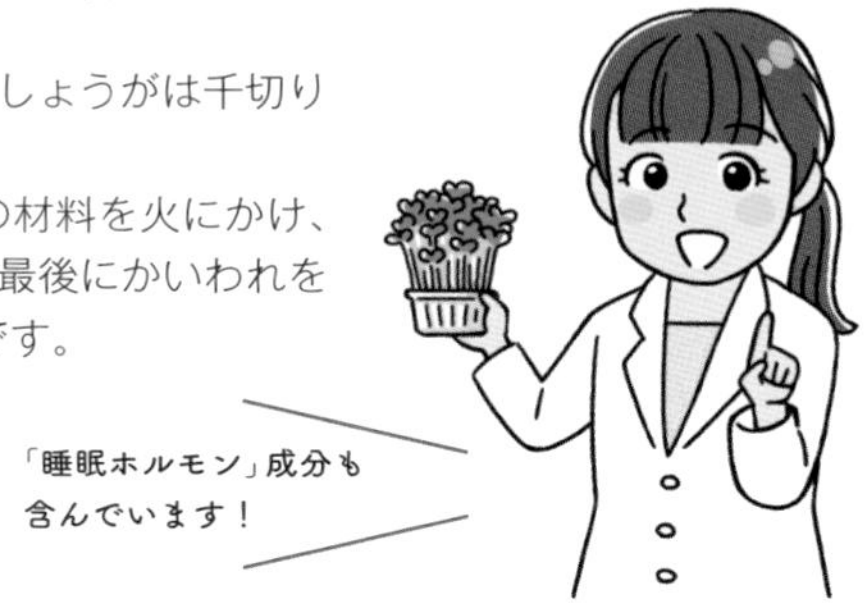
「睡眠ホルモン」成分も
含んでいます！

recipe　脳疲労を癒してくれる

## 10分　帆立ときくらげの鶏スープ

**材　料**（2人分）
手羽中…1パック（6本ぐらい）　にんにく…1片（スライス）
ホタテ…10個　乾燥キクラゲ…1つまみ　しょうゆ…大さじ1
みりん…小さじ2　塩…適量　水…400ml

**作り方**
1 すべての材料を入れて、中弱火でコトコト煮ます。

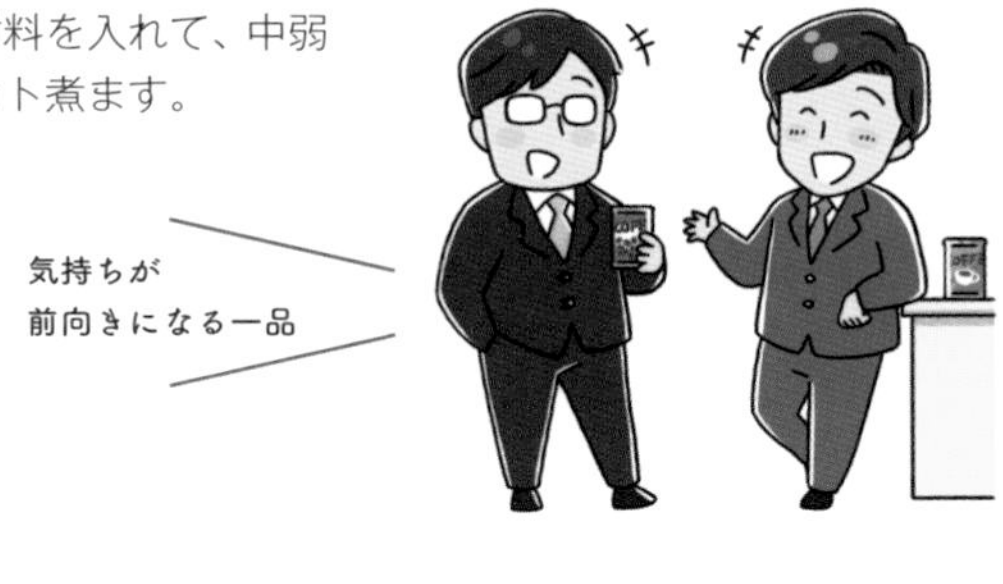
気持ちが
前向きになる一品

# 睡眠の質低下

## ストレスに強い体を食事でつくる

日頃ストレスが多いと、その状態を反映する形で覚醒に働くコルチゾールを副腎から分泌します。そのため、過度のストレスは、コルチゾールの分泌を乱し、睡眠の質を低下させたり、ストレスに弱い体をつくってしまいます。ストレスで消費される亜鉛などミネラル、ビタミンC・B群などをとりましょう。

### 小魚

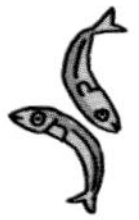

様々な稚魚の総称「しらす」は、内臓も骨も丸ごと栄養を取ることができ、心に必要な亜鉛などミネラルやビタミンB群、ビタミンDもたっぷり含まれています。

### 卵

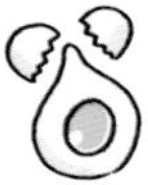

太陽の光が影響するセロトニンの原料であるトリプトファンを含む完全栄養食です。心に必要な栄養素も揃っているので、活動を開始する朝食に最適です。

### 豆乳

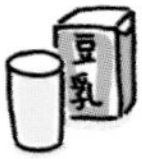


セロトニンの材料トリプトファンを含み、心を安定させ、睡眠を促します。大豆製品にも多く含まれています。無調整豆乳を選んで。

### みそ

みそは発酵することでアミノ酸やビタミンなどが多量に生成され、栄養的にも優れたものになります。腸を整え間接的にストレスケアをしてくれます。

recipe　心を元気にしてくれるしらす

## 5分　しらすと玉子のみそ汁

**材　料**（2人分）
しらす…1/2パック　溶き卵…2個　みそ…大さじ2
水…400ml　長ねぎ…適量　みりん…小さじ2

**作り方**
1. 長ねぎを輪切りにします。
2. お湯を沸かしてしらすを入れます。
3. 沸騰したら溶き卵を入れて軽く混ぜたらねぎを入れます。
4. 最後にみそを溶き入れて完成です。

他の小魚でもOK。
1匹丸ごと栄養を摂取

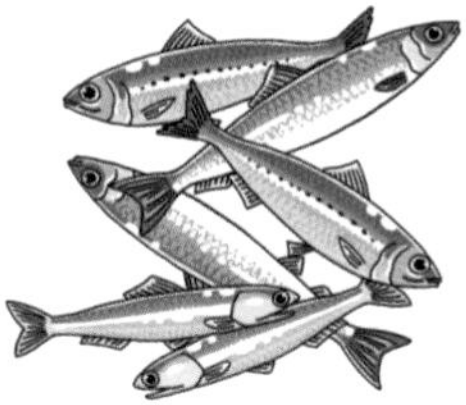

recipe　大豆と魚介でぐっすり体質に

## 5分　シーフードの豆乳みそスープ

**材　料**（2人分）
シーフードミックス（解凍しておく）…100g　水菜…2束
みそ…大さじ1　水…300ml　豆乳…200ml
オリーブオイル・ブラックペッパー…適量

**作り方**
1. 鍋に豆乳以外の材料をいれ、火が通ったら豆乳を加えてひと煮立ちさせます。
2. オリーブオイルを回しかけ、ブラックペッパーをちらして完成。

みそと豆乳は
相性抜群！

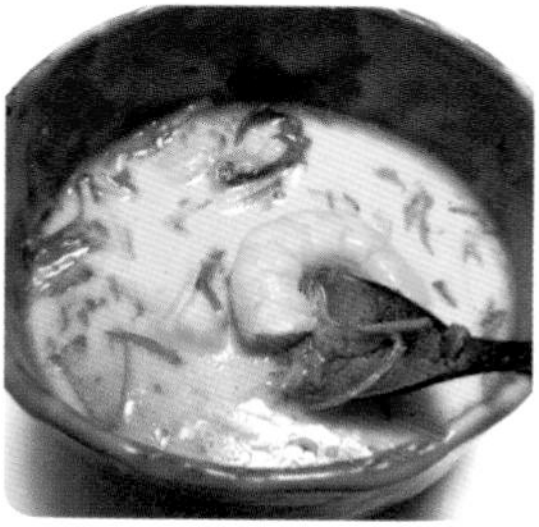

# 朝起きれない

## 心と体の両方に栄養をたっぷりと

体内時計が乱れると、心のバテ症状が出やすくなります。心の状態にかかわるセロトニンやコルチゾールの分泌が乱れます。また、寒暖差や低気圧が重なると、イライラや頭痛など心と体の両方に不調が出ます。体内時計にかかわるホルモン分泌を整えるビタミンCやD、たんぱく質、ミネラルなどをとりましょう。

### たこ

睡眠に必要なミネラルやたんぱく質、疲労回復に役立つタウリンなどを含み心と体を整えてくれます。米酢との組み合わせで、消化や疲労回復効果がアップ。

### 春菊

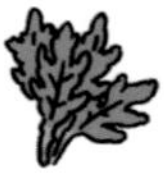

怒りや不安などをしずめ、ストレスで過剰になっている肝の働きを穏やかにし、胃の不調を改善します。ゆでるとビタミンAやカロテンなどの栄養素が増えます。

### いわし

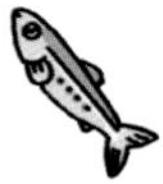

ビタミンDをはじめ、EPAやDHA、たんぱく質、ビタミンB群、鉄、亜鉛など心の栄養に必要なものが含まれています。調理が大変なら缶詰の利用も◎。

### クミン

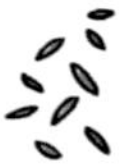

クミンに含まれる香り成分リモネンは、体内に入ると、リラックスしている時に脳内に出るα波を発生させる効果があり、心がバテているとき摂りたい食材。

recipe　心と体の疲れをリセット

10分

## たこと春菊の煮物

**材　料**（2人分）
たこ…100g　大根（半月切りにしてレンジで5分）…1/4本
春菊…1束　水…300ml　しょうが…1片（みじん切り）
しょうゆ…小さじ2　みりん…小さじ1

**作り方**
1 すべての材料を鍋に入れ、煮込んだら完成です。

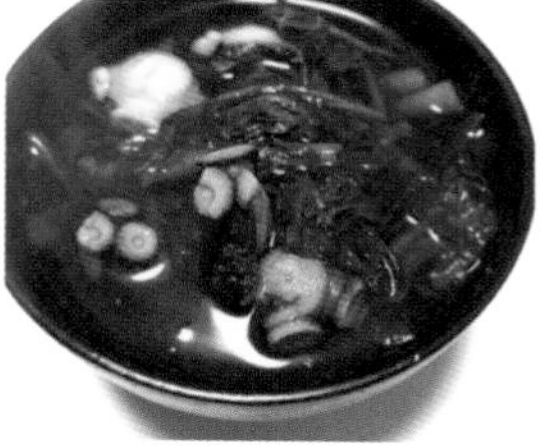

血行と消化を促進

recipe　心の栄養源がたっぷり

10分

## オイルサーディンの豆乳スープ

**材　料**（2人分）
Ａ＝オイルサーディン（ほぐす）…1/2缶、ミックスビーンズ…100g、
玉ねぎ…1/2個、万能しょうゆ（→P25）…大さじ2、水…200ml
Ｂ＝無調整豆乳…200ml、クミンパウダー…小さじ1/4
粗びき黒こしょう…適量

**作り方**
1 Ａを鍋に入れて中火にかけ、ひと煮立ちしたらＢを加えます。
2 器に盛って、粗びき黒胡椒を振って完成です。

手軽に栄養をたっぷり摂取

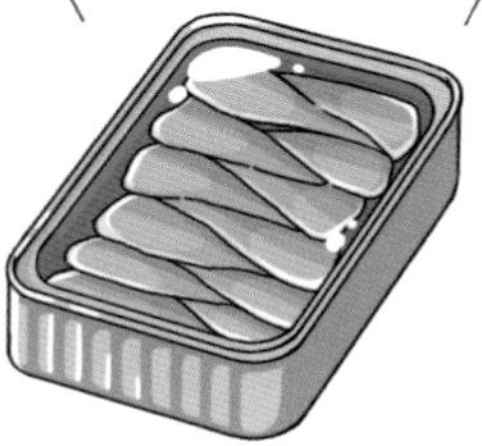

# 焦燥感

## 睡眠と食事が最強の薬
## 不調時は〝噛む〟意識も

年末年始のゆとりある毎日から一変、ストレス社会に戻り、夜型生活リズム、偏食暴飲暴食のどれかが習慣化している人は、心が平穏を保てず、何もないのに焦りや不安感を感じることも。まずは、よく噛むことで急激に血糖値が上がるのを防ぐと同時に、ストレスを発散したり、消化を助け、栄養の吸収率もアップ。

### パプリカ

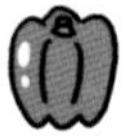

パプリカは抗酸化作用の強いビタミンが豊富。そのうち、ビタミンCは、コラーゲンの合成にかかわり、ストレスから体を守る働きがあります。

### 豆乳

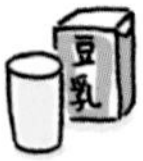


豆乳は心を不安定にする血糖値の急上昇を抑え、心の状態の安定をサポートします。また大豆レシチンは、物忘れが気になる人におすすめの栄養素です。

### 酢

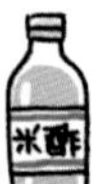


血糖値の調整は心に負担がかかります。酢は血糖値や血圧の上昇を抑え、内臓脂肪も減らしてくれるので、体の負担も軽減。手軽にドリンクで摂るのがおすすめ。

### キャベツ

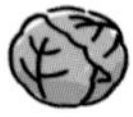

胃腸の働きを活発にしてくれ、食欲を増進してくれます。心が不安なときは同時に下痢や便秘ぎみになることが多いです。キャベツで腸から元気に。

recipe　台湾の定番！ 豆乳と酢で心の疲れを癒す

5分

## シェントウジャン

**材　料**（1人分）　干しえび…大さじ1　豆乳…200ml
酢…大さじ1　しょうゆ、ごま油…適量

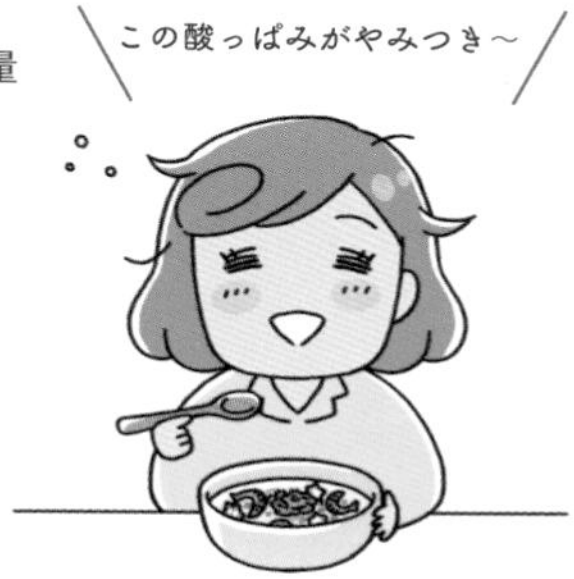
この酸っぱみがやみつき～

**作り方**

[1] 干しえびをフライパンで炒ります。

[2] 鍋に豆乳を入れ温め、酢と[1]を入れ混ぜ合わせ、しょうゆ、ごま油を、お好みの量を加え味を調えます。

recipe　ささみとパプリカが食べ応えバツグン

20分

## キャベツとささみのパプリカスープ

**材　料**（2人分）　キャベツ…5枚　ささみ…2本　パプリカ…1／2個
[A]＝塩麹…大さじ2、すりおろししょうが…大さじ1、
すりおろしニンニク…小さじ1
[B]＝塩・こしょう・しょうゆ・ナンプラー…適量、粗びき黒こしょう…少量

**作り方**

[1] キャベツは一口大にちぎります。ささみは一口大に切り、パプリカは細切りにします。

[2] 鍋に[1]を入れ混ぜ合わせひと煮たちさせます。

[3] [2]に[A]を入れ、具材に火が通ったら[B]で味を調えます。

[4] 器に入れ粗びき黒こしょうを振ります。

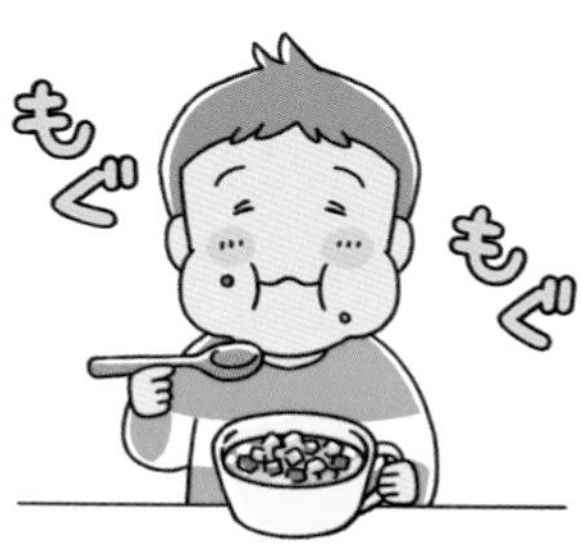
もぐ
もぐ

# やる気喪失

## 心の不調の改善には腸の健康がポイント

突然ですが、便通、おなら、下腹部ポッコリなど腸に異変を感じないでしょうか。腸と心の状態はリンクしているので注意が必要です。また、甘い物や小麦製品がくせになっていると血糖値とともに心も不安定に。心の状態は食習慣になびかれやすいので、やる気がない時は食の見直しが急務。

### オリーブオイル

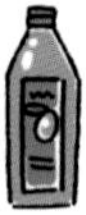

保温性が高く、腸を潤しながら温めてくれます。強い抗酸化作用があり、加熱しても酸化しにくいので、温かいスープや飲み物に少し加えるのがおすすめです。

### セロリ

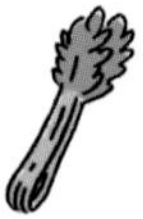

セロリ特有の香り成分が気の巡りを良くしてくれます。また、頭痛やのぼせ、高血圧の改善にも。さらに利尿作用があり、体内の余分な水分の排出に効果的です。

### 牛肉

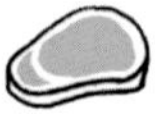

脾と胃の働きを良くし、気力・体力を高め疲労回復、滋養強壮などの効果があります。気血を補う作用もあるためやる気がない日に。

### 鶏ひき肉

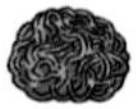

鶏ひき肉は、ストレスで消耗するビタミンB群やミネラル、脳疲労に役立つイミダゾールペプチドなどを含みます。

recipe　栄養豊富なセロリの葉っぱで気力アップ

## 牛肉とセロリのスパイシースープ

15分

**材　料**（2人分）
セロリ…1本　牛こま切れ肉…200g　オリーブオイル…適量
[A]＝水…200ml、すりごま…大さじ1、万能しょうゆ（→P25）…大さじ2
無調整豆乳…200ml　粒マスタード…大さじ1

**作り方**
[1] セロリは乱切り、葉はざく切りにします。
[2] 鍋にオリーブオイルを熱し、牛こま切れ肉を炒めます。
[3] [2]に[1]と[A]を入れてひと煮たちしたら無調整豆乳を加えて温め、粒マスタードで味を調えます。

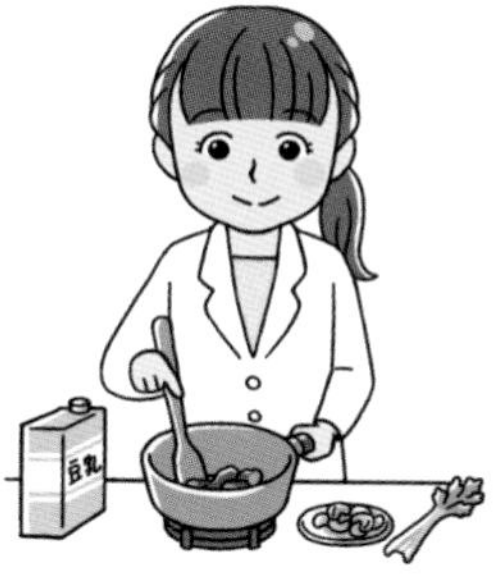


recipe　多種類の豆が腸から元気に

## 鶏ひき肉とミックスビーンズの具だくさんトマトスープ

15分

**材　料**（2人分）
ミックスビーンズ…100ｇ　鶏ひき肉…150ｇ　トマト…1個
トマトジュース…400ｇ　しょうゆ・みりん…各大さじ1

**作り方**
[1] トマトは角切りにします。
[2] 鍋に[1]と残りの材料を入れて菜箸でゆっくり混ぜ合わせます。鶏ひき肉に火が通ったら完成。

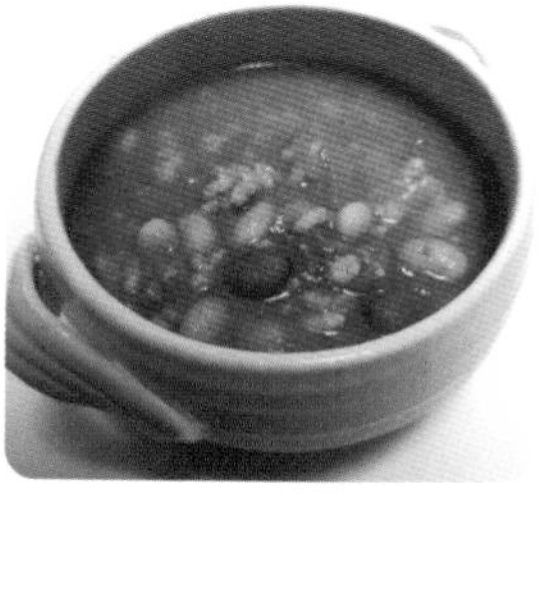

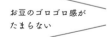

お豆のゴロゴロ感がたまらない

# エイジングケア

## 骨からはじまる<br>エイジングケア

冬は家で過ごす時間が長く骨が弱くなっているかもしれません。ビタミンＤやＫ、マグネシウムは骨を強くする大切な栄養素ですが、ビタミンＤは太陽の光を浴びることが必要です。また、骨が分泌するオステオカルシンは、脳をはじめとして全身に影響する若返りホルモンとして注目されています。

### さば缶

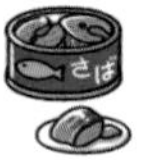


さばにはビタミンＤやマグネシウムなどのミネラル、ＤＨＡやＥＰＡなどのオメガ３脂肪酸が多く含まれ、炎症やアレルギー症状、痛みなどを抑える働きがあります。

### あさり

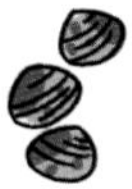

血を補い、イライラを和らげて、体をリラックスさせます。視神経の働きを改善するビタミンＢ群を多く含むほか、ミネラルも豊富なので、体力アップが期待できます。

### キクラゲ

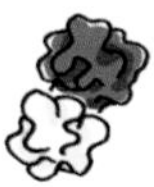

骨やホルモンバランスなど若々しくしているために必要なビタミンＤが多いのが特徴。さらに、ミネラルや食物繊維も豊富です。

### ひじき

ひじきに含まれるカルシウムや鉄、ヨウ素が、髪、爪、肌、骨や歯を健康に保ちます。また、血流を改善する効果もあります。

recipe　ミネラル・ビタミンD・抗酸化物質たっぷり

15分

## 魚介のエスニックトマトスープ

**材　料**（2人分）
マイタケ…1／2パック
A＝さば水煮缶（缶汁ごと）…1缶、トマトジュース…400ml、
あさり（砂抜きしたもの）…200g、万能しょうゆ（→P25）…小さじ1
オイル…適量　ガラムマサラ…適量

**作り方**
1 マイタケを3cmの長さに切ります。
2 鍋に1とAを入れて中弱火にかけます。
3 ひと煮たちしたら器に盛り、お好みのオイルをまわしかけ、ガラムマサラをお好みでかけます。

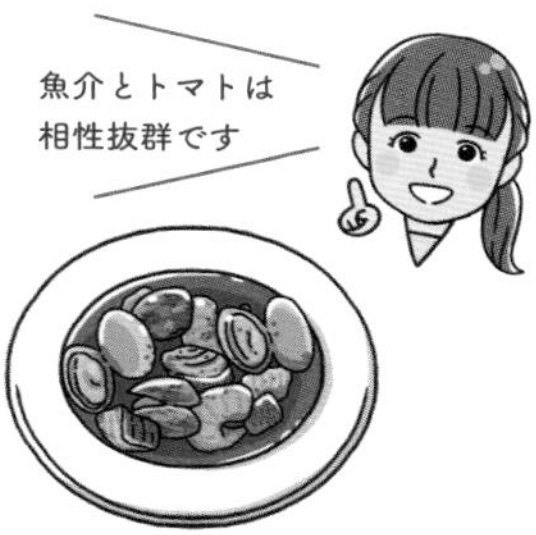
魚介とトマトは
相性抜群です

recipe　ビタミンDが豊富な食材で骨強化をサポート

75分

## きくらげと鶏ひき肉のスープ

※干ししいたけを水に戻す時間を入れて

**材　料**（2人分）
鶏ひき肉…250g　乾燥きくらげ（水で戻す）…6～7枚
干ししいたけ…3枚　水…400ml　万能しょうゆ（→P25）…大さじ2
にんにく（スライス）…2かけ　しょうが（細切り）…2かけ
かつお節…1パック

**作り方**
1 干ししいたけは材料の水に1時間以上つけて戻し細切りにします。
2 鍋に1の干ししいたけと水、残りの材料を入れて中弱火にかけ、10分くらい煮込んで完成。

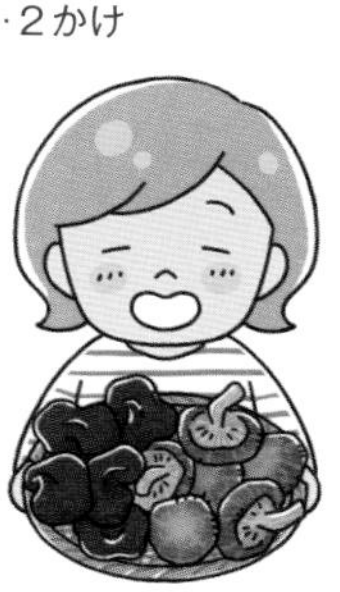
ビタミンDが豊富！

# 頻尿、尿漏れ

## 体を冷えから守り尿トラブルを克服

体の冷えから起こる頻尿や尿漏れが気になる時期です。冷えによって尿をためておく膀胱の容量が減り、尿がたくさんつくられることにより、トイレが近くなります。また冬場は濃い味つけのものが食べたくなり、たくさん水分をとってしまうことも頻尿の原因です。薄味で体を温める食材を摂りましょう。

### 銀杏

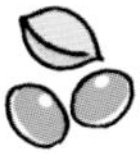

ギンコライドという成分が血行を促進し、尿トラブルの改善に役立つといわれています。ただし食べ過ぎは厳禁！　1日10粒程度までにしておきましょう。

### ブロッコリー

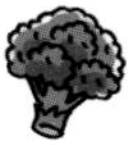

ブロッコリーに含まれるスルフォラファンに抗菌作用があり、頻尿で膀胱炎になりやすい人には効果的です。また生活習慣病の予防になる抗糖化作用も。

### 玉ねぎ

甘味は滋養強壮に効果的です。辛味は血や気の滞りを改善し、体を温めてくれます。ビタミン$B_1$が豊富な豚肉と一緒に食べると疲労回復効果がアップします。

### イチョウの葉

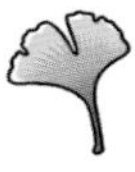

血流を改善する働きがあり、冷えから来る頻尿の改善に効果があります。毎日飲むお茶として、イチョウの葉茶を取り入れてみては。

recipe　ブロッコリーを茎もいっしょにおいしく

## ブロッコリーとサーモンのクリームスープ

20分

**材　料**（2人分）
ブロッコリー…1／2株　サーモン…2切れ　玉ねぎ…1個
豆乳…200ml　お湯…200ml　みそ…大さじ2
ココナッツオイル・黒こしょう…お好みの量

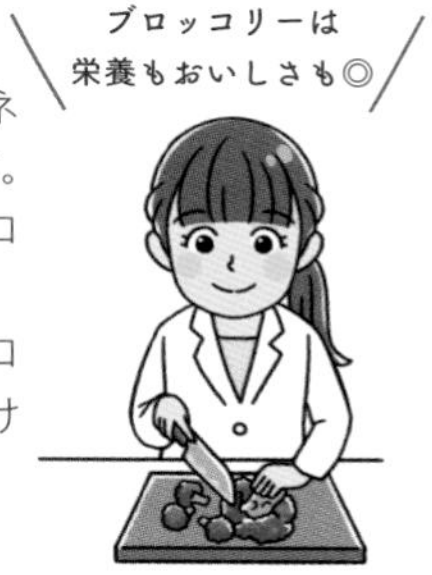
ブロッコリーは
栄養もおいしさも◎

**作り方**
1. ブロッコリーは茎をふくめ一口大、タマネギは薄切り、サーモンは一口大に切ります。
2. 鍋に①のタマネギをよく炒め、ブロッコリーとサーモン、お湯、豆乳を加えます。
3. すべてに火が通ったらみそをとき、ココナッツオイルと黒こしょうをお好みでかけて完成。

recipe　朝におすすめ！ 頻尿対策といえば銀杏

## コロコロ具だくさんレッドスープ

10分

**材　料**（2人分）
玉ねぎ…1／2個
Ⓐ＝銀杏（殻と薄皮をむいたもの）…10個、ミニトマト…6個、
　うずら卵（水煮）6個、万能しょうゆ（→P25）…大さじ2、水…400ml
パプリカパウダー…小さじ1／2
粗びき黒こしょう…適量

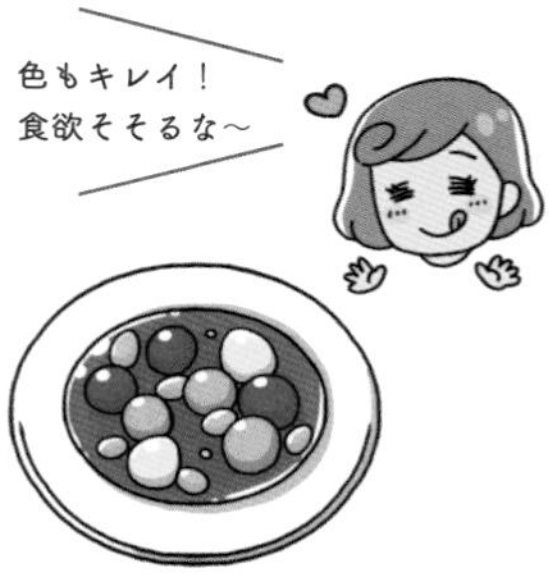
色もキレイ！
食欲そそるな～

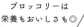

**作り方**
1. 玉ねぎの皮はお茶パックに入れ、玉ねぎは薄切りにします。
2. 鍋に①とⒶを入れて中弱火にかけます。ひと煮たちしたら玉ねぎの皮を取り出し、パプリカパウダーを加えます。
3. 器に盛り、粗びき黒こしょうを振ります。

# 足腰の不調

## いつまでも歩ける体に
## 本物の味で栄養補給

忙しいと食事が適当になりがち。レトルトや冷凍食品を運ぶことも増えると思いますが、これらは本来、食材が持つ栄養が消失していることも。続けると体の根幹となる骨が弱くなり、骨が作るホルモンによる免疫や老化への作用も消失してしまいます。忙しい日こそ手づくりスープで体を支えて。

### 切り干し大根



鉄分やカルシウムなどミネラル、造血の役割がある銅や亜鉛なども含みます。水で戻す際に水溶性のビタミンやミネラルが水に溶け出しやすいため、10～20分をめどに。

### たら

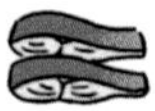

たらは、骨の形成や免疫力に関わるビタミンDや、体をつくるために必要なたんぱく質が豊富。また、カリウムが血圧を下げる働きがあるので、高血圧予防にも役立ちます。

### ぶり

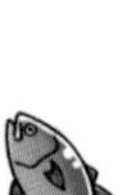

DHAやEPAなどのオメガ3脂肪酸が含まれ、脳の神経細胞膜をやわらかくして情報伝達を高めてくれます。また記憶力や学習能力の向上も期待できます。

### しょうが

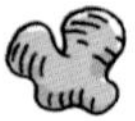

生のしょうがには血糖値の上昇を抑える要素を含みます。さらに強力な抗酸化、抗炎症、抗菌、血行促進、整腸など、腸の毒素を取り除くには最適です。

recipe　たらとにんにくで足腰強化

10分

## たらとあさりのトマトスープ

**材　料**（2人分）
あさり…1パック（100 g）　トマトジュース…200ml　水…200ml
たら…2切れ　にんにく（スライス）…2かけ
しょうゆ・みりん…各大さじ1　ねぎ（小口切り）…お好みの量

**作り方**
1. 鍋にすべての材料を入れ中弱火にかけます。
2. たらに火が通り、あさりの殻が開いたら器に入れ、ねぎを散らします。

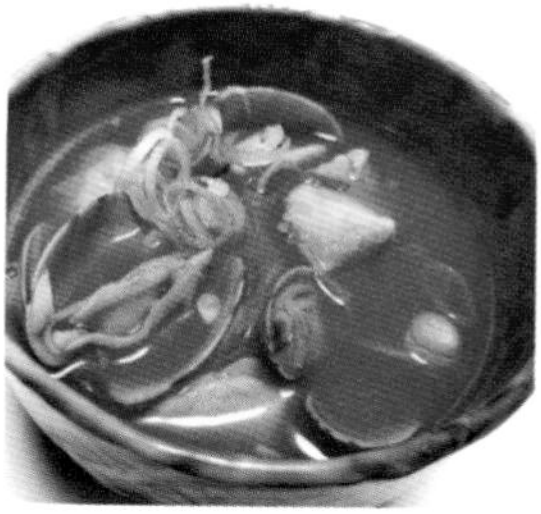

recipe　ビタミンDとカルシウムが一緒にとれる

10分

## ぶりと切り干し大根のみそ汁

**材　料**（2人分）
切り干し大根…10 g　ぶり…2切れ　水…500ml　みそ…大さじ2
しょうが（みじん切り）…1かけ分　あおさ…お好みの量

**作り方**
1. 切り干し大根は水で戻さず、食べやすい長さに切る。
2. 鍋にあおさ以外の材料すべてを入れ、中弱火にかけます。
3. ぶりに火が通ったら器に入れあおさをのせて完成。

出汁が出るから
水に戻さず使おう

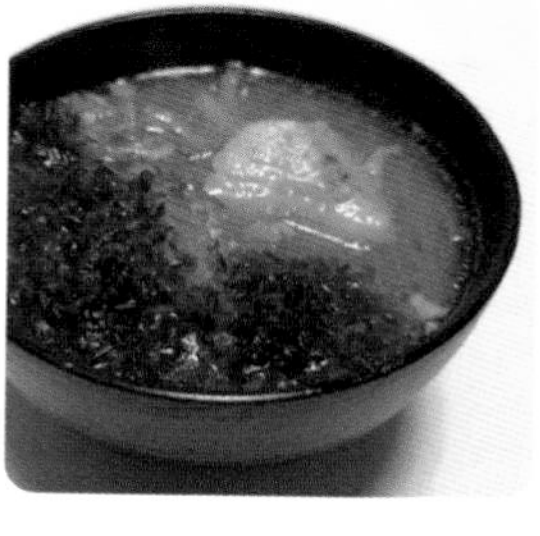

# 肌荒れ

## 環境の変化に負けない体の土台づくり

この時期は気圧や気温の変化が大きく、体調管理が難しくストレスで過食や寝酒、不眠に陥ることとも。その結果、糖質や質の悪い油や添加物が多くなると炎症体質となり腸や肝臓、副腎などに負担がかかり肌の赤みや痛みなどのトラブルとして表面化することがあります。抗炎症に働く食材をとりましょう。

### かぼちゃ

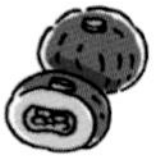

粘膜を保護し、抵抗力の強化や高い抗酸化、血行の改善の作用があります。実だけでなくわたや皮、種にも多くの栄養があるため、丸ごと食べるのが理想。

### 玉ねぎ

甘味は整腸に、皮周辺は抗炎症に、辛味は気血の巡りを整えます。ビタミン$B_1$が豊富な豚肉と一緒に食べると疲労回復効果がアップします。

### 豆腐

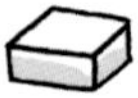

豆腐には、体を潤し便秘を改善し、腸から肌荒れにアプローチ。良質のたんぱく質やカルシウム、ミネラルなどが豊富で消化吸収の良い、栄養源となるものです。

### わかめ

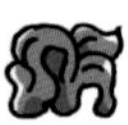

わかめには、美肌に欠かせないコラーゲンの生産を促進させる「フコキサンチン」が含まれ、ニキビやシミなど、肌のトラブル解消には欠かせない食材です。

recipe　オイルをかけて栄養吸収率をアップさせよう

15分

## かぼちゃの簡単ポタージュ

**材　料**（2人分）
かぼちゃ…150ｇ　玉ねぎ…１／４個　みそ…大さじ２
すりごま…大さじ２　無調整豆乳（または牛乳）…400ml
A＝塩・粗びき黒こしょう…各適量、オイル…適量

**作り方**
1 かぼちゃと玉ねぎを耐熱性のジッパー袋に入れて電子レンジで５分加熱します。
2 1にみそとすりごまを加え、袋の上からびん底などでつぶします。
3 鍋に2を入れて豆乳を加え中弱火にかけます。混ぜながらひと煮たちさせ、Aで味をととのえます。しあげにお好みのオイルを回しかけます。

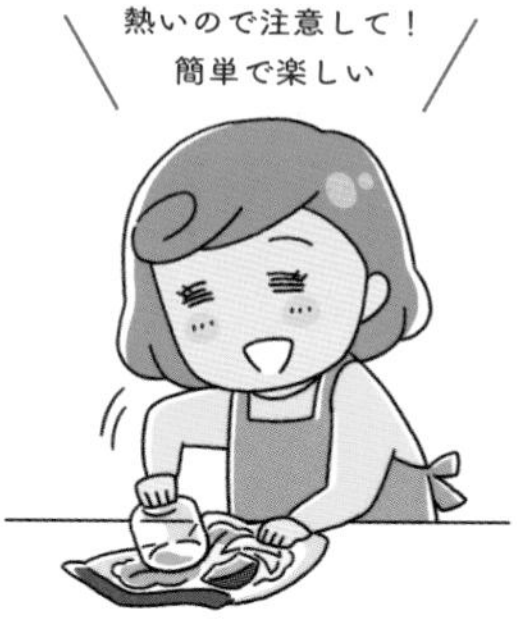
熱いので注意して！
簡単で楽しい

recipe　アンチエイジングにもおすすめの組み合わせ

10分

## 大葉とワカメのみそ汁

**材　料**（2人分）
大葉…５枚　豆腐…１／２丁
A＝乾燥ワカメ…小さじ１（3gくらい）、かつお節…１つかみ（粉々にする）、
すりごま・みそ…各大さじ２、水…４００ml

**作り方**
1 大葉を千切りに、豆腐を２cm角切りにします。
2 1の豆腐とAを鍋に入れひと煮たちさせ、大葉をのせて完成です。

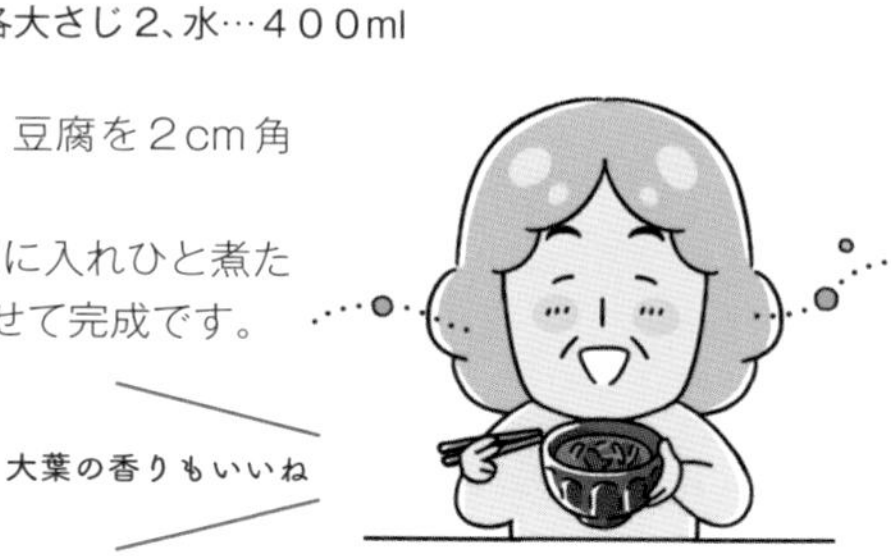
大葉の香りもいいね

# 頭痛・耳鳴り

## 血流を促し 筋肉の緊張をほぐす

ストレスは、精神的なこと以外に気候の変動が原因になることもあります。寒い屋外から暖かい室内に入ると頭痛や耳鳴りを感じる人が増えます。これは血行不良や頭まわりの筋肉が緊張して起こる症状で、体が冷えやすい人に起こりやすくなります。体を温めて血流を良くする食材を摂りましょう。

### 黒練りゴマ

アンチエイジング効果が期待できる抗酸化作用の高い食材です。ゴマは殻付きのままでは吸収しにくいので、すりゴマかペースト状の練りゴマで取るのがベスト。

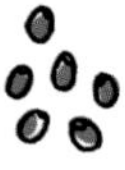

### シナモン

気温差があるときは、体を温めることが大切。シナモンには滞っている血流を改善する働きがあるため、手足の冷えを緩和します。また感染症予防の効果も。

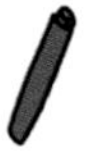

### 昆布

脳が過敏な状態を抑え聴力に影響する亜鉛やマグネシウムが豊富に含まれています。また食物繊維も多く含むので腸内環境を整えてくれます。

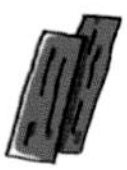

### きな粉

頭痛の原因の一つ血糖スパイクをおさえたり、頭痛や耳鳴りの改善にも必要なミネラルやビタミンB群を含んでいます。ドリンクのちょい足し習慣を。

recipe　吸収しやすい練りごまを使うのがポイント

2分

## 即席！ 練りごまのお汁粉

**材　料**（1人分）
[A]＝A　練りごま・きな粉・オリゴ糖…各大さじ1、湯…100ml
亜麻仁油・シナモン…適量

**作り方**
1. [A]をカップに入れよく混ぜます。
2. しあげに亜麻仁油やシナモンをふります。

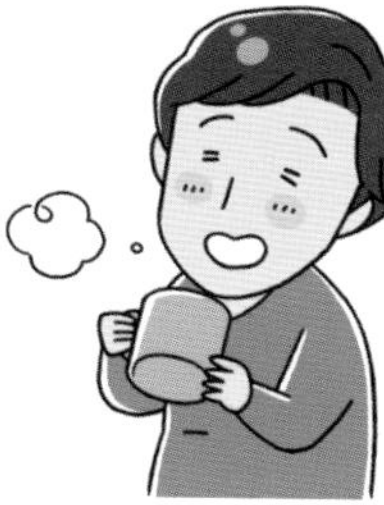


recipe　手軽で簡単！ 体を温め緊張をほぐす

2分

## あおさの昆布茶スープ

**材　料**（1人分）
昆布茶…ティースプーン半分　　あおさ…小さじ1
かつお節…ひとにぎり（にぎりつぶして粉々にします）
湯…100ml

**作り方**
1. カップに材料をすべて入れ、よく混ぜて完成です。

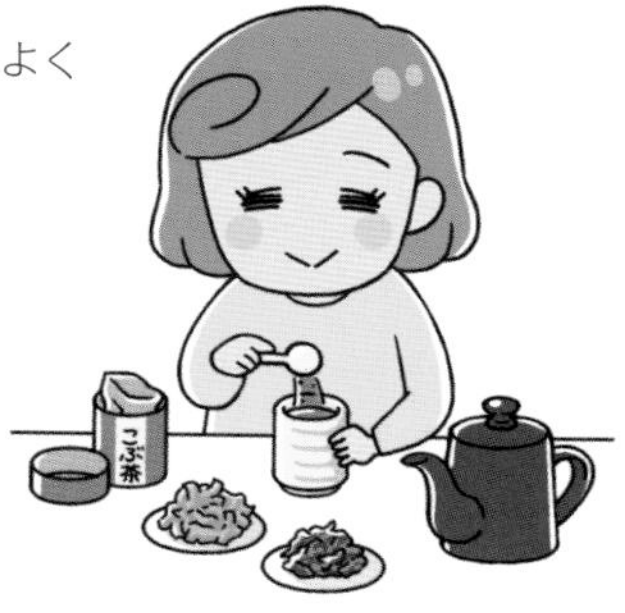

# ホルモンの乱れ

## 冬はホルモンを整え若々しさを取り戻す

冬は漢方医学で腎が弱りやすい時期とされています。そして腎の働きは、ホルモン分泌を整え若々しく心と体を保つこと。ということで、冬はホルモンが乱れやすく、老け込みやすいのですが、気候特性に負けず自律神経や血糖値、腸内環境などを乱さないよう食事でコントロールして若さを保ちましょう。

### 牡蠣

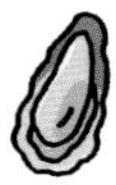

亜鉛やマグネシウム、鉄などのミネラルが豊富で栄養の宝庫といわれています。またホルモン系の不調を改善する最もスタンダードな食材です。

### 白菜

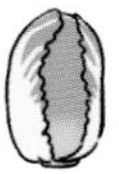

イソチオシアネートやビタミンC、食物繊維を含むことで血糖値や腸内環境などの乱れを整え、間接的にホルモン分泌や自律神経を整えます。

### 唐辛子

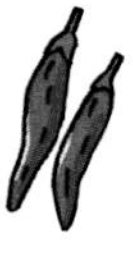

活性酸素を抑えるビタミン類が豊富に含まれています。またカプサイシンは新陳代謝を高めて皮脂の分泌を調整する働きがあり、美肌を保つ効果も。

### 春菊

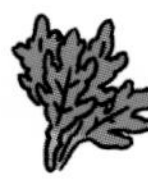

脾や胃に悪影響を及ぼす過剰な肝の働きを穏やかにします。香り成分には、自律神経に働きかけ、胃腸を整える作用が。ゆでた方が栄養が摂れます。

recipe　ホルモン分泌といえば牡蠣！

## 牡蠣と春菊のみそ汁

10分

**材　料**（2人分）
春菊…1束　みりん…小さじ1　水…500ml
牡蠣…100g　みそ…大さじ2　七味唐辛子…適量

**作り方**
1. 鍋に材料すべてを入れ火にかけます。
2. 牡蠣に火が通ったら完成です。

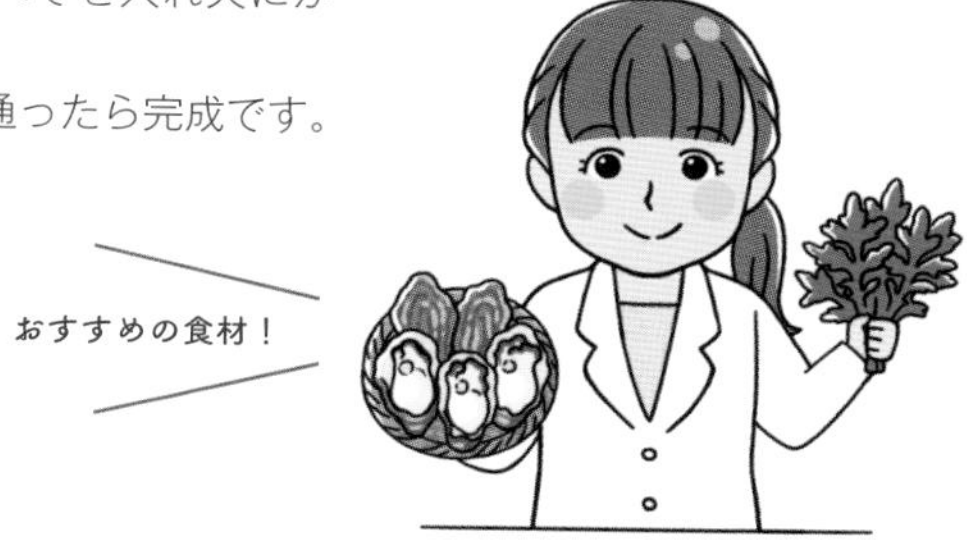


recipe　寒い季節に豚×白菜で整える

## 白菜と豚バラのギューギューミルフィーユ鍋

20分

**材　料**（2人分）
豚バラ肉…200g　白菜…1／4株　しょうが（千切り）…2かけ
水…500ml　しょうゆ・みりん…各大さじ1 1／2
万能ねぎ（小口切り）…2本分

**作り方**
1. 白菜と豚バラ肉を交互に4～5回重ねて5㎝幅に切り、鍋に並べます。
2. 1にしょうが、水、しょうゆ、みりんを入れ火にかけます。
3. 豚バラ肉に火が通ったら、ねぎをトッピングします。

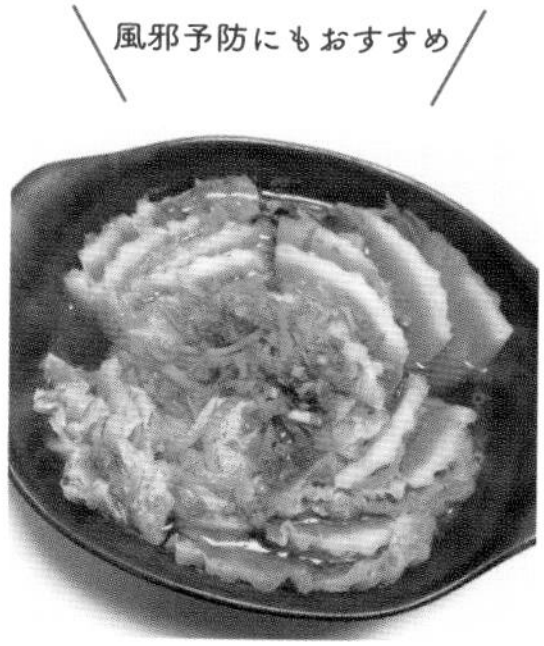

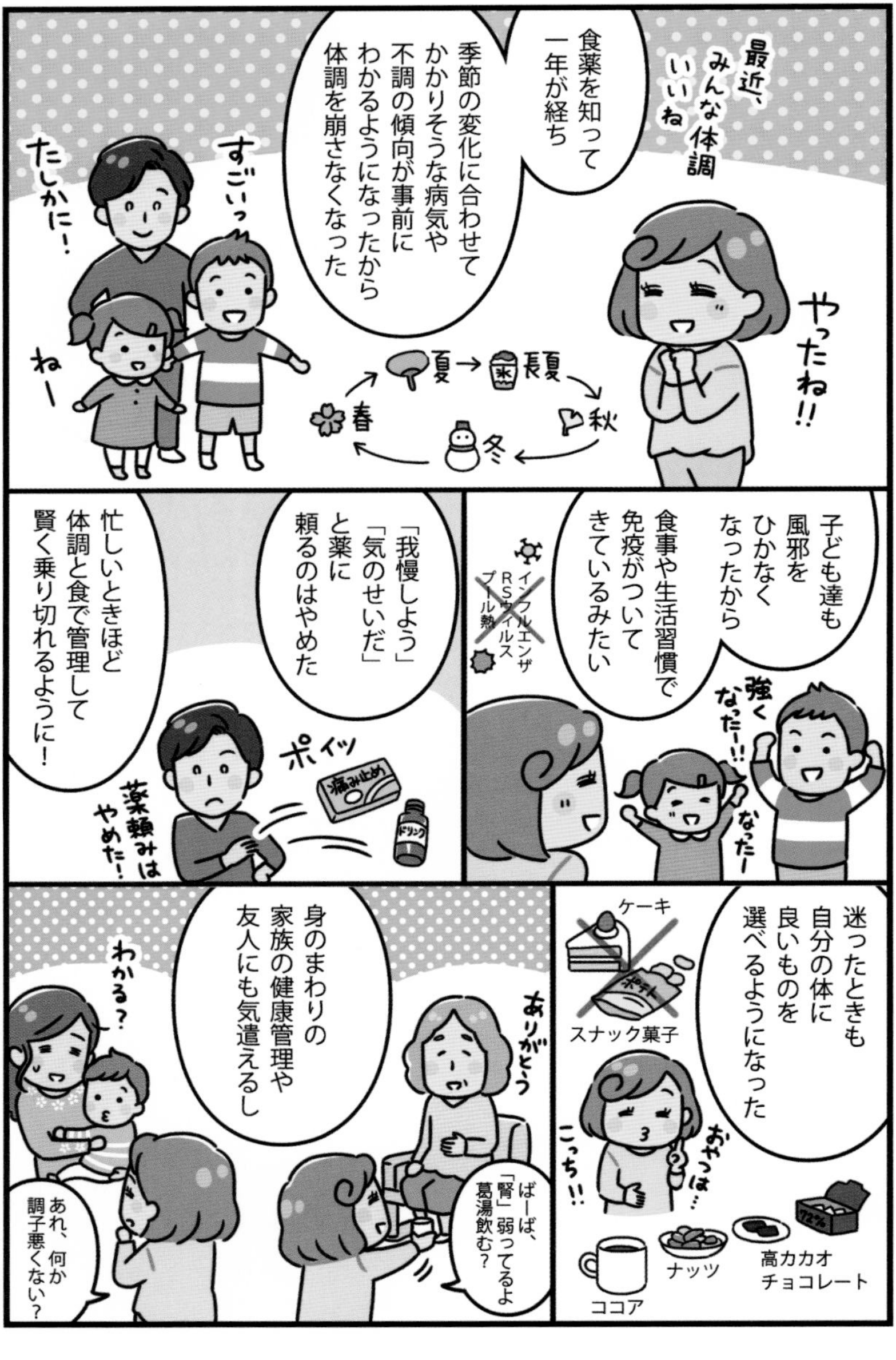
最近、みんな体調いいね
食薬を知って一年が経ち
季節の変化に合わせてかかりそうな病気や不調の傾向が事前にわかるようになったから体調を崩さなくなった
やったね!!
すごいっ
たしかに!
ねー
夏
長夏
秋
冬
春
子ども達も風邪をひかなくなったから
食事や生活習慣で免疫がついてきているみたい
インフルエンザ
RSウイルス
プール熱
強くなったー!!
なったー
「我慢しよう」「気のせいだ」と薬に頼るのはやめた
忙しいときほど体調と食で管理して賢く乗り切れるように!
ポイッ
痛み止め
ドリンク
薬頼みはやめた!
迷ったときも自分の体に良いものを選べるようになった
ケーキ
ポテト
スナック菓子
おやつは…
こっち!!
72%
ココア
ナッツ
高カカオチョコレート
身のまわりの家族の健康管理や友人にも気遣えるし
ありがとう
ばーば、「腎」弱ってるよ葛湯飲む?
わかる?
あれ、何か調子悪くない?

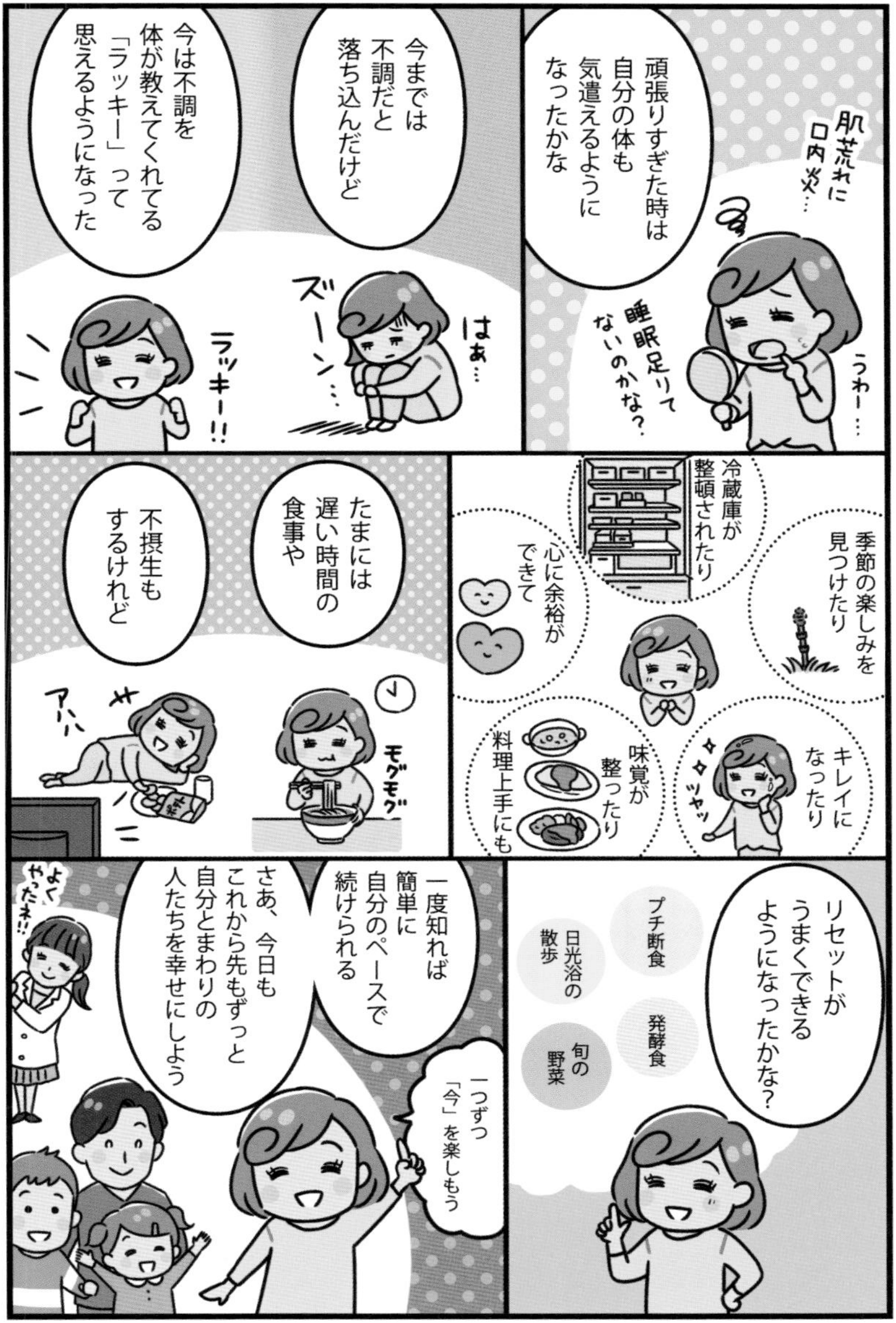
頑張りすぎた時は
自分の体も
気遣えるように
なったかな
肌荒れに口内炎…
睡眠足りてないのかな？
うわー…
今までは
不調だと
落ち込んだけど
今は不調を
体が教えてくれてる
「ラッキー」って
思えるようになった
ズーン…
はあ…
ラッキー!!
季節の楽しみを見つけたり
冷蔵庫が整頓されたり
心に余裕ができて
キレイになったり
ツヤッ
味覚が整ったり
料理上手にも
たまには
遅い時間の
食事や
不摂生も
するけれど
モグモグ
アハハ
リセットが
うまくできる
ようになったかな？
プチ断食
発酵食
日光浴の散歩
旬の野菜
一度知れば
簡単に
自分のペースで
続けられる
さあ、今日も
これから先もずっと
自分とまわりの
人たちを幸せにしよう
一つずつ「今」を楽しもう
よくやったネ!!

# 食材さくいん

あ



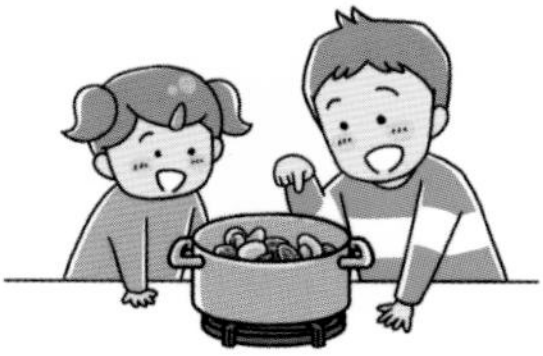



か

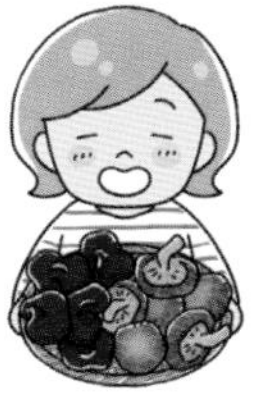

## さ



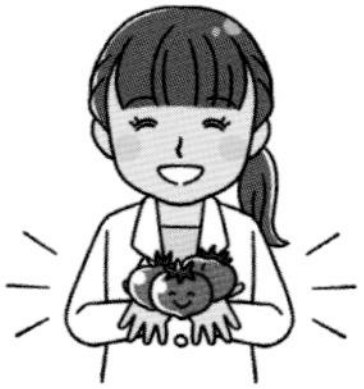



## た

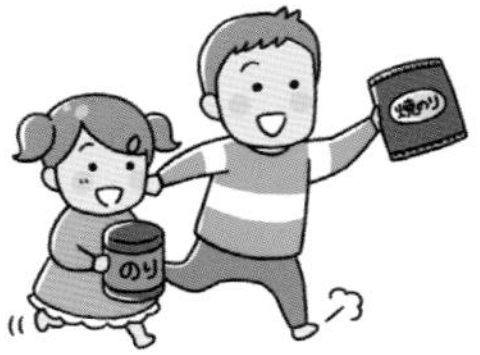
焼のり
のり

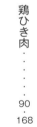

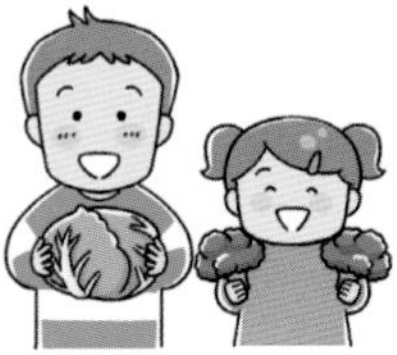

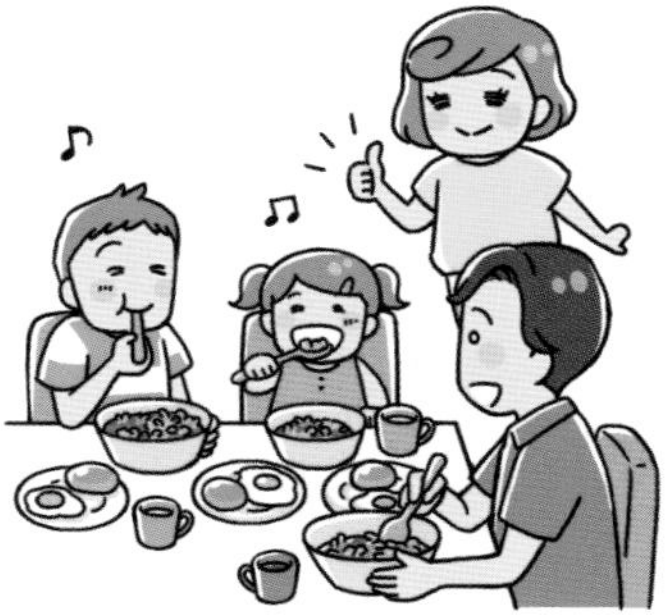

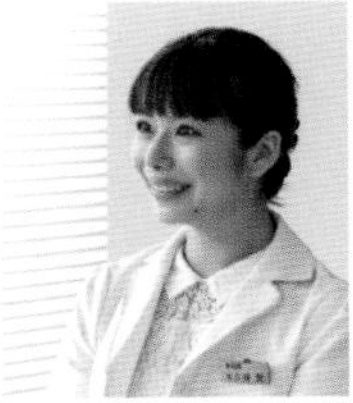

**［監修］大久保 愛**（おおくぼ あい）

食薬の第一人者、漢方薬剤師、国際中医師、国際中医美容師、薬膳料理研究家、作家。 東洋医学と西洋医学を活用しセルフメディケーションの普及を行うアイカ製薬株式会社代表取締役。
秋田の山で薬草を採りながら育ち、漢方や薬膳に興味を持ち自身のアトピー性皮膚炎を治す。北京中医薬大学で漢方・薬膳・東洋の美容などを学び、日本人初の国際中医美容師資格を取得。漢方薬局、調剤薬局、エステなどの経営を経て未病を治す専門家として活躍。年間 2000 人以上の漢方相談に応えてきた実績をもとにAIを活用したオンライン漢方・食薬相談システム『CrowdSalon®（クラウドサロン）』の開発運営や『食薬アドバイザー®』資格養成、食薬を手軽に楽しめる「あいかこまち®」シリーズの展開などを行う。著書『心がバテない食薬習慣』（ディスカヴァー・トゥエンティワン）は発売１か月で７万部突破のベストセラーに。他に『心と体が強くなる！食薬ごはん』（宝島社）、『食薬事典』（KADOKAWA）、『食薬ごはん便利帖』（世界文化社）、『組み合わせ食薬』（WAVE出版）、『食薬スープ』（PHP研究所）などがあり、「ホンマでっか!?TV」「王様のブランチ」などメディア出演や講演会などを通じて食薬を普及している。

公式LINE　ID：@aika

［主な参考文献］
大久保愛 著『1 週間に 1 つずつ　心がバテない食薬習慣』（ディスカヴァー・トゥエンティワン）
大久保愛 著『1 週間に 1 つずつ　体がバテない食薬習慣』（ディスカヴァー・トゥエンティワン）
大久保愛 著『女性の「なんとなく不調」に効く食薬事典』（KADOKAWA）
大久保愛 著『不調がどんどん消えていく　食薬ごはん便利帖』（世界文化社）
大久保愛 著『心と体が強くなる！食薬ごはん』（宝島社）
大久保愛 著『すっきりしない不調を改善　組み合わせ食薬』（WAVE出版）
大久保愛 著『朝と夜に飲めば効く　からだと心を整える食薬スープ』（PHP研究所）
大久保愛 著『心と体がバテない食薬手帳２０２３』（ディスカヴァー・トゥエンティワン）

監修　大久保愛
イラスト　ねこまき（にゃんとまた旅）
装丁デザイン　宮下ヨシヲ（サイフォン グラフィカ）
本文デザイン・DTP　尾本卓弥（リベラル社）
編集人　伊藤光恵（リベラル社）
編集　伊藤光恵（リベラル社）
編集協力　宇野真梨子・河合ひろみ・真下智子・秋元薫
営業　澤順二（リベラル社）
制作・営業コーディネーター　仲野進（リベラル社）

編集部　鈴木ひろみ・中村彩・安永敏史
営業部　津村卓・津田滋春・廣田修・青木ちはる・竹本健志・持丸孝・坂本鈴佳

## クスリごはん 食薬スープ

2023年5月27日　初版発行

編　集　リベラル社
発行者　隅田 直樹
発行所　株式会社 リベラル社
〒460-0008 名古屋市中区栄3-7-9 新鏡栄ビル8F
TEL 052-261-9101　FAX 052-261-9134　http://liberalsya.com
発　売　株式会社 星雲社（共同出版社・流通責任出版社）
〒112-0005 東京都文京区水道1-3-30
TEL 03-3868-3275
印刷・製本所　株式会社 シナノパブリッシングプレス

 ISBN 978-4-434-32008-8　C0077

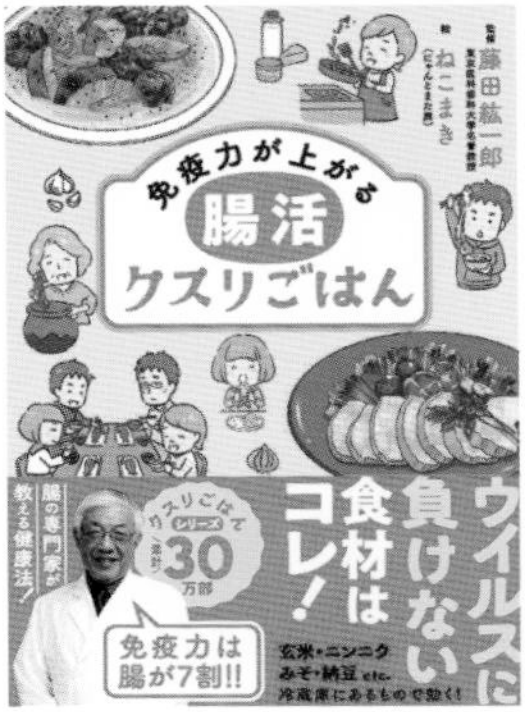


免疫力が上がる
## 腸活クスリごはん
（定価 1,200 円＋税）

感染免疫学の権威であり、腸の専門家・藤田紘一郎が監修。免疫力を上げる腸内細菌を活発にする食材や毎日の習慣についてなど読んで役立つ理論が満載。

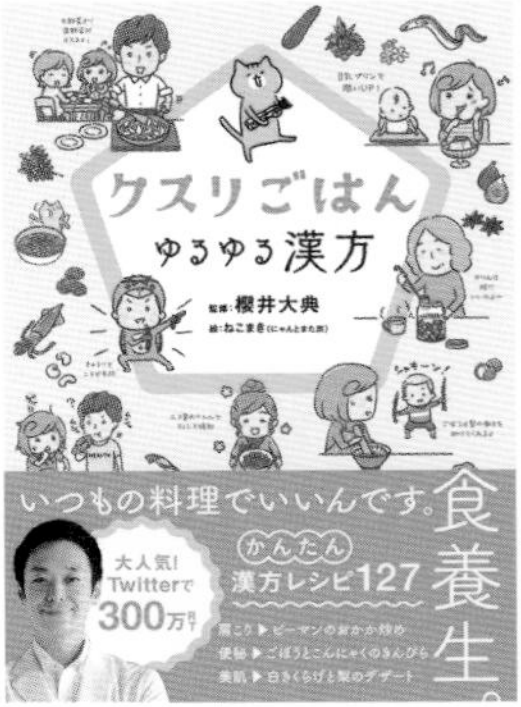


## クスリごはん
ゆるゆる漢方
（定価 1,200 円＋税）

大人気ゆるゆる漢方家・櫻井大典監修。気になる症状を改善に導くレシピを 127 品紹介。「体質チェック＆体質解説」で自分に合う食材やレシピが選べます。

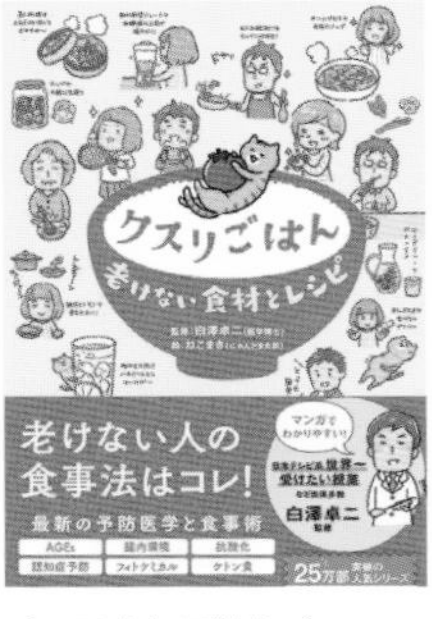


## クスリごはん
老けない食材とレシピ
（定価 1,100 円＋税）

老けない・ボケない食事法や生活習慣病などを食事でケアする一冊。アンチエイジングの第一人者・白澤卓二監修で、若返り食材・レシピを紹介。

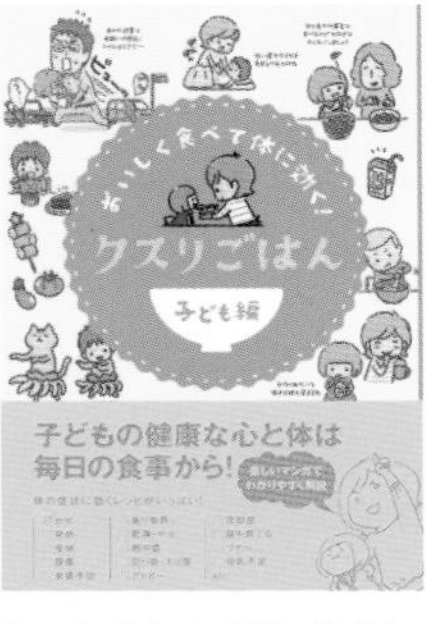


おいしく食べて体に効く！
## クスリごはん子ども編
（定価 1,100 円＋税）

こどもの健康な心と体は毎日の食事から！ レシピは、普段から冷蔵庫にある食材を使った 2 ～ 4 ステップで作れるものを 120 厳選。

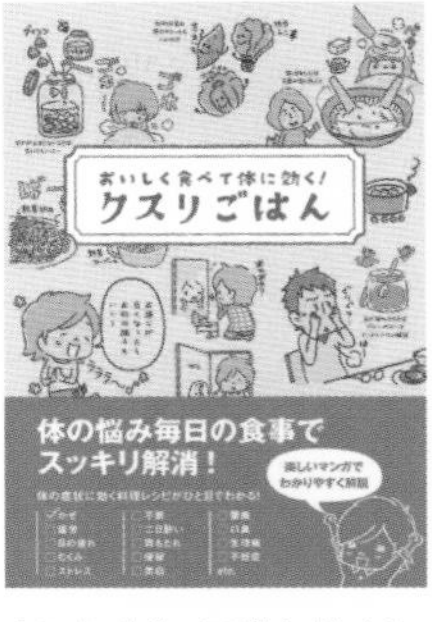


おいしく食べて体に効く！
## クスリごはん
（定価 1,100 円＋税）

体の悩みを毎日の食事でスッキリ解消！ 暮らしの中でかかりやすい体の症状に効くレシピが満載。冷蔵庫にある食材で簡単に作れます。